WOLFGANG KRAHÉ | HEINZ-JÜRGEN WEIGT

LEBENSSCHWELLEN

fischer & gann

WOLFGANG KRAHÉ | HEINZ-JÜRGEN WEIGT

LEBENS SCHWELLEN

Wie Sie Umbrüche in Ihrem Leben

ERKENNEN, MEISTERN UND DARAN WACHSEN

fischer & gann

Bibliografische Information der Deutschen Nationalbibliothek:
Die Deutsche Nationalbibliothek verzeichnet diese Publikation
in der Deutschen Nationalbibliografie; detaillierte bibliografische Daten
sind im Internet über http://dnb.d-nb.de abrufbar.

Lektorat: Clarissa Czöppan, Sandra Nowack
Umschlaggestaltung | Layout und Satz: Gesine Beran, Turin, Italy
Umschlagmotiv: © Shutterstock | Yana Mavlyutova
Aumayer Druck + Verlag Ges.m.B.H. & Co KG, Munderfing
Printed in the European Union

ISBN 978-3-903072-80-0 | ISBN E-BOOK 978-3-903072-81-7
www.fischerundgann.com

Unseren Schwellenhelfern

INHALT

Vorwort: Über den Gebrauch dieses Buches | 9

KAPITEL 1
AN DER SCHWELLE | 17

Wie bemerke ich eine Schwellensituation? | 24
Schwelle – Aufbruch oder Vermeidung? | 38
Was sind typische Schwellensituationen? | 54
Ihre Lebensreise | 57

KAPITEL 2
SCHWELLENBIOGRAFIE ENTLANG DES LEBENSWEGES | 63

Die Zeugung | 65
Geburt, Kleinkind- und Kindphase | 83
Die Pubertät | 101
Die Liebe | 114
Macht und Verantwortung | 148
Die Hochzeit | 181

Kinderwunsch | 203
Die beruflichen Schwellen: Wachsen – Werden – Loslassen | 210
Kindheit und Jugend, Lehr- und Wanderjahre | 218
Das Berufsleben | 231
Führungsverantwortung | 235
Pensionierung | 279
Bewältigung von Wandel | 286
Exkurs: Das Narrativ | 291
Die Trennungsschwellen | 319
Schwellen ins Glück | 328
Krankheitsschwellen | 346
Altwerden und Sterben | 361

KAPITEL 3
SPEZIELLE SCHWELLENSITUATIONEN | 387

Vermiedene Schwellen | 389
Verweigerte Schwellen | 397
Unüberwindbare Schwellen | 405
Bewehrte Schwellen – Fluch und Segen | 412
Schwellen der Ekstase – Eigensinn und Erlösung | 420
Gunnars Geschichte – Die Mutter in den Tod entlassen | 436

FINALE | 441

Nachwort | 449
Erlebnisberichte vom Lesen des Manuskripts | 450
Dank | 455
Literaturempfehlungen | 457
Über die Autoren | 459
Dr. Wolfgang Krahé | 459
Heinz-Jürgen Weigt | 460

VORWORT: ÜBER DEN GEBRAUCH DIESES BUCHES

FAST ALLE MENSCHEN BLICKEN IRGENDWANN erstaunt, ratlos, gelegentlich auch verzweifelt auf ihr Leben. Fragen stellen sich, wie: Was soll das? Welchen Sinn hat das? Warum passiert das mir und warum jetzt?

All dies sind Fragen nach dem Narrativ, also jener Geschichte, die wir uns über unser eigenes Leben erzählen, und deren Wandlungen im Lauf der Jahrzehnte.

In Lebensphasen, in denen wir glauben, dass diese Geschichte in sich stimmig ist, dass es uns gut gelungen ist, unsere Vergangenheit und unsere Vision der Zukunft zu einer sinnvollen und fruchtbaren Gegenwart zu vereinen, fühlen wir uns meistens wohl. Die Frage nach dem Sinn des Ganzen stellt sich allenfalls peripher, und wir entspannen uns in unser Leben und in dieses Narrativ hinein.

Wenn Sie einmal über die Geschichte Ihres Lebens nachdenken, werden Sie vielleicht feststellen, dass diese in der Art, wie Sie sie sich selbst erzählen, im Laufe der Zeit etliche Korrekturen erfahren hat. Oft wird dabei die Katastrophe von heute zum Meilenstein und Glücksfall von morgen. Häufig erweisen sich unsere Verluste als Tore zu einem reicheren Leben. Manchmal ändert sich die komplette Geschichte, weil eine weitere wesentliche Person auf die Bühne tritt.

Interessant dabei ist auch, auf welche Weise sich jemand seine eigene Lebensgeschichte erzählt. Fühlt er sich dem Schicksal völlig ausgeliefert, sozusagen als Opfer der Umstände, keineswegs verantwortlich für das, was ihm widerfährt? Oder arrangiert er sich damit? Jemand anders legt sich das, was mit ihm geschieht, so zurecht, dass er denkt, es habe einen Sinn, unterliege bestenfalls sogar einer gewissen Logik.

Zu den Privilegien des Älterwerdens gehört es, dass wir aus der erhöhten Position der Rückschau auf große Abschnitte unseres Lebens blicken können. Wir erkennen, welche Konsequenzen Entscheidungen, auch Schicksalssituationen – nicht nur -schläge –, für unser Leben hatten. Wir ahnen, dass unser manchmal so verwirrendes und chaotisches Leben in der Gesamtschau ein großartiges, konsistentes Kunstwerk ist, das uns in zuweilen verschlungenen Pfaden dazu führt, zu werden, was wir sind, und von dort zu unserer weiteren Vollendung.

Wenn wir jung sind, steht uns natürlich entsprechend weniger Rückschau zur Verfügung, dafür aber die unendliche, visionäre Kraft einer wie auch immer verheißungsvollen Lebensperspektive.

Egal, wo Sie gerade in Ihrem Leben stehen, unser Buch soll Ihnen eine gute Möglichkeit bieten, Ihr persönliches Narrativ, entsprechend Ihrem persönlichen Stand in Ihrem Leben, zu erkennen und sein Verwobensein mit sehr verschiedenen existenziellen Ebenen zu begreifen.

Da sich die Momente, in denen ein Narrativ sich wandelt, fast immer dadurch auszeichnen, dass im Leben eine neue Schwelle überschritten wird, haben wir als Grundlage für die Darstellung dieses Prozesses die Biografie der Schwellen gewählt. Wir wollen Sie durch Ihre persönliche Schwellenbiografie begleiten, indem wir exemplarisch die wichtigsten allgemeinen Schwellensituationen aus unserer Sicht beschreiben. Sie werden vielen anderen Personen begegnen, deren Leben an der Schwelle wir beispielhaft betrachten, zusammen mit deren spezifischer Form der Bewältigung. Vor allem aber werden wir Sie bitten, Ihre eigene Schwellenbiografie in eine Grafik (Beispiel Seite 35) einzutragen. Dies gibt Ihnen die Möglichkeit, einen konkreten Blick auf Ihr Leben zu werfen, so wie es bislang verlief, bis hin zu dem Punkt, an dem Sie gerade stehen, und ebenso auf Ihre Vision dessen, was noch vor Ihnen liegt.

Zu dieser Kurve Ihrer persönlichen Schwellenbiografie, wir nennen diese Lebenslinie, kommen weitere Kurven Ihres Lebens hinzu, die Ihre Biografie, bezogen auf Teilaspekte, verdeutlichen sollen. Das ist zum einen die Kurve von Macht und Einfluss. Diese verdeutlicht, inwieweit Sie zu bestimmten Lebensphasen der Macht anderer ausgesetzt waren, beziehungsweise inwieweit

Sie selbst die Fäden Ihres Lebens in der Hand und sogar die Macht hatten, andere zu beeinflussen, zu führen, vielleicht sogar zu unterdrücken.

Eine weitere wichtige Kurve ist jene, die anzeigen soll, wie sehr oder wie wenig Liebe in Ihrem Leben eine Rolle gespielt hat. Dies bezieht sich natürlich einerseits auf erotische, aber auch auf alle anderen Aspekte, in denen sich Liebe als wesentliche Lebenskraft in Ihrer Biografie manifestiert. Liebe kann hier auch bedeuten: Die Liebe zu Ihren Kindern, zu Ihren Freunden, Ihren Tieren oder der Natur.

Es gibt noch eine Reihe weiterer Kurven, die im Lauf des Textes eingeführt werden. Auf unserer Webseite lassen sich entsprechende Musterfolien kostenfrei herunterladen.[1] Wenn Sie all diese Kurven in eine Grafik zeichnen, sie übereinanderlegen oder im Computer darstellen, werden Sie auf einer ganz tiefen Ebene begreifen, wie das Zusammenspiel verschiedener fundamentaler Kräfte in Ihrem Leben bislang war und wie es sich vielleicht weiterentwickeln könnte.

Der Blick auf diese Ihre ganz persönlichen Lebenskurven wird mit höchster Wahrscheinlichkeit dazu führen, dass Sie die Zusammenhänge Ihres Lebens klarer verstehen, Ihre Erfolge und Misserfolge, Ihre Abschiede und Trennungen, Ihre Liebesbeziehungen und Ihr Glück. All dies können Sie in der Zusammenschau zu einem neuen Narrativ über Ihr Leben zusammensetzen, das Ihnen vielleicht auf dem höchsten Stand, den Sie jemals hatten, das Gesamtkunstwerk Ihres Lebens mit vielen seiner Facetten vor Augen führt.

---

1 www.bridge-into-life.de/unsere-buecher/Lebensschwellen/

Sie werden bemerken, dass wir Sie dazu einladen, einen tiefen Blick auf die Hintergründe Ihres Lebens zu werfen, und wir empfehlen Ihnen dringend, sich dafür die Zeit zu nehmen, die Sie brauchen. Wenn Sie dieses Buch wirklich durcharbeiten, kann es Ihnen helfen, Ihr Bewusstsein über Ihr Leben deutlich zu erweitern.

Der bewusste Blick auf Ihr Leben verbindet sich naturgemäß mit entsprechenden Gefühlen. Wir wollen Sie ermutigen, diese Gefühle zuzulassen, weil Ihnen das helfen wird, Zusammenhänge neu zu begreifen und damit den Blickwinkel auf Ihr Leben zu erweitern.

Beim Erstellen der grafischen Kurven kann es passieren, dass sich dasselbe Ereignis in Ihrem Leben sowohl als Höhepunkt wie auch als Tiefpunkt darstellt. So ist es beispielsweise möglich, dass Krankheit und Tod des Partners in der Liebeslinie einen absoluten Tiefpunkt im Sinne von Verlust und Verlassenheit darstellen. Angesichts der existenziellen Konfrontation bedeutet dasselbe Ereignis bei manchen Paaren aber einen gleichzeitigen Lebenshöhepunkt. Sie erleben dabei Momente extremer existenzieller Tiefe der Begegnung und innigster Liebesgefühle. Der tiefe liebende Kern der Beziehung dringt ins Bewusstsein jenseits der in gesunden Zeiten so häufig dominanten alltäglichen Querelen. Solche doppelt bedeutungsvollen Lebensereignisse gehören natürlich zum Wesentlichsten, was wir erleben können, und sie verdienen in unserem persönlichen Narrativ eine umfassende Würdigung.

Möglicherweise fällt es manchen von Ihnen schwer, sich beim Lesen des Buches auf die erwähnten Kurven einzulassen. Natürlich sollen Sie Ihre ureigene Art entwickeln, Zugang zu diesen Inhalten zu finden. Manche Menschen können sich ihr Narrativ noch besser erschließen, wenn sie an den Stellen, an denen wir die Grafiken einführen, einfach innehalten, den Blick nach innen wenden und sich dafür öffnen, Bilder, Erinnerungen, Melodien, Farben, auch Gerüche in ihr Leben zu lassen, um auf diese Art ein neues Berührtsein von ihrer eigenen Biografie zu erleben. Es könnte ihnen so gehen wie HERMANN HESSES *Siddhartha*[2], der am Fluss sitzt und sein ganzes Leben an sich vorüberziehen sieht. Manche werden es so halten wie die Leser unserer früheren beiden Bücher[3]: Die einen lesen ein Buch häppchenweise, um den Inhalt portionsweise zu verdauen, die anderen überfliegen es zunächst, während wieder andere es bevorzugen, das Buch in einem Rutsch sehr genau zu lesen.

Wir wünschen jedem, der sich sein Leben auf diese Weise anschaut, freudige Neugier, Inspiration und Gelassenheit. Wir wollen Sie dazu ermutigen, das Kunstwerk – und eben das Abenteuer – Ihres Lebens von Herzen anzunehmen, zu respektieren und im besten Fall zu lieben.

---

2 HESSE, HERMANN: *Siddhartha*. Suhrkamp, Frankfurt am Main, 1994.

3 KRAHÉ, WOLFGANG, WEIGT, HEINZ-JÜRGEN: *Wie geht es dir? Die heilsame Kraft der Begegnung*, Westarp, Hohenwarsleben, 2017.

STUFEN

Wie jede Blüte welkt und jede Jugend
Dem Alter weicht, blüht jede Lebensstufe,
Blüht jede Weisheit auch und jede Tugend
Zu ihrer Zeit und darf nicht ewig dauern.
Es muß das Herz bei jedem Lebensrufe
Bereit zum Abschied sein und Neubeginne,
Um sich in Tapferkeit und ohne Trauern
In andre, neue Bindungen zu geben.
Und jedem Anfang wohnt ein Zauber inne,
Der uns beschützt und der uns hilft, zu leben.

Wir sollen heiter Raum um Raum durchschreiten,
An keinem wie an einer Heimat hängen,
Der Weltgeist will nicht fesseln uns und engen,
Er will uns Stuf' um Stufe heben, weiten.
Kaum sind wir heimisch einem Lebenskreise
Und traulich eingewohnt, so droht Erschlaffen,
Nur wer bereit zu Aufbruch ist und Reise,
Mag lähmender Gewöhnung sich entraffen.

Es wird vielleicht auch noch die Todesstunde
Uns neuen Räumen jung entgegen senden,
Des Lebens Ruf an uns wird niemals enden.
Wohlan denn, Herz, nimm Abschied und gesunde![4]

Hermann Hesse

---

4 HESSE, HERMANN: *Stufen*. In: *Sämtliche Gedichte in einem Band*. Suhrkamp, Frankfurt am Main, 1995.

KAPITEL 1 | AN DER SCHWELLE

BESSER ALS HERMANN HESSE kann man nicht ausdrücken, wie unausweichlich Schwellen im Leben sind und dass sie Wendepunkte im nie endenden Prozess eines jeden Lebens markieren. Sie begleiten uns von der Zeugung, der ersten Schwelle, bis zur möglicherweise letzten, dem Tod.

Das Wunderbare an HESSES Gedicht besteht nach unserer Auffassung in dem unbedingten Ja, das HESSE den Wandlungen im Leben gegenüber ausdrückt. In jedem Anfang liegt ein Zauber, eine Verheißung von Glück und Ekstase. Selbst die düstersten Momente unseres Lebens können der Startpunkt zu einer glücklicheren, wie HESSE es nennt, *zauberhaften* Zukunft sein und eine tiefere Selbstverwirklichung ermöglichen.

Wohlan denn, Herz, nimm Abschied und gesunde ist hierfür die ultimative Ermutigung. Die Quintessenz aller Lösungen besteht letztlich in der Bereitschaft, irgendwann endlich das Vertraute loszulassen und dadurch frei zu werden für ein neues schöpferisches Kapitel der eigenen Biografie.

Falls Sie dieses Buch in einer Zeit lesen, in der Sie selbst in einer Krise sind, kann es ungeheuer hilfreich und tröstend sein, sich nicht nur rational, sondern vor allem emotional bewusst zu machen, dass die gleiche Schwelle, die Sie jetzt gerade beunruhigt, schon von unzähligen Menschen vor Ihnen bewältigt wurde. Es kann sehr erleichternd sein zu begreifen, dass wir letztendlich gar nicht die Wahl haben, unsere Schwellen zu überwinden oder nicht zu überwinden.

Viele von uns trösten sich mit der Illusion, Kontrolle über ihr Leben zu haben, oder sie versuchen, sich ins Agieren zu retten und auf diese Art die Schwelle zu vermeiden. Fast immer gibt es einen Scheideweg. Aber welchen Abzweig wir auch wählen, er führt auf seine Art über/hinter die Schwelle. Natürlich können wir einen Beziehungskonflikt durch Selbstmord lösen oder durch einen Wechsel des Partners, auch durch einen Wechsel der Arbeitsstelle.

Jeder dieser Ansätze ist ein Weg, die Schwelle scheinbar zu vermeiden und sie in der Vermeidung doch zu überschreiten. Auch der Suizid beendet einen Beziehungskonflikt und bedeutet Wandlung. Mit einem neuen Partner, den ich, um einen Konflikt zu vermeiden, in mein Leben lasse, werde ich wahrscheinlich eine Ehrenrunde drehen, um an derselben Schwelle wieder anzukommen. Wechseln wir die Arbeitsstelle, weil wir gemobbt werden, ohne unseren Anteil zumindest für möglich zu halten, kann es gut sein, dass uns das Gleiche wieder passiert. Damit sich etwas verändert, müssen wir den Mut finden, das Spektrum unseres Bewusstseins und seiner Lösungsalternativen zu erweitern. Auf diese oder jene Weise werden wir die Schwelle immer überschreiten, und danach, häufig auch dadurch, geht das Leben weiter.

Sogar ein scheinbares Scheitern – manche glauben, dass es ein Scheitern im eigentlichen Sinne gar nicht gibt – bis hin zu einem daraus folgenden Zusammenbruch ist meistens nur der Ausgangspunkt für eine neue Lebensphase mit ihren eigenen Herausforderungen, aber auch neuen Stärken und ihrem Potenzial für Glück. Manche Menschen fühlen sich nach jahrelangem verzweifeltem Ringen zutiefst erleichtert, wenn sie die Schwelle in die Privatinsolvenz überwunden haben. Sogar der Tod kann ein Glück sein, wenn er vom Siechtum erlöst. Gerade dieser Aspekt der Erlösung, also des Gnädigen im Tode, ist oft der wichtigste Trost für die Hinterbliebenen in ihrer Trauer.

Es sollte von vornherein auch erwähnt werden, dass nicht alle Schwellen, die wir in unserem Buch aufzeigen, qualvoll sind. Andere Schwellen bedeuten den Sprung in ein verheißenes, neues Glück, das natürlich genauso wie das Unglück sein wahres Gesicht erst im weiteren Verlauf des Lebens zeigt.

Neben den Aspekten von Trost und Erleichterung, die in der Erkenntnis bestehen, dass man nicht alleine ist mit seinem Ringen an den Schwellen, kann dieses Buch auch dabei helfen, ein wenig Orientierung im Leben zu finden. Wir werden in diesem Text von vielen Menschen erzählen, die uns Autoren in unserem privaten und beruflichen Leben in Schwellensituationen begegnet sind. Dabei geht es im Besonderen auch um die Art, wie diese Menschen die jeweilige Schwelle, zu der wir ihre Geschichte erzählen, überwunden haben.

Vielleicht werden Sie sich in dem einen oder anderen wiedererkennen, vielleicht werden Sie auch staunen, wie unterschiedlich verschiedene Menschen auf eine ähnliche Herausforderung reagieren.

Vielleicht können Sie von diesen Geschichten dadurch profitieren, dass Sie sie einfach dazu nutzen, das Spektrum Ihrer Lösungsalternativen zu erweitern. Natürlich ist jeder Mensch anders, und natürlich muss unabdingbar jeder seine eigene persönliche Lösung finden – die auch nur er selbst finden kann. Dennoch ist jede Lösung abhängig vom persönlichen Entwicklungsstand und von der Breite der für den einzelnen Menschen denkbaren Alternativen.

Ein weiterer Grund, warum es sinnvoll sein kann, dieses Buch zu lesen, besteht darin, dass wir hier exemplarisch den Lauf eines ganzen Lebens schildern. Vielleicht können Sie sich vorstellen, Sie wären die Protagonistin oder der Protagonist einer initiatischen[5] Geschichte, die Sie persönlich erleben und auf die Sie gleichzeitig, während Sie dieses Buch lesen, aus einer Art Vogelperspektive schauen. Wenn Ihnen das gelingt, wird

5 Initiation, oft auch Einweihung genannt. In diesem Zusammenhang: Schwellensituationen, in denen jemand durch das Leben oder auch durch Helfer, Mentoren, manchmal auch spirituelle Lehrer auf eine neue Bewusstseinsstufe geführt wird. Viele Entwicklungslehren, zum Beispiel den Tarot, kann man begreifen als einen Zyklus initiatischer Schwellen, die exemplarisch die Entwicklung ganzer Leben darstellen. Jeder kennt *Die Zauberflöte* von WOLFGANG AMADEUS MOZART, in der es konkret um einen Initiationsritus geht, der den Freimaurern entlehnt ist. Sarastro ist dabei der Meister, der dem Helden (Papageno) über die Schwelle hilft oder auch nicht.

sich Ihr Leben in seiner Gesamtheit vor Ihnen ausbreiten. Dies kann Ihnen helfen, die Relativität der verschiedenen Schwellensituationen ebenso zu begreifen wie auch den roten Faden, der das Gesamtkunstwerk Ihres persönlichen Lebens prägt.

Stellen Sie sich einfach vor, es ginge um Sie, um Sie persönlich. Lassen Sie sich davon berühren, wie Sie den unterschiedlichsten Kräften einer unberechenbaren Welt ausgesetzt sind. Trotz allem mäandert der Fluss Ihres Lebens, von der Quelle ausgehend, Strömungen und Altwasser entlang der letzten diesseitigen Schwelle entgegen. Lassen Sie sich nicht davon ablenken oder verwirren, wenn Ihnen bei dieser Fantasiereise an allen möglichen Klippen Leute begegnen, die ganz anders sind als Sie.

Versuchen Sie einfach, aus dem Ähnlichen, das Sie finden, Ihre Verbundenheit mit dem Mainstream Ihrer Zeitgenossen abzuleiten. Betrachten Sie gleichzeitig die aus Ihrer Sicht so sehr anderen, die Sie jetzt nicht verstehen können, vielleicht sogar ablehnen. Schauen Sie mit wohlwollenden Augen auf diese anderen in dem Vertrauen, dass diese, ebenso wie Sie, ihrem Bewusstseinsstand entsprechend den besten denkbaren Beitrag für Ihr Leben und die Welt leisten, der ihnen möglich ist. Manchmal sind es ausgerechnet diese so sehr anderen, die sich im Endeffekt als »Schwellenhelfer« für uns entpuppen.

Auf diese Schwellenhelfer werden wir im Buch noch öfter zurückkommen, zumal es immer wieder eindrucksvoll ist, dass gerade in Momenten großer Bedrängnis Menschen in unser Leben treten, die uns den Schritt über die Schwelle, hin zu einer neuen Stufe der Verwirklichung, massiv erleichtern.

Hierbei ergibt sich eine erste Gelegenheit, mit einer Schwelle zu experimentieren: Vielleicht schaffen wir es, die den meisten von uns gemeinsame Illusion, recht zu haben, als rigide Überzeugung zu erkennen und aufzugeben. Das ermöglicht uns, Empathie für das aus unserer Sicht scheinbar Abwegige zu entwickeln. Damit wird unsere persönliche Welt ein wenig weiter.

Mancher von Ihnen wird uns Autoren jetzt für blauäugige, naive Optimisten halten, die die Existenz von Fehlern, Schuld und Abwegigkeiten leugnen. Dies wäre ein Missverständnis. Selbstverständlich gibt es Fehler, und zu den existenziell konstruktiven Aspekten von Schuldgefühlen gehört natürlich deren Verankerung in dem – wahrscheinlich sogar biologisch fundierten – menschlichen Streben nach Optimierung. Menschen wollen aus Fehlern lernen, weil so ihr Überleben nachhaltig gesichert wird. Ebenso verkennen wir mit unserem Ansatz in diesem Buch nicht, dass es Abwegigkeiten gibt, die in gewisser Weise ein Frevel dem Leben gegenüber und gegenüber dem Existenzrecht der Mitmenschen darstellen. Man muss bloß an gewisse Gewaltexzesse denken, wie sie sich auf der Grundlage ideologischer Verblendung im Terrorismus inszenieren.

Dennoch beharren wir auf unserer Empfehlung, auch das als fehlerhaft und abwegig Betrachtete mit dem Blick der Empathie neu zu begreifen. Oft kommen wir nicht umhin, das subjektiv Abwegige auf Dauer als jene Selbstanteile zu verstehen, die wir noch nicht integriert haben. Wir verurteilen diese im anderen. In der Psychologie nennen wir das Projektion. Jene uneingestandenen Selbstanteile formen das, was C. G. JUNG als Schatten bezeichnete.[6] Wie vielen Menschen dient ihre asketische Position einzig und allein der Vermeidung ihrer eigenen

6 JUNG, C. G.: *Archetypen*. DTV, München, 1990.

uneingestandenen Gier, die sie dann lustvoll zutiefst in anderen verurteilen?

Ob wir es nun wahrhaben wollen oder nicht: Letztendlich ist ein Selbstmordattentäter nichts anderes als ein *subjektiv* aufrechter, strebsamer junger Mensch, der bereit ist, seinen Einsatz für das aus seiner Sicht vermeintlich Gute mit dem Leben zu bezahlen. Der Stolz seiner Unterstützer und Gleichgesinnten, oft sogar seiner Eltern, tröstet ihn im eigenen Tod, ebenso die Gewissheit, von der Hand eines gütigen Gottes aufgefangen zu werden, von dem man ihn überzeugt hat. Das aus unserer Sicht Abwegige ist seine Theorie über das Leben, wobei gleichzeitig seine Intention darin besteht, ein Diener der Liebe zu sein.

WIE BEMERKE ICH EINE SCHWELLENSITUATION?

MANCHMAL TRITT EINE WANDLUNG in unserem Leben ein wie ein Schlag aus heiterem Himmel. Bei genauerer Betrachtung sind Schwellensituationen allerdings meistens die Konsequenzen längerer Entwicklungen. Wäre man achtsamer und vor allem bewusster gewesen, hätte man mit ihnen rechnen, sie vielleicht sogar voraussehen können. Doch selbst, wenn man vor dieser Entwicklung die Augen verschließt, erreicht eine Schwellensituation irgendwann den Punkt, wo sie nicht mehr übersehen werden kann. Manche sagen dann: »Es musste ja so kommen, und jetzt ist es zu spät.«

Ein schönes Bild dafür bietet eine Kanufahrt auf einem tropischen Fluss, der scheinbar ruhig und meditativ vor sich hinfließt. Ein Blick auf die Landkarte hätte gezeigt, dass wir uns mit unserem Kanu einem Wasserfall nähern, aber daran wollen wir zunächst nicht denken, weil es so schön ist, wie der Fluss dahinfließt.

Vielleicht nehmen wir dann irgendwann doch das Geräusch des Wasserfalls wahr und gehen ans Ufer. In diesem Fall nähern wir uns aus eigener Kraft der Schwelle, und die Bewältigung dieser Krise besteht einfach darin, das Boot aus dem Wasser zu nehmen und damit bis hinter den Wasserfall zu wandern, um es dort wieder zu Wasser zu lassen und nach dieser Anstrengung gemächlich weiterzupaddeln. Vielleicht meinen wir aber auch, der Wasserfall sei noch weit weg, wir paddeln weiter, missachten die Gefahr, und irgendwann kommt der Sog, gegen den wir nichts mehr ausrichten können, und wir stürzen in den Abgrund. Vielleicht halten wir uns dann für Opfer, vielleicht sagt uns aber auch jemand: »Selbst schuld, du hättest wachsamer sein müssen.« Vielleicht hätten wir einfach auch nur erkennen müssen, wie sehr das Sprichwort stimmt: »Der Krug geht so lange zum Brunnen, bis er bricht.«

Wenn ich zum Beispiel eine Ehe zu lange dadurch strapaziere, meinen Partner zu ignorieren, zu bedrängen und zu enttäuschen, wird seine Wut, die sich bei jedem dieser Ereignisse ansammelt, irgendwann die Schwelle erreichen und explodieren. Wäre ich achtsamer gewesen und bewusster, hätte diese Explosion möglicherweise nie stattgefunden. Jetzt ist es passiert, und die Beziehung kommt an den Scheideweg. Vielleicht ist sie schon zerstört. Dann ist es an mir, jenseits der Schwelle zu begreifen, was mein Beitrag war, um die Ehe zu zerstören. Nur so habe ich die Chance, es in der nächsten Beziehung besser zu machen.

Oder ich war der- oder diejenige, der oder die lange, vielleicht viel zu lange, die Kränkungen, Provokationen und die Missachtung meines Partners ausgehalten hat. Jetzt, nachdem ich endlich explodieren konnte, vermag ich zu spüren, dass ich nicht nur ein Opfer bin, sondern jemand, der sein Leben in die Hand nehmen kann. Meine nächste Beziehung hat dann die Chance, wesentlich mehr auf Augenhöhe stattzufinden, in der Weise, dass ich von vornherein besser in der Lage bin, für mich selbst zu sorgen.

Bezogen auf die Eingangsfrage »Wie erkennt man eine Schwellensituation?« möchten wir dafür werben, das eigene Leben immer wieder achtsam zu betrachten und die Entwicklungen, die im Gang sind, mit ihren möglichen Konsequenzen zu Ende zu denken. So lässt sich auch eine zunehmende Sensibilität für die Schwellensituationen entwickeln. Um im Bild vom Wasserfall zu bleiben: Wir hören das Rauschen früher und können uns besserer darauf einstellen, Entscheidungen treffen zu müssen. Schauen wir uns ein Beispiel an.

Vielleicht hat Daniel, ein erfahrener Internist, seine Situation durchaus zu Ende gedacht, wir werden es nie erfahren. Jedenfalls waren ihm die gefährlichen Risikofaktoren, wie Bluthochdruck, Diabetes und Fettstoffwechselstörung, die seinen Körper bedrohten, bewusst. Er wusste sehr wohl, was er hätte tun müssen, um sein Leben zu verlängern. Er merkte auch, dass es ihm schlechter ging, und war doch durch nichts dazu zu bewegen, seinen Körper mit den notwendigen Medikamenten zu versorgen. An einem heißen Sommertag wurde ihm übel, und er starb in den Armen seiner deutlich jüngeren Frau. Aus seiner Sicht ein komfortabler Schritt über die Schwelle. Für seine Frau

bedeutete sein Tod eine heftige Traumatisierung, die dazu führte, dass sie sich in völlige Einsamkeit zurückzog. Ihre Einsamkeit wurde dadurch noch schlimmer, dass ihr geliebter Hund drei Jahre nach Daniels Tod auch noch starb. Es bleibt abzuwarten, ob sie es jemals schafft, ihre Trauerarbeit zu leisten und ihre Isolation zu überwinden.

Daniels Fall ist nicht selten: Freunde und Partner sehen oft sehr viel klarer als der Betroffene selbst, wohin das Boot zu fahren droht. Sie warnen ihn, allerdings häufig auch aus ihrem eigenen Bedürfnis heraus, den anderen in einem Leben zu halten, das für ihn selbst keinen realen Wert mehr darstellt. Gerade an dieser Variante der Schwelle des Todes findet eine Güteabwägung statt, die bei vielen Menschen sehr unterschiedlich ausfällt und ein weites Spektrum umfasst. »Mein Leben ist mir das Höchste und Wichtigste. Um es zu verlängern, bin ich bereit, alle möglichen Opfer zu bringen und Einschränkungen auf mich zu nehmen. Wenn es nötig ist, würde ich mich auf unabsehbare Zeit intensivmedizinisch versorgen lassen. Ich möchte, dass alles Erdenkliche getan wird, um mein Leben zu verlängern.« – So oder ähnlich lautet der eine Pol des Spektrums.

Der andere Pol besteht darin, dass seine Vertreter nicht die Dauer, sondern die Qualität ihres Lebens zur obersten Priorität erheben: »Ich will nicht leiden, nicht siechen. Wenn ich Schmerzen habe, möchte ich notfalls bis zur Bewusstlosigkeit mit Schmerzmitteln versorgt werden. Medikamente, die Nebenwirkungen haben, die meine Lebensqualität einschränken, werde ich auch dann nicht einnehmen, wenn ich riskiere, an den zugrunde liegenden Krankheiten deutlich früher zu sterben.«

So war es auch bei Daniel. Sein verschlissener Körper schmerzte ständig. Dies konnte er als Arzt zwar durch entsprechende Schmerzmittel kompensieren, doch litt er gleichzeitig darunter, dass sie ihn müde machten. Die Vorstellung, ein alter Mann zu sein, der Medikamente nimmt, die seine Potenz schwächen, war ihm unerträglich. Lieber wollte er sterben, und so kam es dann auch.

Während er auf den Tod zueilte, warnte und schrie seine Frau angstvoll auf. Sie schleuderte ihm den wütenden Vorwurf entgegen: »Durch deinen verantwortungslosen Lebenswandel bist du dabei, meinen liebsten Menschen zu töten.« Werden diese Schreie erhört, kann es den Angehörigen manchmal gelingen, die letzte Schwelle hinauszuschieben. Allerdings ist es für sie genauso wichtig, in Demut hinzunehmen, dass ihr Partner sein eigenes Schicksal hat und damit sein eigenes Timing. Oft teilt der Betroffene den Wunsch seiner Angehörigen, er möge noch lange leben, schlichtweg nicht. Ganz offensichtlich ging Daniel über seine Schwelle, während seine Frau über Jahre hinweg versuchte, ihre eigene Schwelle zu vermeiden, indem sie sich weigerte, nach der Konfrontation mit dem Tod ihren eigenen Weg positiv fortzusetzen. Für sie lag hinter der Schwelle des Todes ihres Partners die Pforte zu ihrer eigenen Hölle.

Sie schaffte es lange nicht, Daniels Tod an sich heranzulassen. Sie machte dicht, versteinerte geradezu. Auf diese Weise erfuhr sie zwar kurzfristig Linderung, doch konnte sie nicht die Augen öffnen für ihre eigentliche Situation – es gelang ihr nicht, ihr Leben durch die Bewältigung der unabdingbaren Trauerarbeit für sich selbst zurückgewinnen. Da sie nicht hinschaute, konnte sie sich ihrer Schwellensituation nicht stellen, und sie verharrt bis heute in Lähmung. Auch wenn es noch so quälend ist, wird ihr nicht erspart bleiben, ihre Augen schrittweise, im Rahmen des für sie Erträglichen, zu öffnen.

In solchen Fällen bleibt zu hoffen, dass der oder die Betroffene die Kraft aufbringt, den Ausgang aus dieser isolierenden Situation zu finden. Das ist leichter gesagt als getan. Wer es versäumt, erkennt erst im Nachhinein, dass sich die eingetretene Situation länger angekündigt hat. Viele merken dies nicht. Aus ihrer Sicht kommt die Wandlung aus heiterem Himmel. Was sich unterschwellig vorbereitet hat, überschreitet plötzlich oder auch allmählich die Bewusstseinsschwelle, und dann ist klar: Es ist Zeit für Veränderung.

Ein häufig dramatisches Beispiel für eine scheinbar aus dem Nichts auftretende Schwellensituation, die sich immer lange vorbereitet hat, ist das folgende Fallbeispiel:

Eine Frau schaut ihren Partner an und merkt, dass er seinen Zauber für sie verloren hat. Er sieht genauso aus wie immer, ihr Herz liebt ihn nicht weniger, und doch ist das erotische Band gerissen. Sie klammert sich an die Hoffnung, das Band könne wieder heilen, so wie es das im Verlauf der Beziehung scheinbar immer tat, und sie weiß doch innerlich, dass etwas von dem gestorben und unwiederbringlich verlorengegangen ist, was bis dahin zu den entscheidenden Elementen ihres Lebens gehörte.

Analoges erlebte auch ein Klient, als er zu seiner größten Überraschung und zu seinem Entsetzen beim Liebesspiel merkte, dass er den Körper seiner Frau, den er so sehr geliebt hatte, nicht mehr riechen mochte.

In diesen Fällen ahnt der Partner nicht, dass er gerade verlassen wurde. Er spürt vielleicht: Irgendetwas ist anders. Beide Partner kooperieren dann manchmal über Jahre darin, gemeinsam das zu verleugnen, was doch unabdingbar ihre Trennung erzwingen wird. Vielleicht erinnern Sie sich, bezogen auf Ihr eigenes Leben, wie Sie mit einer solchen Schwelle umgegangen sind. Wie lange Sie gebraucht haben, um Ihrer Wahrheit ins Gesicht zu sehen, wie stark Ihre Schuldgefühle waren gegenüber Ihrem Partner, der für all das nichts konnte, und wie groß Ihre Trauer war, einen Lebensentwurf, auf den Sie sich reinen Herzens eingelassen hatten, aufgeben zu müssen.

Um Missverständnissen vorzubeugen: Nicht jeder Zweifel in einer Liebesbeziehung ist der Anfang vom Ende oder Grund, sich zu trennen, im Gegenteil: Solange das innere Band zum anderen existiert, rechtfertigt der Erhalt der Liebe jede denkbare Anstrengung. Wovon hier die Rede ist, ist etwas völlig anderes: Ein Teil von uns erkennt, dass etwas endgültig vorbei ist. Gleichzeitig versuchen wir mit aller Macht, dieser Erkenntnis auszuweichen.

Judith und Marc sind ein solches Paar. Als ich, Wolfgang, die beiden kennenlernte, waren sie seit 27 Jahren verheiratet. Sie hatten gemeinsam ein Unternehmen aufgebaut, einer ihrer beiden Söhne war geistig behindert, und sie hatten großartig dabei zusammengearbeitet, ihn im Rahmen seiner Möglichkeiten ins Unternehmen zu integrieren. Nebenbei machte Marc noch eine eindrucksvolle Karriere als Politiker. Über lange Jahre hielten die beiden sich aneinander fest, in der sicheren Überzeugung, Hand in Hand die wechselnden

Klippen ihres teilweise sehr anstrengenden, aber auch interessanten Lebens zu meistern. Was bis zuletzt scheinbar trug, war ihre leidenschaftliche Sexualität, wobei es Judith war, die als Erste merkte, dass der persönliche Aspekt der sexuellen Begegnung verflachte. Sie fühlte sich einsam, angesichts der Erfolge ihres Mannes auch unterlegen. Sie entwickelte Ängste und Depressionen und fuhr schließlich in eine psychosomatische Klinik. Sie hatte nicht nur den Bezug zu Marc verloren, sondern auch zu sich selbst. Durch den Mut der Verzweiflung ging sie während der Kur zum ersten Mal in ihrem Leben eine Affäre ein. Es half nicht. Sie begriff, dass das Leben den Startschuss dafür gegeben hatte, sich auf den Weg zu sich selbst zu machen. Sie gestand Marc die Affäre, und beide versuchten umso mehr, einander fester zu halten. Gleichzeitig hatte Judiths Affäre auch Marc das Tor zu anderen Frauen geöffnet. Er schlief mit seiner Assistentin und stellte entsetzt fest, dass er in ihren Armen all jene Nähe und Geborgenheit wieder fühlte, die er an Judiths Seite so bitter und schon so lange vermisst hatte. Erschrocken ließ er seine Assistentin als Geliebte fallen wie eine heiße Kartoffel, angesichts der Erkenntnis, wie bedrohlich diese Affäre für seine Ehe war. Er kämpfte um seine Liebe zu Judith und wusste doch:

Ich liebe sie, aber nicht mehr als Frau. Die beiden machten eine Weltreise in der Hoffnung, das innere Band zueinander, von dem sie spürten, dass es gerissen war, kitten zu können. Nach dieser Reise zog Judith aus, da sie erkannt hatte, dass es für ihr eigenes und auch Marcs seelisches Überleben unabdingbar war, den Ruf der Existenz zu hören, sich in Liebe zu trennen, sodass jeder seine eigenen Wege gehen konnte.

Auch wenn dieses innere Band, um das es hier geht, häufig auf der sexuellen Ebene ins Bewusstsein tritt, so ist es doch sehr viel mehr als die bloße Sexualität, die erlischt, wenn dieses Band reißt. Es handelt sich um eine schwer definierbare, grundsätzliche, in der Tiefe der Beziehung verankerte Verbindung zwischen Partnern. Solange diese Verbindung intakt ist und damit für beide spürbar, spielt die Sexualität eine eher untergeordnete Rolle.

Bei Judith und Marc funktionierte sie bis zum Schluss vordergründig reibungslos und befriedigend, und doch war sie leer, als das Band gerissen war. Unnötig zu erwähnen, dass das Prickeln in der Sexualität jenseits der Phase der Verliebtheit bei fast allen Paaren im Lauf der Jahre nachlässt, ohne dass dies bedeutet, dass das Band gerissen ist.

Was für einen Paartherapeuten immer wieder sehr eindrucksvoll ist, sind der Schreck und die Ratlosigkeit, die Menschen empfinden, wenn sie spüren, dass diese Verbindung nicht mehr besteht. Es ist keineswegs Ausdruck von Oberflächlichkeit nach dem Motto »Wirf die Beziehung weg, wenn die Sexualität unbefriedigend wird«, die sich hier manifestiert. Es ist die existenzielle Konfrontation mit einem Verlust. Das Liebesband ist offenbar gerissen und ist, medizinisch gesprochen, nicht mehr reanimierbar.

Was den hier geschilderten Menschen gemeinsam ist, ist der Umstand, dass das Leben anklopfte mit dem Anspruch, ihnen das zu nehmen, was sie am meisten liebten. Sie kämpften daraufhin mit aller Macht gegen diese drohenden Wandlungsprozesse. Sie begriffen zunächst nicht oder verleugneten die Hoffnungslosigkeit ihrer Bemühungen. Sie verloren den Kampf.

Gleichzeitig kann als Trost rückblickend gesagt werden, dass sie auf dem Weg in ein neues Leben waren, das nun reicher und liebevoller ist als die alte Beziehung vor der Trennung.

Trotz dieser den meisten Menschen auch bewussten Chance, die eine solche Veränderungsschwelle bietet, lassen fast alle nichts unversucht, um sich diesen Wandlungsprozessen zu widersetzen.

Vielleicht geht es Ihnen auch so, dass zu Ihren größten Schreckgespenstern im Leben Trennung, Verlust und Abschied gehören. Vielleicht kennen Sie jene häufige Vision von Glück, die darin besteht, das Leben an einem guten Moment anzuhalten, mit dem Ziel, für immer dort zu verweilen. ANDREAS BOURANI fragt in seinem Lied *Auf uns*: »Wer friert uns diesen Moment ein?«[7]

Doch GOETHE weiß es besser. Er lässt seinen Faust sagen:

Werd ich zum Augenblicke sagen/
Verweile doch! Du bist so schön!/
Dann magst Du mich in Fesseln schlagen/
Dann würd ich gern zu Grunde gehen.[8]

So verständlich unser aller Neigung ist, einen Augenblick des Verliebtseins oder auch einen besonders schönen Urlaubstag – oder was auch immer – für einen Glücksmoment festhalten zu wollen, so sehr mahnt uns GOETHE, die Vergänglichkeit von allem, was wir erleben, im Bewusstsein zu halten. Schon in

7 BOURANI, ANDREAS: CD, Album *Hey*, Titel: *Auf uns*. Vertigo, Berlin, 2014.
8 GOETHE, JOHANN WOLFGANG VON: *Faust I*. In: *Gesamtausgabe*. Insel, Frankfurt am Main, 1998.

dem Augenblick, in dem ein Ereignis stattfindet, ist es schon wieder vergangen. Sobald ein Mensch im Augenblick verweilt, ist seine Seele dahin.[9]

Entsprechendes betonen Gestalttherapeuten wie ERVING POLSTER[10], FRITZ PERLS[11] und andere. Man kann die Hingabe an das »Continuum of awareness«[12] als die Hingabe an den Augenblick begreifen, der ewig ist und der zugleich im selben Moment vergeht, in dem er entsteht; als die Bereitschaft zu einem ständigen Aufbruch aus einem vergänglichen aktuellen Jetzt in ein ebenso vergängliches nächstes Jetzt. Dieser permanente Fluss des Lebens wird besonders in Schwellensituationen spürbar.

Sie wissen, Sie müssen weiter. Sie spüren, wie alles in Ihnen sich wehrt, und doch nähern Sie sich der Schwelle und fühlen, wie der Druck steigt, und er steigt umso mehr, je stärker Sie sich zu wehren versuchen. Es ist wie in einem Strudel, und Ihr einziger Ausweg besteht darin, sich dem Sog hinzugeben, um dann am tiefsten Punkt frei zu werden. Vorher versagen oft alle ra-

---

9 LARBIG, TORSTEN: *Faust 1* – Verweile doch, du bist so schön: »Wenn also jemand sagt, Faust habe das Verweilen des schönen Augenblickes ›gelehrt‹, dann hat er entweder den Text nicht (genau) gelesen (was ich für die wahrscheinlichere Option halte) oder aber er will genau das erreichen, was Mephistopheles dem Faust gegenüber erreichen will: Einen Menschen dazu zu bringen, nicht weiter zu streben, nicht mehr wissen zu wollen, zu verharren und sich letztlich auf dem ›Faulbett‹ (V 1692) auszuruhen.« Online unter: http://herrlarbig.de/2008/10/01/faust-1-verweile-doch-du-bist-so-schoen-v-1700. (Letzter Abruf 19.9.18.)

10 POLSTER, ERVING und MIRIAM: *Das Herz der Gestalttherapie*. Peter Hammer, Wuppertal, 2002.

11 PERLS, FRITZ: *Grundlagen der Gestalttherapie*. Pfeiffer, München, 1976.

12 Das sog. Bewusstheitskontinuum (awareness continuum) entsteht durch den fortlaufenden Prozess von Gestaltbildung und Gestaltlösung. Nach PERLS ist es die Technik, die uns das Jetzt verstehen und im Jetzt bleiben lässt.

tionalen Bewältigungsversuche. Manche versuchen sich zu retten in Gefühle von Erschöpfung oder Burnout und/oder sie schlafen zwölf Stunden täglich. Andere fliehen in Krankheiten und/oder Süchte. Viele Jugendliche und junge Erwachsene verlassen den Boden der Realität, indem sie ihre komplette Lebensenergie in Fantasiespiele am Computer investieren. »Ich will nicht erwachsen werden. Ich will in meinem Elternhaus bleiben.« Manche heiraten einen Partner, um von ihm ernährt zu werden, letztlich sein Kind zu sein. Manche wechseln ihr Studienfach, einfach um ihre Illusion von Jugend und Unbeschwertheit zu erhalten und um die Examensschwelle zu vermeiden, hinter der fast unabdingbar ein Leben als erwachsener Mensch droht, was bedeutet, die Verantwortung für sein eigenes Leben selbst zu tragen.

Auch wenn die oben beschriebenen Umgangsformen, wie Zusammenbruch, Burnout etc., häufig Bewältigungsversuche zur Vermeidung von Schwellen darstellen, wäre es natürlich ungerecht, den Betroffenen Absicht zu unterstellen. Gerade Burnout ist subjektiv ein ausgesprochen leidvolles Erlebnis, das niemand freiwillig wählen würde und das natürlich aus der emotionalen Überforderung durch eine objektiv belastende Situation entsteht, wie sie eine gravierende Lebensschwelle nun einmal darstellt. Gleichwohl ist es eindrucksvoll, wie sich das subjektive Gefühl verlorener Lebensenergie in kürzester Zeit wandeln kann, wenn die Schwelle in der Weise überschritten wird, dass sich etwas Gravierendes ändert.

Ein gutes Beispiel dafür ist Fabienne, die Mobbing an ihrer Arbeitsstelle erfuhr und deren Beziehung zu scheitern drohte. Sie war völlig verzweifelt, hatte den Bezug zu ihrer Lebensenergie verloren und schleppte sich nur noch durch ihren Alltag. Genauso erwartete ich, Wolfgang, sie zu unserer nächsten Stunde. Wir hatten uns zwei Wochen lang nicht gesehen. Ich traute meinen Augen nicht, als ich eine Fabienne empfing, die kraftvoll, voller Lebensfreude und weit weg von jeglicher Burnout-Symptomatik war. Innerhalb von zwei Wochen hatte sich ihr Leben in der Weise geändert, dass ihr Partner ihr einen glaubhaften Heiratsantrag gemacht hatte und außerdem ein neuer Job aufgetaucht war, in dem sie schon seit einer Woche arbeitete ... Zwei Schwellen waren überschritten, die Blockade zwischen Fabienne und ihrer Lebensenergie war aufgelöst, und sie war eine glückliche, gesunde, voll im Leben stehende Frau.

Die Kräfte der Wandlung sind unerbittlich. Am Ende aller Widerstände steht oft Verzweiflung und manchmal der Tod. In gewisser Weise ist der Tod des Vorhergehenden die Voraussetzung jeder durchgreifenden Wandlung, so wie HESSE es im Gedicht *Stufen* beschreibt. Das Mädchen muss sterben, wenn die Frau auferstehen will. Ebenso wird der Jüngling die Schwelle zum Mann nicht überleben. Alles, was diesem bleibt, ist der innere Junge, der ihn durch alle späteren Lebensphasen begleitet und dessen liebevolle Versorgung seine primäre und höchste Aufgabe ist. Dieser innere Junge, die Reminiszenz der kindlichen Anteile des Mannes, will gut integriert werden. Gelingt dies, wird diese Reminiszenz, im Falle der Frau das Mädchen, zu einem wichtigen Aspekt des spielerischen Umgangs mit Kindern, aber auch und vor allem mit der Erotik sein. Dies ist der Punkt, an dem eine Fülle aktueller psychologisch/psychotherapeutischer Verfahren ansetzt. Gemeint ist die Arbeit mit dem Inneren Kind.[13]

Die an belastenden Schwellen gefühlte Ausweglosigkeit lässt Menschen in Psychotherapie oder Coaching nach Hilfe suchen, und der erste Satz ist dann oft: »Ich muss eine Entscheidung treffen, die mich überfordert.«

Wir hoffen, Ihnen in diesem Kapitel mit einer kleinen Vorausschau auf einige Schwellensituationen vermittelt zu haben, dass das Erkennen von Schwellen fast immer eine Bewusstheit von deren Existenz voraussetzt, ebenso wie Achtsamkeit in Bezug auf die eigenen Lebensprozesse. Oft wollen wir Schwellen gar nicht wahrnehmen, im Gegenteil, wir verleugnen sie, bis sich die Frage, wie man eine Schwelle erkennt, durch deren absolute Evidenz erübrigt. Manchmal begreifen wir sogar erst in der Nachschau auf einen Lebensabschnitt, dass ein Wandlungsprozess eine Schwellensituation beinhaltete, die sich lange vorbereitet hat und eindeutig unverzichtbar für unsere Entwicklung war – und die wir zu vermeiden, oft sogar zu verteufeln versucht haben. Sie hat uns belastet und beängstigt, an den Rand unserer Existenz geführt. Dennoch war sie unvermeidbar, und im Nachhinein schauen wir dankbar, manchmal stolz, häufig auch mit einem Lächeln zurück.

13 Inneres Kind: »Das Innere Kind gehört zu einer modellhaften Betrachtungsweise innerer Erlebniswelten, die durch Bücher von JOHN BRADSHAW und ERIKA CHOPICH / MARGARET PAUL bekannt wurde. Es bezeichnet und symbolisiert die im Gehirn gespeicherten Gefühle, Erinnerungen und Erfahrungen aus der eigenen Kindheit.« (https://de.wikipedia.org/wiki/Inneres_Kind. Letzter Abruf 3.5.2018.)

SCHWELLE – AUFBRUCH ODER VERMEIDUNG?

NUR SELTEN BITTEN MENSCHEN einen Psychotherapeuten oder einen Coach in Lebensphasen um Hilfe, in denen das Leben gleichförmig und friedlich mit vielen Freuden dahinfließt. Viel öfter sind es gerade die beschriebenen Schwellensituationen und Krisen, im positiven und im negativen Sinne, in denen sich die Betroffenen Begleitung wünschen. Die Kraft, die es dann ermöglicht, sich Hilfe zu holen, schlimmstenfalls auch für diese Hilfe zu bezahlen, ist der dann immer quälender werdende Leidensdruck. Denn: »Ich muss eine Entscheidung treffen, die mich überfordert« beinhaltet ganz oft die – leider irreale – Hoffnung, einen kleinen Trick zu erfahren, mit dem es möglich ist, der gefürchteten Dynamik auszuweichen. Viele greifen in diesen Situationen auch auf die sinnlosen Versprechungen unseriöser Anbieter zurück.

Für uns Psychotherapeuten und Coaches ist die Verführung groß, die Hilfesuchenden durch die Empfehlung zu entlasten, die Entscheidung auf unbestimmte Zeit zu verschieben oder sie auch ganz zu vermeiden. Leider ist dies so gut wie nie möglich – es sei denn, man rät dem Betroffenen, sich darauf zu verlassen, dass mittelfristig das Leben für ihn die Entscheidung treffen wird, wenn er selbst zu schwach zum Entscheiden ist. Die Stelle im Job, die er nicht wagt anzutreten, bekommt dann ein anderer, der Ambivalenz-Konflikt zwischen zwei Partnern löst sich, indem die Beziehung beendet wird, und so weiter. Der Preis für ein solches Vorgehen besteht fast immer darin, dass die Krise den Betroffenen nicht auf eine höhere Ebene der Verwirklichung führt, sondern ihn auf seinem ursprünglichen Niveau, in dem Gefühl des Versagens, quasi einfriert.

Etwas plakativ kann man hier das Bild der Geburt anführen. Auch wenn es im Mutterleib noch so schön ist, konnte noch niemand langfristig dort, also vor der Schwelle, verweilen. Unbegreiflicherweise wird gerade in unserer Kultur häufig übersehen, dass das Gleiche, was für die Geburt gilt, auch für den Tod der Fall ist. Er ist ebenso unumgänglich wie die Geburt und ebenso integraler und sinnvoller Teil der Existenz. Auch wenn jemand noch so sehr mit dem Tode ringt, wird der Tod irgendwann die Überhand gewinnen und für den Betroffenen umso weniger schrecklich sein, je besser es ihm gelingt, in den Prozess einzuwilligen. Insofern könnte man sagen, dass das Äquivalent einer komplikationslosen Geburt die Hingabe an den eigenen Tod sein könnte.

Dabei muss mit Tod keineswegs nur der Tod des Körpers gemeint sein. Auch Lebensphasen, Partnerschaften, Freundschaften, Berufe und dergleichen können sterben, meist mit der Verheißung eines Lebens nach dem Tod, das durch das geprägt ist, was man im Leben vor diesem Tod getan hat. Selbstverständlich ist das, was dann stirbt, nicht der Beruf oder die Lebensphase selbst. Was stirbt, ist die Bedeutung des jeweiligen Themas in einem speziellen Zeitfenster in unserer Biografie.

Wenn wir die Chance und Kraft gehabt hätten, eine neue Herausforderung anzunehmen, uns aber dagegen entschieden haben, kommt es oft vor, dass Jahre später ein Bedauern eintritt, nach dem Motto: »Wenn ich damals gewusst hätte, dass …« Hier steht dann manchmal echte Trauerarbeit an, in dem Wissen, dass das Versäumte für immer verloren ist. Manche Frau beispielsweise, die sich einst bewusst dagegen entschieden hat, Kinder zu bekommen, leidet unter ihrer Kinderlosigkeit in der Konfrontation mit der Menopause. Irgendwann muss man dann auch das Versäumte würdigen als etwas, das uns zwar objektiv möglich gewesen wäre, für das wir aber subjektiv nicht bereit waren. Es gilt, Frieden zu schließen mit der eigenen Begrenztheit und so dem Teufelskreis einer Depression zu entgehen. Die Quintessenz jeder Bewältigung besteht darin zu sagen: »Dies ist mein Leben mit seinen Möglichkeiten und Grenzen. Ich tue das Beste, das mir möglich ist, und ich übernehme hierfür die volle Verantwortung.«

Hier begegnen sich erneut zwei existenzielle Ebenen: Die eine besteht aus dem oben beschriebenen Prozess des Friedenschließens mit dem eigenen Tun, Fühlen und der eigenen Endlichkeit. Die andere Ebene widmet sich dem sich ständig entwickelnden Prozess unserer Bewusstheit. Natürlich brauchen wir die Erkenntnis unserer Fehlleistungen und Fehler, um jenen

Erkenntnisgewinn zu erlangen, der nötig ist, um im Nachhinein auch den Wert unserer Fehler würdigen zu können. Beide Ebenen bergen die Gefahr in sich, einem fruchtlosen Prozess der Selbstzerfleischung anheimzufallen, der letztlich in Depression münden kann. Gerade hier, im vermeintlichen Versagen, offenbart sich eine wesentliche Schwellensituation. Deren Bewältigung liegt wie erwähnt in der achtsamen und selbstunterstützenden Annahme der eigenen Grenzen und Möglichkeiten. Gleichzeitig ist es wichtig, wie die amerikanische Psychotherapeutin VIRGINIA SATIR[14] einst sagte, unsere Fehler nicht nur zu erkennen, sondern sie zu feiern als Meilensteine auf dem Weg zur Vollkommenheit.

Viele ältere Menschen versuchen, Dinge oder Erlebnisse nachzuholen, da ihnen schlagartig ihre eigene Sterblichkeit bewusst wird. Aber der 70-jährige Mann, der eine Frau jenes Alters heiratet, in dem man üblicherweise heiratet, ist und bleibt ein alter Mann. Subjektiv mag er der lebenshungrige Junge sein. Mindestens in den Augen seiner 30 oder mehr Jahre jüngeren Partnerin ist er aber unabdingbar ein alter Mann. Vielleicht ein Vater, vielleicht ein Mentor, vielleicht jemand, der aufgrund von Macht und Geld Sicherheit bietet, vielleicht ein Weiser, der eine junge Seele auf ihrer Suche unterstützt. Aber er ist niemals ein wahres Gegenüber auf Augenhöhe, was insofern oft sehr schmerzlich ist, als der besagte kleine Junge verführt ist, die erotische Verheißung seiner Partnerin mit mütterlichen Aspekten zu verknüpfen.

14 SATIR, VIRGINIA. Seminar in Weinheim, Deutschland, 1974.

Egal, in welcher Lebensphase, greifen bei jeder Partnerwahl unsere mehr oder weniger reifen Sehnsüchte. Diese richten sich als Projektionen auf das jeweilige Gegenüber, und so kommt es, dass auch Jahrzehnte jüngere Partner aus der Sicht des Inneren Kindes mit mütterlichen Eigenschaften fantasiert werden. Endlich ist da eine liebende Frau, die mich aus der existenziellen Einsamkeit erlöst, die aus vollem Herzen nichts anderes wünscht, als mich emotional zu versorgen. Diese Hoffnung erweist sich in der Regel als außerordentlich trügerisch. Der alte Mann, der seine Mutter in der jungen Geliebten sucht, der den Fluss des Gebens zwischen den Generationen also umkehren möchte, wird feststellen, dass auch in Liebesbeziehungen BERT HELLINGERS[15] Erkenntnis gilt: Gegeben wird immer nur von oben nach unten. Dies trifft auf jenen Aspekt des Gebens zu, der dazu dient, ein anderes Wesen zu ernähren und ihm das Wachsen zu ermöglichen. Natürlich sind auch Kinder Gebende, wobei das Geschenk der Kinder an die Eltern im besten Fall darin besteht anzunehmen, was die Eltern geben, und sich zu entwickeln, also zu wachsen. So versorgen sie die Eltern mit einem tiefen Gefühl von Sinn und natürlich auch Stolz. Im Alter kehrt sich der Fluss des Gebens und Nehmens oft um. Jetzt sind die Kinder in der Weise die Gebenden wie zuvor die Eltern.

Manchmal sind Beziehungen mit großem Altersunterschied durchaus glücklich, und doch sind die beiden kein Liebespaar auf der Höhe der Fruchtbarkeit, sondern eine Interessensgemeinschaft zwischen einer jungen Frau, beziehungsweise einem jungen Mann, mit einem älteren Menschen. Die eine Seite

15 HELLINGER, BERT: *Ordnungen der Liebe*. Carl-Auer, Heidelberg, 1995.

lechzt nach der Erfahrung, oft nach dem Vermögen, oft auch nach der Erfüllung ödipaler Sehnsüchte. Die andere Seite versucht, mehr oder weniger bewusst, aus der Jugend des Partners eine längst aufgegebene Illusion von Unsterblichkeit zu ziehen. Manchmal geht es auch nur darum, in dem unabwendbaren Prozess des Alterns einen Aufschub zu erwirken, um das eine oder andere Wesentliche im eigenen Leben noch verwirklichen zu können. Kritisch wird es oft, wenn der jüngere Partner, das verwöhnte, geliebte und optimal geförderte Kind, erwachsen wird und sich dankbar, aber auch kraftvoll und kompromisslos in die Welt der phasenadäquaten Beziehungen zurückzieht.

Wenn wir nun an den obigen Gedanken anknüpfen, dass das Leben nach dem Tod massiv beeinflusst ist von dem Leben vorher, müssen wir natürlich zugeben, dass dies in Bezug auf Wandlungsschwellen unbestreitbar zutrifft.

Bezogen auf die anderen biografischen Tode kann man die Wahrheit dieses Gedankens jedoch deutlich zeigen: Zum Beispiel wird ein Mensch, der sich achtsam, liebevoll und empathisch in eine Beziehung einbringen kann, nach einer Trennung deutlich bessere Chancen haben, eine neue konstruktive Liebesbeziehung zu finden, als jemand, der sich achtlos, ausbeuterisch und unfair verhielt.

Ein gutes Beispiel hierfür sind Klaus und Elke. Klaus ist ein Mann, der in seiner früheren Beziehung mit seiner Partnerin Elke voller Liebe und Aufopferung deren Tochter Karin aufzog, welche Elke, kurz nachdem die beiden sich kennengelernt hatten, gebar. Er investierte mit all seinen Möglichkeiten 15 Jahre lang in diese Beziehung, die dann letztendlich daran scheiterte, dass seine Frau ihn in seiner dienend hingebungsvollen Position nicht mehr achten konnte. Er hatte ihr einfach all die Fürsorge zuteilwerden lassen, die ursprünglich seiner Mutter gegolten hatte, die an Parkinson erkrankt war. Er hatte versucht, diese durch Liebe vor dem Rollstuhl zu bewahren – in der Tat blieb der inzwischen 80-jährigen Mutter zeitlebens der Rollstuhl erspart. Klaus wurde jedoch durch seine Fürsorge daran gehindert, die positiven aggressiven Anteile seiner eigenen Männlichkeit zu entwickeln. Von der Bilanz her hat er also seine Ehe verloren, weil ihm jener Aspekt der Männlichkeit nicht zur Verfügung stand, der aus Sicht seiner Partnerin langfristig die Quelle der Erotik war. Als sie einen Mann fand, der diesen Aspekt ausstrahlte, verließ sie Klaus.

In der Verzweiflung über das Verlassensein gelang es Klaus, auch seine aggressiven männlichen Eigenschaften konstruktiv in sich zu entwickeln. So war es für ihn ein Leichtes, eine neue Frau zu finden, die die liebevollen Anteile, die er anzubieten hatte, zu würdigen wusste.

Ganz anders erging es Jana. Sie ist die Tochter einer Mutter, die den Vater verachtete, ihren Bruder vorzog und die Tochter mit tiefem Hass, Geltungsbedürfnis und Egoismus ins Leben entließ. Ihren eigenen Mann liebte Jana nie, vermisste dies aber auch nicht, weil sie aus einer Welt kam, in der Liebe keine Rolle spielte. Sie bekam mit Peter zwei Kinder, man baute mit seinem Erbe ein Haus, und sie nutzte die wirtschaftliche Sicherheit, die er ihr bot, um komfortabel Karriere zu machen. Dann wurde er überflüssig, und sie setzte die gesamte Verve ihrer Verachtung und ihrer brillanten Intelligenz ein, um ihm die Kinder zu nehmen, ihn aus dem Haus zu jagen und ihn um sein Erbe zu prellen. Sie rechtfertigte dies damit, dass sie der Meinung war, es stehe ihr angesichts jahrhundertelanger Ausbeutung von Frauen zu, ihrem Partner seine Lebensressourcen zu nehmen. Ihr Mann wusste erst gar nicht, wie ihm geschah. Selbst Janas Freunde, die zunächst nur darüber irritiert waren, dass Jana ausgerechnet mit den Männern ihrer Nachbarschaft Affären begann, zogen sich angesichts ihres Frevels an ihrem Mann vollständig zurück. Dieser wachte schließlich emotional auf, und zu guter Letzt blieb er im Haus, und die Kinder leben nun bei ihm. Wegen eigener hoher Einkommensmöglichkeiten erhält Jana keinen Unterhalt. Sie lebt allein und füllt ihr inzwischen verbittertes Leben damit, eine politische Karriere anzustreben.

Diese beiden Geschichten zeigen recht deutlich, dass der Bezug, den jemand zu seinen Mitmenschen hat, maßgeblich darüber mitentscheidet, was ihm nach einer Krise widerfährt. Das Gleiche, was für Beziehungen gilt, gilt auch für den professionellen Bereich: Jemand, der seine berufliche Qualifikation ständig weiterentwickelt, an seiner Kompetenz arbeitet und sorgfältig Netzwerke pflegt, hat in einer Wandlungssituation deutlich bessere Karten, neue berufliche Möglichkeiten zu finden, als jemand, der seine Kenntnisse verkümmern lässt und seinen Beruf betreibt wie eine lästige Pflicht.

Wie auch immer die erlösende Explosion hin zu einer neuen Verwirklichungsstufe stattfindet, sie geschieht immer erst, während wir über die Schwelle steigen, und richtig erst, wenn wir in unserem neuen Leben jenseits der Schwelle angekommen sind. Die Schwelle ist überwunden, wenn das Alte gewürdigt und betrauert, das Neue freudig und authentisch angenommen ist.

Ebenso auf der Ebene der Gesellschaft gibt es tiefe Ambivalenz und auch Ängste in Bezug auf Wandlungsschwellen. Viele schauen beunruhigt auf wissenschaftliche Erkenntnisse oder daraus abgeleitete Erfindungen wie den Computer, das Smartphone oder Roboter, die mit künstlicher Intelligenz ausgestattet sind. Die komplette Business-Welt ist aufgescheucht durch das Thema der Digitalisierung. Allen ist klar: Was einmal erkannt ist, kann nie mehr vergessen werden. Selbst wenn man versucht, unliebsamen Erkenntnissen die Camouflage einer noch so gut gemeinten Political Correctness entgegenzustellen. Wie im persönlichen, so ist es auch im kollektiven Bewusstsein letztendlich unmöglich, den existenziellen Schwellen dauerhaft auszuweichen. Die meisten von uns, insbesondere unsere Kinder, können sich gar nicht mehr vorstellen, wie man ein sinnvolles Leben ohne Smartphone führen kann.

Bezogen auf die Innovationskraft unserer Kultur muss oft festgestellt werden, dass sich der innovative Geist in der Regel beeilen muss. Er muss einfach schneller sein als die Skeptiker, sowohl in seinem Inneren als auch in der Außenwelt. Ist der innovative Geist zu langsam, geht es dem Menschen wie SISYPHOS: Er kam bis kurz vor die Schwelle, bis ihn der Sumpf des Zweifels wieder verschlang. Also das Ganze noch mal, bis es gelingt!

Neben den Zweifeln an den eigenen Möglichkeiten ist es oft die Loyalität dem Bestehenden gegenüber, die uns darin hindert, über eine Schwelle zu gehen. Oft führt schon die Fantasie, eine solche Schwelle zu überschreiten, zu derartigen Schuldgefühlen, dass das Wandlungsbild gar nicht erst ins Bewusstsein dringt.

Viele von uns kommen an manchen Schwellensituationen in heftige Konflikte, weil die religiöse und politische Öffentlichkeit die darin enthaltenen Möglichkeiten auf der Grundlage von ethischen Überlegungen dämonisiert. Das fängt beim Kondom für Empfängnisverhütung an und endet bei der Präimplantationsdiagnostik. Was immer man in solchen Situationen entscheidet, kann und wird oft heftige Konsequenzen haben, zum Beispiel für das Lebensglück eines Kindes und dessen Eltern. In diesen Situationen sind Berater nötig, die ihre Klienten ergebnis- und werteoffen begleiten. Berater, welche als Agenten einer Weltanschauung arbeiten, können für ihre oft verunsicherten und suchenden Klienten zu einer Katastrophe werden.

Neulich erzählte Karla, Mutter von drei Kindern, von einem Schwangerschaftsabbruch mit 20. Auf die Frage, ob das in ihrer Seele Komplikationen verursacht habe, lächelte sie und schüttelte den Kopf. »Ich war damals 20, mitten im Studium, viel zu jung für ein Kind, die Entscheidung war auch aus meiner heutigen Sicht absolut richtig.« Es blieb der intelligenten und kraftvollen Frau erfreulicherweise erspart, dass jemand erfolgreich versuchen konnte, ihren eigenen Entscheidungsprozess mit weltanschaulichen Schuldzuweisungen zu kontaminieren.

An dieser Stelle zeigt sich noch einmal die ganz besondere Verantwortung von Psychotherapeuten und Coaches. Ihre Aufgabe besteht darin, mit einer möglichst absoluten, emotionalen und intellektuellen Offenheit ihre Klienten bei dem zu begleiten, was diese sich wünschen und worauf deren Sehnsucht zielt. Ein Coach oder Therapeut, der vorwiegend moralische Positionen einnimmt, der seine Aufgabe darin sieht, dem Klienten das Inadäquate seiner Sehnsüchte nahezubringen, kann für einen ohnehin verunsicherten und suchenden Klienten in eine Sackgasse führen. Statt sie oder ihn zu ermutigen, Tore zu öffnen, behindert er sie, indem er ihre ohnehin durch vielerlei Tabus eingeschränkte Innenwelt mit zusätzlichen moralischen Verbotsschildern pflastert. Ein Coach, der seine Klienten liebevoll, wertfrei und »absichtslos«[16], wie DANIEL ODIER[17], ein bekannter französischer Tantra-Lehrer, sagen würde, begleitet, kann dagegen eine große Hilfe dabei sein, einer eingesperrten Seele im Schutz einer guten und sicheren Beziehung den Mut zu verleihen, das Tor in eine größere Freiheit zu durchschreiten. Hier geschieht dann das Wunder, das LÉON WURMSER[18] so schön mit dem Satz ausdrückt: »Endlich ist die Neugier größer als die Scham.«[19] Heißt: Wir können uns bewegen.

Bevor wir uns nun typischen Schwellensituationen in unserer Biografie widmen, sei noch einmal betont, dass Schwellen, wenn sie wesentlich sind, zwar nicht vermieden werden können. Andererseits können sie aber auch nicht herbeigezwungen werden. Sie haben ihren festen Platz auf dem initiatischen Weg des Einzelnen. Er kann sich für eine Schwelle öffnen, sich nach ihr sehnen und optimale Vorbereitungen treffen, damit er ihr ge-

16 ODIER, DANIEL. Tantra-Seminar, Dresden, 2004.
17 ODIER, DANIEL: *Die Ekstase des Herzens*. Aquamarin, 2005.
18 WURMSER, LEON: *Maske der Scham*. Westarp, Hohenwarsleben, 2017.
19 WURMSER, LEON. Vortrag in der Tagesklinik Siegburg, Siegburg, 1987.

wachsen ist, aber er muss auch auf sie zuwachsen, muss zum rechten Moment bereit sein zu springen. In vielen Fällen verlangt der Weg dorthin ein hohes Maß an Geduld. Hierfür steht folgender Text von RAINER MARIA RILKE aus einem Brief an den jungen Dichter FRANZ XAVER KAPPUS:

> Sie sind so jung, so vor allem Anfang,
> und ich möchte Sie, so gut ich es kann,
> bitten, lieber Herr, Geduld zu haben
> gegen alles Ungelöste in Ihrem Herzen
> und versuchen, *die Fragen selbst* liebzuhaben
> wie verschlossene Stuben und wie Bücher,
> die in einer sehr fremden Sprache geschrieben sind.
>
> Forschen Sie jetzt nicht nach den Antworten,
> die Ihnen nicht gegeben werden können,
> weil Sie sie nicht leben könnten.
>
> Und es handelt sich darum, alles zu leben.
>
> *Leben* Sie jetzt die Fragen
> Vielleicht leben Sie dann allmählich,
> ohne es zu merken, eines fernen Tages
> in die Antwort hinein.[20]

20 RILKE, RAINER MARIA: *Briefe an einen jungen Dichter.* Anaconda, Köln,2009, Seite 24. (Gedichtform von den Autoren.)

Bei Heinrich, dem wir die folgende Schilderung verdanken, dauerte es buchstäblich Jahrzehnte, bis seine Geduld belohnt wurde. Er führte ein außerordentlich wechselhaftes, zeitweise sehr schweres Leben, bei dem sich mancher fragte, wie er das aushalten konnte. Häufige, heftige berufliche und private Misserfolge wechselten sich mit Phasen äußerster Anstrengung ab. An der Schwelle zum endgültigen Untergang kam es zu dem im Folgenden dargestellten initiatischen Meditationserlebnis, in dessen zeitlicher Nähe sich Heinrichs Leben in einer Weise wandelte, die sehr eindrucksvoll ist. Der alte Schrecken, der Dämon, das Trauma wurde aufgelöst. Er fand Frieden in einem Beruf, der endlich seine Fähigkeiten ideal integriert, an der Seite einer Frau, die er jetzt lieben kann, nachdem der Schatten von seinem Herzen gewichen ist. Heinrich schildert seinen Prozess folgendermaßen:

Bei einer Atemmeditation, mit der ich schon viel Erfahrung hatte, tauchte ein uraltes Bild auf. Damit hatte es folgende Bewandtnis: Früher habe ich häufig von einem Brunnen geträumt. Ich glaube, in meiner frühen Kindheit, als ich so etwa drei bis fünf Jahre alt war. Bei meinen Großeltern stand ein solcher Brunnen im Garten, aus dem wir mit einer Pumpe Brauchwasser holten. Dieser Brunnen war für mich schon immer ein Schrecken. Wenn man sich über den Rand beugte, wenn mal der Deckel beiseitegeschoben war, sah man in ein schwarzes Loch, falls der Wasserspiegel nicht sehr hoch war. Ich glaube auch, dass solche Sätze fielen wie: »Wenn du nicht artig bist, kommst du in den Brunnen.« Zumindest erinnere ich mich an solche Träume.

Was ich bis heute nicht wusste: Der Brunnen ist der Inbegriff der Angst, der Strafe und der Unendlichkeit. Ohne dass ich es mir bewusst machte, ohne dass ich mich an diese Kindheitsgefühle erinnerte, tauchte das Problem mit meinem Vater oft in Zusammenhang mit dem Brunnen auf. Weil mir der Brunnen so vertraut war, dachte ich nicht weiter darüber nach. Mein Bild war, dass mein Vater, zu dem ich ein abgrundtief gestörtes Verhältnis hatte, in diesem Brunnen steckte. Auf dem Brunnen lag eine unendlich dicke Platte. Der Brunnen war so tief, dass, wenn man einen Stein hineingeworfen hätte, kein Mensch jemals gehört hätte, dass der Stein auf dem Grund aufschlagen würde. Als ich in einer Therapie versuchte, diese Platte nur ein ganz klein wenig zur Seite zu schieben, um nachzuschauen, ob der Brunnen (Vater) noch eine Gefahr für mich als erwachsener Mann darstellen würde, haute es mich schier um. Ich bekam Atemnot, war völlig aufgelöst. Der Therapeut war mit mir der Meinung, dass es für den Moment besser sei, den Brunnen geschlossen zu halten. Es sei okay, diese dicke Platte auf der Öffnung liegen zu lassen und den Brunnen nicht zu öffnen.

In der geschilderten Atemmeditation tauchten Bilder dieses Brunnens auf. Der überdimensionierte dicke Deckel lag daneben und spielte keine Rolle mehr. Der Brunnen war offen, und ich stand einige Meter davon entfernt. Es war nichts anderes zu sehen als der Brunnen. Er konnte mir keine Angst mehr machen. Er ist nicht mehr bedrohlich, schoss es mir durch den Kopf. Ich blieb bei meiner Atmung.

Plötzlich, das Licht wurde heller und heller, gelblich-weiß, und dann, ich war unglaublich erstaunt, zersprang der Brunnen. Er zerbarst so heftig wie bei einer Explosion. Er wurde zu Staub, und es war nur noch dieses gelblich-weiße Licht zu sehen. In mir entstanden eine Freude, ein Weinen, ein Lachen, alles gleichzeitig. Dann tauchten all die Schrecken, die in diesem Brunnen verborgen waren, kurz auf. Sensen, Äxte und Beile, Messer, Knochen und Gebeine, wilde Tiere, viel Gefährliches und so weiter. Alles hatte seinen Schrecken verloren.

Dieses Brunnen-Erlebnis war ein Meilenstein in meinem Leben. Ich hatte das Gefühl, neu geboren zu sein. Alles um mich herum war heller, freundlicher. Es war ein bisschen so wie in der Kindheit, wenn samstags nach dem Bade saubere Klamotten angezogen wurden und die Welt um mich herum plötzlich festlich, feierlich und heller wurde.

Der freigeräumte und schließlich explodierte Brunnen, in anderen Träumen und Fantasien der leer geräumte Keller, ist ein Bild, das bei etlichen Menschen im Umfeld großer Wandlungen auftaucht. Es zeigt sehr deutlich an, dass die Arbeit daran, das Ungelöste, Verdrängte und Bedrohliche aus dem Unbewussten ins Bewusstsein zu heben, erfolgreich war. Manchmal können Menschen auch sagen: Die Tränen, die in mir waren, sind jetzt geweint, mein Herz ist frei. Das Gleiche gilt für das Reservoir an Wut- und Hassgefühlen, das sich ebenfalls entleeren kann. Wo früher Wut im Bauch (im Brunnen) war, ist dann Wohligkeit und Frieden.

Wir Autoren glauben, es ist deutlich geworden, dass aus unserer Sicht Lebensschwellen, bei aller Belastung, immer auch Tore zu einem befriedigenden, glücklicheren und erfüllteren

Leben sind. Heinrich, der von seinen Lebensschwellen mehr als viele andere Menschen gebeutelt war, ist ein wunderbares Beispiel dafür, dass es sich lohnt, Vermeidung aufzugeben, klar hinzuschauen, trotz aller Angst und Unsicherheit auf die Schwelle zuzuwachsen und sich ihr dann hinzugeben. In dieser oder jener Weise sind die Schwellen unserer Biografie eben Tore, die auf die Dauer nicht vermieden werden können. Sie gleichen in dieser Hinsicht den Konflikten, die verdrängt, verleugnet, weggelogen oder sonst wie unter den Teppich gekehrt werden können, dort aber so lange lauern, bis wir endlich bereit sind, uns ihnen zu stellen. Die Lösung liegt nie in faulen Kompromissen, sondern immer darin, sich ihnen, auch und vor allem, mit ausreichender Aggression im positiven Sinne zu stellen.

WAS SIND TYPISCHE SCHWELLENSITUATIONEN?

ANGESICHTS DESSEN, DASS MAN DAS LEBEN als einen ständigen Wandel zwischen Sterben und Werden (HESSE) und ebenso als nie endende Serie von Abschieden, aber auch von Begegnungen begreifen kann, gibt es auch in nie endender Serie Schwellensituationen. Entsprechend muss der Versuch einer Systematik immer willkürlich bleiben. Einige typische Schwellenthemen haben wir Ihnen schon beispielhaft vorgestellt. Wir werden sie im Folgenden noch näher beleuchten und variierend wiederaufnehmen, und natürlich gibt es deutliche Überschneidungen zwischen den einzelnen Kategorien. Dabei kann es hilfreich sein, zu verstehen, dass neben den Hauptwandlungs-/Entwicklungsschwellen wie Zeugung, Geburt, Kindheit, Pubertät usw. auch individuelle, schicksalhafte Schwellensituationen in jedem Leben eine Rolle spielen, wie zum Beispiel Glück oder Krankheit.

Wir laden Sie zunächst dazu ein, die Wandlungs- und Entwicklungsphasen Ihrer eigenen Schwellenbiografie zu reflektieren, indem Sie uns dabei folgen, wie wir einige der typischen Lebensschwellen vorstellen und Ihnen Geschichten von Menschen erzählen, die diese Lebensklippen sehr unterschiedlich bewältigt haben. Dabei spielen natürlich kulturelle Hintergründe, soziale Herkunft und ganz besonders das Geschlecht der betroffenen Personen eine große Rolle.

Die Hauptwandlungsschwellen des Lebens faszinieren die Menschen schon seit Jahrtausenden. Sie fanden Aufnahme in die initiatischen Wege aller Kulturen. Diesen ist gemeinsam, dass versucht wird, den Menschen ihren initiatischen Weg zu erleichtern und zu verdeutlichen. Hierzu dienen Rituale, Riten und Gebräuche, bei denen die Menschen im Schutz der Gemeinschaft und deren wohlwollender Erlaubnis an Schwellen geführt werden. Deren Bewältigung führt dann zur Aufnahme des Betreffenden in die nächsthöhere Kategorie von Menschsein. Aus dem Knaben wird ein Krieger, aus der Jungfrau eine Frau. Solche initiatischen Wege werden beispielsweise in der christlichen Welt bei den Sakramenten der Taufe, der Erstkommunion beziehungsweise Konfirmation, der kirchlichen Heirat und zu guter Letzt bei der Krankensalbung begangen.

Die erwähnten Schicksalsschwellen, die wir mit Ihnen betrachten wollen, sind in ihrer Aufeinanderfolge wesentlich unsteter. Hier geht es um die Situationen, in denen Ihr Leben sich ändert, weil zum Beispiel etwas reif wird, worauf Sie lange hingearbeitet haben, oder aber indem Sie reif werden für neue Rollen und Aufgaben, ohne dass Sie dies bewusst angestrebt haben. Oft sehen die anderen lange vor Ihnen, dass es an der Zeit ist, bestimmte Schritte in Ihrem Leben zu gehen. In diese Kategorie gehören auch die scheinbaren Zufälle, Glück oder Unglück, die aus heiterem Himmel in Ihr Leben eingreifen. Manche interpretieren diese Situationen als Formen der Vorsehung und lehnen die Kategorie des Zufalls ab. Andere wiederum glauben, die Dinge geschähen einfach und wir müssten mit einem gesichtslosen, gleichgültigen und wechselhaften Schicksal, dem wir ausgeliefert sind, fertigwerden. Ganz gleich, wie Sie es interpretieren, es werden Ihnen Dinge widerfahren, die Sie überraschen, und Sie werden gezwungen sein, mit diesen Zumutungen oder auch Glücksmomenten zurechtzukommen.

IHRE LEBENSREISE

WIE BESCHRIEBEN, LADEN WIR SIE JETZT zu einer Tour entlang typischer Schwellensituationen einer allgemeinen Biografie ein. Wir bitten Sie, an jeder dieser Etappen mutig und geduldig darüber zu reflektieren, was Sie über diese spezifische Schwellensituation Ihres Lebens wissen. Erlauben Sie sich, das alles in Ihr Bewusstsein zu lassen. Besonders wesentlich ist dabei natürlich auch die Frage, wie es mit Ihren Erwartungen hinsichtlich solcher Schwellensituationen aussieht, die, soweit Sie sie ahnen können, noch vor Ihnen liegen. Dies bezieht sich vor allem auf die für uns alle letzte und wesentliche Schwelle des Todes. Hier schließt sich der Kreis, der mit der Zeugung begann.

Wenn Sie möchten, können Sie Ihr Leseerlebnis deutlich intensivieren, indem Sie sich zunächst ein wenig Zeit nehmen. Vielleicht setzen Sie sich an einen ruhigen Ort und achten darauf, ruhig und tief zu atmen. Wenn Sie dann merken, wie Ihre

Seele zur Ruhe kommt, stellen Sie sich vor, dass vor Ihrem inneren Auge Ihre Lebenslinie wie eine Grafik erscheint, die sich als Kurve oberhalb und unterhalb einer horizontalen Zeitachse aufbaut. Ihre Lebenslinie oszilliert in Abhängigkeit von den positiven und negativen Aspekten Ihres Lebens.

Stellen Sie sich vor, der Ausgangspunkt, also Ihre Geburt, läge am Nullpunkt der Zeitachse. Vielleicht möchten Sie auch, aufgrund einer Intuition, den Punkt eintragen, der auf dieser Zeitachse den Moment Ihres Todes darstellt. Vielleicht möchten Sie diesen Punkt aber auch offenlassen.

Versuchen Sie nun, sich Ihre Lebenslinie mit ihren Hoch- und Tiefpunkten, mit ihren Schwankungen vorzustellen. Vielleicht liegt Ihre Lebenslinie schon zu Beginn Ihres Lebens deutlich im positiven Bereich, vielleicht gibt es später viele, viele Ausschläge nach oben und nur wenige nach unten, vielleicht auch umgekehrt. Vielleicht startet Ihre Lebenslinie im negativen Bereich.

Wenn Sie so Ihr Leben betrachten, entsteht eine Linie mit Aufs und Abs, die Höhen und Tiefen in Ihrem eigenen Leben entsprechen. Die Aufs und Abs sind Ihrem jeweiligen Lebensalter zugeordnet, und jetzt, wo Sie die Grafik deutlich vor sich sehen, nehmen Sie sich ein Blatt und zeichnen diese Grafik auf.[21] Zur Orientierung haben wir hier eine beispielhafte Grafik eingefügt. Sie zeigt auch zwei weitere Lebenskurven, die wir später besprechen wollen.

---

21 Kostenlose Musterfolien finden Sie auf unserer Webseite: www.bridge-into-life.de/unsere-buecher/Lebensschwellen/

LEBENSGRAFIK

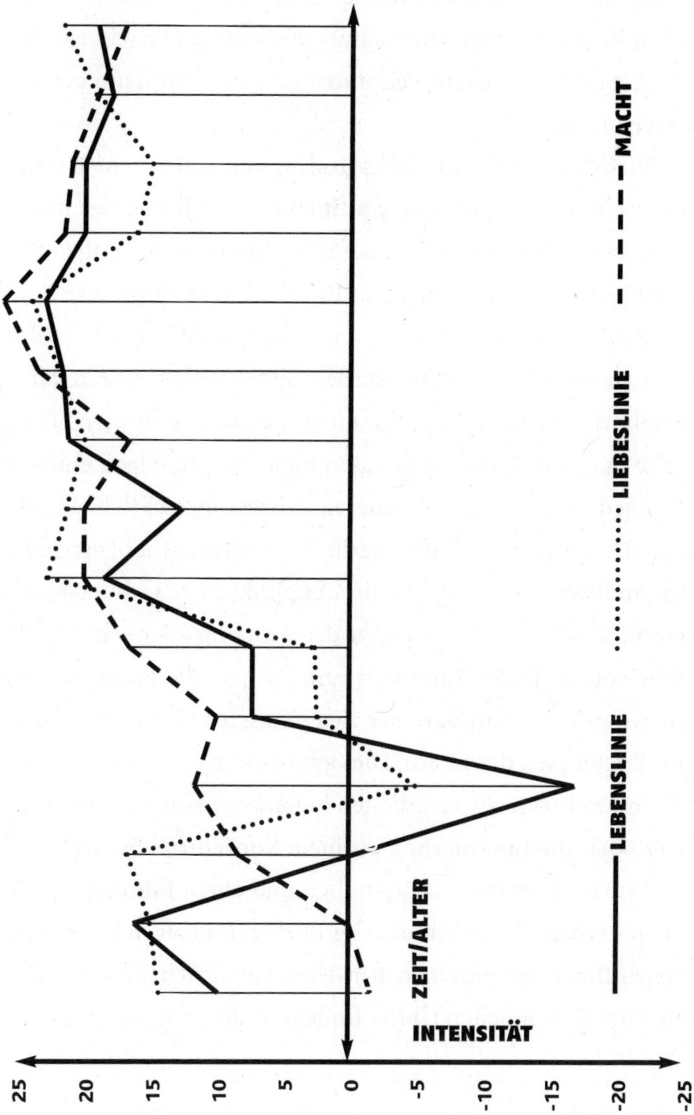

Abbildung: Beispiel einer Lebensgrafik

Betrachten Sie Ihre Lebenslinie als Ausdruck Ihrer persönlichen Schwellenbiografie und schauen Sie an den unterschiedlichen Etappen dieses Buches immer wieder mal nach, wo Ihr Leben damals, zu jenem Zeitpunkt, über den wir dann gerade sprechen, stand.

Nicht jeder wird in der Lage sein, sich eine solche Grafik vorzustellen und davon zu profitieren. Falls Ihnen das nicht möglich sein sollte, ist das völlig in Ordnung. Sicher haben Sie Ihren ganz eigenen Zugang zu Ihrer Schwellenbiografie und wir glauben, dass es sehr wichtig ist, diesen Zugang auch sehr ernst zu nehmen. Manche werden Bilder malen, andere eine Tonplastik erstellen. Ein Klient, ein Musiker, fasste seine Biografie in einem Musikstück zusammen. Andere folgen einfach ohne jede Bildnerei dem inneren Prozess ihres Erlebens. All dies ist ebenso in Ordnung wie die Neigung mancher Leser, den Beginn ihres Lebens nicht zum Zeitpunkt ihrer Geburt anzusetzen, sondern zum Zeitpunkt der Zeugung oder sogar noch lange vorher. Dabei kann sich zum Beispiel die Frage stellen, wie weit die Atmosphäre der Zeugungsszene beeinflusst war von Erlebnissen der Eltern. Dies gilt besonders dann, wenn die Eltern Erlebnisse zu verarbeiten hatten wie Krieg, Verfolgung oder sogar die Internierung in einem Konzentrationslager.

Wie auch immer – letztendlich und allein führend ist Ihr innerer Prozess beim Lesen dieses Buches. Im Folgenden möchten wir Ihnen die einzelnen Schwellen, von denen Sie viele auch auf Ihrer persönlichen Grafik finden werden, näherbringen.

KAPITEL 2 | SCHWELLENBIOGRAFIE ENTLANG DES LEBENSWEGES

HIER BEGINNT SIE NUN, unsere Tour entlang des Lebensweges, von der Zeugung bis zum Tod. Vorbei an allen Entwicklungsschwellen, die in jedem Leben eine prägende Rolle spielen, aber auch entlang einer Reihe jener schicksalhafter Ereignisse, die ein Leben für immer deutlich verändern. Ein wichtiges Element dieser Reise besteht darin, sich zu vergegenwärtigen, wie sehr sich unsere Rollen im Lauf des Lebens wandeln und damit auch unser Identitätsgefühl als Erzähler unseres Narrativs. Stehe ich meinem Leben gerade unvoreingenommen gegenüber wie ein Kind oder bin ich als erwachsener Ich-Erzähler auf dem Schwellenparcours meines Lebens, mit all seiner Faszination und Verunsicherung und damit auch allen Ängsten? Vielleicht schaue ich auch schon aus der Rückschauposition des Alters auf mein Leben, wo sich dann viele Ereignisse, die stets verwirrend und bedrohlich erschienen, quasi auf der Metaebene einem Sinnzusammenhang erschließen.

Wir beginnen an dem Zeitpunkt, an dem zumindest unsere körperliche Existenz definitiv ihren Anfang nahm, nämlich bei unserer Zeugung.

DIE ZEUGUNG

HALTEN SIE BITTE EINEN MOMENT INNE. Denken Sie einmal darüber nach, was Ihre Eltern Ihnen über Ihre Zeugung mitgeteilt haben. Sind Sie ein Kind der Hochzeitsnacht, oder mussten Ihre Eltern heiraten, weil Ihre Mutter mit Ihnen schwanger war? Oder haben Ihre Eltern vielleicht jahrelang versucht, vielleicht sogar darum gerungen, Sie zu zeugen? Waren Sie ein Wunschkind oder nicht? Haben sich Ihre Eltern bewusst entschieden, ein Kind zu bekommen, oder ist es einfach so passiert? Und als dann klar wurde, dass Ihre Mutter schwanger war, haben sich Ihre Eltern gefreut? Welche Hoffnungen und Erwartungen haben Ihre Eltern mit Ihrem Kommen verbunden? Sollten Sie vielleicht der erstgeborene Junge, der Stammhalter, sein, oder nach drei Jungen das erste Mädchen?

Falls Ihre Eltern noch leben sollten, raten wir Ihnen dringend, bei der nächsten Gelegenheit – womöglich zum ersten, vielleicht auch zum x-ten Mal – mit ihnen über jenen Moment zu sprechen, an dem Ihr Leben begann. Legen Sie besonderen Wert auf Fragen über die damalige Lebenssituation Ihrer Eltern. Fragen Sie aber auch, was Ihre Eltern im Nachhinein über die Entscheidung denken, Ihnen Ihr Leben geschenkt zu haben. Seien Sie mutig bei diesen Fragen. Ihre Eltern sind die einzige verlässliche Quelle zu diesem Thema! Sollten Ihre Eltern nicht mehr leben, gibt es vielleicht andere Möglichkeiten, etwas darüber zu erfahren, bei Verwandten oder Freunden Ihrer Eltern. Bitte schauen Sie jetzt auf Ihre Lebenslinie. Fokussieren Sie sich auf das Intervall zwischen Ihrer Zeugung und Ihrer Geburt. Was verbinden Sie mit dieser Phase?

Manchmal werden Kinder mit ganz besonderen Erwartungen und Hypotheken überfrachtet, zum Beispiel wenn ein Kind gezeugt wird, um den Platz eines zuvor gestorbenen Kindes zu füllen.

Gerlinde war so ein Mädchen. Sie wurde von den Eltern gezeugt, während diese noch um die Schwester trauerten, die wie sie Gerlinde geheißen hatte und die mit drei Jahren gestorben war. Der Vater war im Krieg und daher oft abwesend, sodass die Mutter ganz in ihrer Verbitterung über den Tod ihrer ältesten Tochter verharren konnte. Dies drückte sich auch in der Weise aus, dass sie der zweiten Gerlinde permanent spiegelte, wie wenig sie geeignet war, den Verlust ihrer begnadeten älteren Schwester zu kompensieren. Gerlinde versuchte während der gesamten verbliebenen Lebenszeit ihrer Mutter mit aller Macht, deren Ansprüche zu bedienen und ein würdiger Ersatz für Gerlinde 1 zu sein. Die letzten Worte der Mutter auf ihrem

Sterbebett waren: »Du warst für mich immer eine schwere Enttäuschung.« Für Gerlinde 2 heilte diese Wunde nie. Bis ins hohe Alter verdrängte sie ihre Sehnsucht nach Liebe und Anerkennung, indem sie alle realen Verbündeten ihres Lebens, vor allem aber ihren Ehemann, mit Verachtung und Häme auf Distanz hielt so wie einst ihre Mutter sie. Um Gerlindes 80. Lebensjahr herum brach nach der Tochter, die dies 20 Jahre zuvor gewagt hatte, auch noch Gerlindes Sohn den Kontakt zu ihr ab. Er war nicht länger in der Lage, ihre Destruktivität, besonders gegenüber dem Vater, zu ertragen, und erkannte in seiner Mutter die böse alte Frau wieder, die seine Großmutter einst gewesen war.

Sehr häufig werden Kinder auch gezeugt, damit sie es einmal besser haben als ihre Eltern, als ein Schwur auf die Zukunft. Das Kind soll all jene Erfolge haben und all jenes leisten, wonach sich die Eltern sehnten und an dessen Abwesenheit sie litten. Ein solcher Vater schrieb in die Geburtsanzeige seines Sohnes: »Unser Weltmeister ist da.«

Ein anderes Mal werden Kinder genau in dem Augenblick gezeugt, in dem die Befürchtung der Mutter, es könne bald zu spät sein, ein Kind zu zeugen, am heftigsten zur Handlung drängt. Andere Kinder kommen mit der Hypothek auf die Welt, dass die Mutter, konfrontiert mit der Schwangerschaft, als Erstes an Abtreibung dachte. Manche Mütter haben, besonders in Krisenzeiten, zum Zeitpunkt der Zeugung schon mehrere vorherige Schwangerschaften abgebrochen. Eine solche Mutter sagte einmal zu ihren drei Töchtern: »Hätte ich die Wahl gehabt, wärt ihr alle drei im Gully gelandet.« Unschwer, sich vorzustellen, welche Auswirkungen dieser Satz, den die Mutter auch öfter wiederholte, auf das Lebensgefühl ihrer Töchter hatte.

Daneben gibt es natürlich jene zahllosen Geschichten, in denen Mütter in heftige Glücksgefühle und Euphorie versetzt werden im Angesicht der gesicherten Schwangerschaft. Das Kind als gemeinsames Lebenswerk ist für viele Liebesbeziehungen genau der Kitt, der die Ehen über die wechselnden Krisen eines ganzen Lebens tragen kann.

Ein anderer wesentlicher Aspekt besteht darin, dass Sie sich klarmachen, in welcher Phase der persönlichen Reife Ihre Eltern waren, als sie Sie zeugten. Die meisten Eltern sind junge Leute im ersten Drittel ihres Lebens, oft unreif, ihren Emotionen ausgeliefert und nur bedingt in der Lage, die emotionalen Bedürfnisse ihres Kindes zu erkennen, geschweige denn, diese zu erfüllen. Nicht umsonst haben viele unserer Klienten festgestellt, dass genau jene Eltern, unter denen sie so sehr gelitten haben, wunderbare Großeltern wurden. Kein Wunder: Bei den Großeltern sind die entscheidenden Lebensstürme meist vorbei. Das Leben hat sie gelehrt, sich selbst zu relativieren, und sie begegnen ihren Enkelkindern deutlich weniger auf der Grundlage ihrer eigenen Bedürfnisse und Zuschreibungen. Viele Großeltern genießen es auch sehr zu wissen, dass die Belastung durch die Enkelkinder auf wenige Stunden begrenzt ist und deshalb die Freude an ihnen uneingeschränkt überwiegen kann. Leider gibt es dabei auch Ausnahmen.

Ein Beispiel hierfür ist die Großmutter Corinna, die von ihrem Mann verlassen wurde, als ihr Junge vier Jahre alt war. Sie bewältigte nie die Kränkung dieser Trennung, und sie tat alles, um jeden denkbaren Keil zwischen ihren Sohn und ihren Ex-Mann zu treiben – vergeblich. Aus ihrer Sicht gehörte Kurt, ihr Sohn, ihr, nicht dem Ex – und genauso wenig der Schwiegertochter. Schließlich begegnete sie ihren Enkelkindern mit genau dieser possessiven Art der Vereinnahmung. Diese Form von aggressiver Übergriffigkeit löste bei ihrer Schwiegertochter, aber auch bei ihrem Sohn, eine entsprechende Reaktanz aus, die dazu führte, dass sie Corinnas Gier zurückwiesen. Somit erneut verlassen und isoliert, verfiel sie in tiefe Verbitterung, die ihr erspart geblieben wäre, wenn sie doch begonnen hätte, auch die Verluste und Kränkungen ihres Lebens in Demut zu integrieren.

Wenn Sie jetzt über all dies nachgedacht haben, fragen Sie sich bitte einmal, ob und wie weit das Szenario Ihrer Zeugung Einfluss auf Ihr Leben hatte … Sollten Sie selbst Vater oder Mutter sein, stellen Sie die gleichen Überlegungen auch aus dieser Perspektive heraus an. Folgendes Beispiel könnte hier eine gute Hilfe sein:

Eine gute Freundin, eine der ersten Leserinnen des Manuskripts dieses Buches, berichtete in diesem Zusammenhang, dass sie genau jene Reflexion über die Zeugung als eine große Aufgabe erlebte, die ihr eine lange Phase der Meditation und des Nachdenkens abverlangte. Lächelnd erklärte sie, dass sie dazu das Manuskript für einen längeren Zeitraum aus der Hand legte. Es kamen viele Bilder in ihr hoch, bezogen auf ihre eigene Zeugung und die damaligen Lebensumstände ihrer Eltern. Genauso wichtig war aber auch die Auseinandersetzung mit den Situationen bei der Zeugung ihrer eigenen vier Kinder, wobei diese Situationen naturgemäß sehr unterschiedlich waren. Ebenso aufschlussreich waren die Erinnerungen an die Umstände, die dazu führten, dass die Familie zusätzlich eine Adoptivtochter aufnahm.

Sie sehen, wie breit das Spektrum der möglichen Assoziationen zu dieser Thematik sein kann.

In diesem Zusammenhang erzählte Fritz, ein Freund, über Erfahrungen von einem Seminar, in dem er sich in einer geleiteten Fantasie seine Lebensreise vor Augen führte:

Während eines Seminars lud uns der Leiter zu dieser Übung ein. Ich hatte wenig Lust, da ich diese schon mehrfach gemacht hatte. Da bat mich der Seminarleiter, einfach mal vor meine Geburt zurückzugehen ...

Etwas verwirrt begann ich, mir vorzustellen, ich wäre im Bauch meiner Mutter. In der Fantasie konnte ich mich noch weiter zurückversetzen, bis zu jenem Moment, in dem meine Zeugung stattfand. Ich hatte deutliche Bilder in mir. Plötzlich sah ich meinen Vater vor mir, so wie er damals vor meiner Zeugung gewesen war. Auch meine Mutter wurde für mich sichtbar, mit ihren besonders heftigen Ängsten, die sie in der Zeit des Zweiten Weltkriegs in den Bombennächten in Deutschland entwickelt hatte. Auch wenn meine Eltern zum Zeitpunkt dieses Seminars schon lange gestorben waren, hat mich sehr berührt, wie lebendig sie bei dieser Meditation in meiner Vorstellung auftauchten und wie tief mich ihre damalige Lebenssituation beeindruckte. Während ich mich immer intensiver auf diese Zeitreise vor meine Geburt einließ, konnte ich auf einer tieferen existenziellen Ebene begreifen, wie viele meiner Ängste, Sorgen, aber auch wie viele glückliche Momente meines Lebens als Erbe meiner Eltern in mir schlummerten. Ihre Entscheidung für ein Kind nach einem furchtbaren Krieg, in dem sie alles verloren hatten, obwohl sie für die damalige Zeit bereits alte Eltern waren, war ihnen offensichtlich eine Herzensangelegenheit. Tief konnte ich sehen: Ich war ein Kind der Liebe. Wie oft dachte ich als Kind und Teenager, sie stünden nicht hinter mir. Ihre ständigen Sorgen um mich nervten bisweilen. Es waren ihre eigenen Sorgen um das Glück, das ich in ihr Leben eingebracht hatte. Irgendwie war meine Zeugung so etwas wie eine Hoffnung auf eine glücklichere, friedlichere Zeit, ihr Glaube an eine Zukunft, die auf jeden Fall besser sein sollte als die schrecklichen Jahre des erlebten Krieges.

So half mir diese Übung, ein wenig Klarheit in das »Warum bin ich auf der Welt?« zu bringen und vor allem zu unterscheiden: Wer bin ich und was in oder auch von mir ist Teil meiner Eltern?

Wenn man sieht, wie viele Familien heute die Hilfe der Fortpflanzungsmedizin in Anspruch nehmen, wird noch deutlicher, wie sehr die Zeugung die erste relevante Schwellensituation unseres Lebens ist. Manche Kinder werden in einer Liebesnacht gezeugt, willkommen geheißen und beginnen mit ihrer Geburt ein geborgenes Leben. Sie nehmen also die ersten Schwellen leicht. Andere sind die unerwünschte Frucht einer Nacht der Trunkenheit, oder schlimmer noch die einer Vergewaltigung. Wieder andere müssen unter Einsatz der kompletten modernen Medizin aufs Mühsamste in dieses Leben eingeladen werden.

Wenn diese Dinge auch alle passieren, ohne dass die betroffenen Individuen schon mit Organen ausgestattet sind, die sie zu bewusster Wahrnehmung und Verarbeitung befähigen, bestimmen die Umstände ihrer Zeugung doch aufs Intensivste ihr Leben. Die Umstände der Schwangerschaft beeinflussen heftig die Befindlichkeit der Eltern. Kaum eine Frau, die bei einer Vergewaltigung schwanger wurde, empfindet beispielsweise nicht einen tiefen Hass auf ihren Peiniger, den sie in ihrem Kind wiederzuerkennen glaubt. Eltern, die ihr Kind aufs Schwerste erarbeiten mussten, sind erlöst durch den Umstand der Schwangerschaft, bedeutet das doch, dass die Ehe, beziehungsweise die Liebesbeziehung, entgegen realer Befürchtungen doch fruchtbar ist. Bei vielen führt aber das Erlebnis des Ringens um die Zeugung und das Wissen, dass die bestehende Schwangerschaft vielleicht die einzige mögliche sein wird, zu heftigsten Verlustängsten in Bezug auf das Kind. Manche Mütter entwickeln während einer derartigen Schwangerschaft gar Zwänge zur Abwehr ihrer Verlustängste.

Ein weiterer wesentlicher Aspekt besteht darin, dass Eltern im Umfeld der Zeugung keineswegs nur rezeptiv sind und in Demut die Frucht in ihr Leben aufnehmen. Ihre eigene Psychodynamik führt zu einer Stellungnahme ihrem Kind gegenüber, die sowohl die Partnerschaft als auch das Leben des Kindes massiv beeinflusst. Insbesondere stellt sich an diesem Punkt des Lebens die fundamentale Schwellenfrage, ob das Kind in Liebe gezeugt wurde oder aus völlig anderen Motiven.

Manche Frau sah sich einem Partner gegenüber, der in der Zeugung einfach nur seinen Narzissmus befriedigen wollte. Er wollte sie durch die Schwangerschaft in Besitz nehmen. Angesichts der Erfüllung seines Anliegens war sein Interesse befriedigt. Seine emotionale Distanz wurde evident, und ihr vorheriges Erlebnis einer persönlichen, emotionalen Verbundenheit zu ihm erwies sich als schreckliche Illusion. Nicht wenige Frauen »paaren« sich nicht mit dem Herzen, sondern auf der Grundlage sozialer Klischees, die oft mit den Ansprüchen ihrer Eltern an sie assoziiert sind: Der gut aussehende, reiche Mann wird verführt. Es geht darum, mit ihm genetisch vortreffliche Nachkommen zu zeugen, die er auch standesgemäß versorgen kann. Tritt dies ein, hat sich die Liebe oft erledigt.

Sich für eine Schwangerschaft zu entscheiden, bedeutet immer auch eine Entscheidung für ein neues Leben. Soll dieses gelingen, muss in dessen Versorgung ein großer Teil der persönlichen Lebenskraft investiert werden. Besonders für viele Frauen bedeutet die Übernahme der Mutterrolle ein Verlust von Unabhängigkeit und in gewisser Weise auch von Zerstörung ihrer Jugendidentität. Nicht selten hassen Frauen im Unbewussten oder auch ganz bewusst den Mann, der sie schwängerte und damit aus ihrer Sicht ihre Figur dauerhaft ruinierte. Sie haben den Eindruck, von ihrem Partner abhängig zu werden, was zu massiven Ängsten und zu ausgeprägten Machtkämpfen führen kann. Besonders gravierend ist für manche Frauen der Umstand, dass sie von ihrem Mann nach der Geburt der Kinder immer weniger als Frau im erotischen Sinne und stattdessen immer mehr als Mutter wahrgenommen werden. In nicht wenigen Ehen endet die Sexualität nach der Zeugung des letzten gewollten Kindes.

Nach Jahren, in denen man sich an das moderne Motto »double income, no kids« gewöhnt hatte, erleben manche die Senkung des Lebensstandards durch die junge Familie als sehr problematisch. Hinzu kommt, dass durch die Mobilität, die der Beruf heute von Männern und Frauen verlangt, aber wohl auch durch Veränderungen in den Beziehungen der Generationen zueinander nur selten eine intakte Dreigenerationen-Familie zur Verfügung steht, in der die Betreuung der Kleinen auf mehreren Schultern ruht.

Viele Frauen stellen sich ihre Situation nach der Geburt als Albtraum vor: »Mein Mann geht in die Welt und macht Karriere, ich bleibe zu Hause, bin von allem abgeschnitten. Emotional hungrig, wie ich bin, soll ich rund um die Uhr die Bedürfnisse meines Kindes befriedigen. Wenn mein Mann abends nach Hause kommt, ist er erschöpft, seinerseits bedürftig, und ich bleibe dabei auf der Strecke.«

Manchmal befallen Frauen angesichts dieser als übermächtig empfundenen Aufgabe tiefe Gefühle der Unzulänglichkeit, die sich einer möglichen Schwangerschaftsdepression aufsatteln können. Eine Freundin tröstete sich in solchen Phasen mit dem afrikanischen Sprichwort: »Man braucht ein Dorf, um ein Kind aufzuziehen.« Angesichts des bereits erwähnten Fehlens dieses »Dorfes« im Sinne der unterstützenden Großeltern oder sonstiger Verwandter oder Freunde geht dieser Tröstungsversuch oft ins Leere. Manchmal ist aber gerade die Vorstellung, kein Kind zu bekommen, die viel schrecklichere und dringend zu vermeidende Fantasie.

Gerade berichteten wir über die Gedanken junger Frauen und Eltern aus der heutigen Zeit, in denen es um die Entscheidung geht, ein Kind zu wollen oder auch nicht. Wenn Sie Ihre eigene Zeugung betrachten, dürfen Sie sicher sein, dass Ihre Eltern ähnliche, ihrer damaligen realen Lebenssituation entsprechende oder aber auch ganz andere Gedanken gehabt haben könnten. Sich beispielsweise in Kriegszeit oder auch in der Nachkriegszeit für ein Kind zu entscheiden, war sicher in vielen Fällen nicht einfach. Häufig war es auch keine echte Entscheidung. Den Eltern stand in dieser Zeit keines der modernen Verhütungsmittel oder gar die Möglichkeit zum legalen Schwangerschaftsabbruch in modernen Kliniken zur Verfügung. Letzteres verbot sich schon deshalb, weil in der damaligen Zeit die Kirchen noch eine übermächtige Stellung in der Gesellschaft innehatten. Vielleicht wird es dem einen oder anderen, wenn er sich dieses vor Augen führt, leichter fallen, seinen Eltern, speziell seiner Mutter, den Zwiespalt, den sie möglicherweise gegenüber ihrer Schwangerschaft empfunden hat, zu verzeihen.

Dabei ist wichtig, sich klarzumachen, dass in Schwellensituationen wie der Schwangerschaft das Gleiche gilt wie für alle Schwellen: In der Anflutungssituation vor der Schwelle wächst die Ambivalenz, ebenso die Unsicherheit und die Furcht vor den Konsequenzen der Schwangerschaft. Ist dann der Schwangerschaftstest definitiv positiv, wird der Zwiespalt bei manchen Frauen noch größer, besonders dann, wenn der zugeordnete Partner signalisiert, dass er eigentlich gar nicht Vater werden möchte.

Manchmal ähnelt dies der Situation eines Menschen, der voller Zuversicht zum Notar geht, um einen aus seiner Sicht sinnvollen Vertrag zu unterschreiben. Kaum ist die Unterschrift geleistet, wird er von Ängsten überschwemmt und glaubt, einen Fehler gemacht zu haben. Viele kennen die Kaufreue, die ähnlich wie die eindeutige Diagnose der Schwangerschaft den vorherigen Entscheidungsprozess abschließt. Trotz aller Verzweiflung und Unsicherheit ist es dann oft das Leben selbst, das uns, wenn wir einmal gesprungen sind, mehr oder weniger unsanft auf die neue Ebene trägt.

Ein drastisches Beispiel hierfür ist Katrin, eine junge Maklerin, damals 32 Jahre alt, die schon seit 14 Jahren mit Paul zusammenlebte. An seiner Seite baute sie ihr Geschäft auf, während er weiter als Handwerker tätig war. Solange sie Paul kannte, hatten alle Freundinnen, aber auch ihre Mutter, immer signalisiert, dass sie ihn zwar nett, aber nicht standesgemäß fanden. Angesichts dessen, dass Paul Katrins spezielle sexuelle Fantasien gut bedienen konnte, liebte sie ihn – entgegen allen Zurückweisungen aus der Umwelt. Sie war eine mädchenhafte Kindfrau und hielt an seiner Seite die Illusion der ewigen Jugend und Mädchenhaftigkeit aufrecht. Nach über einem Jahrzehnt und weil sie eine wirtschaftlich gesicherte Position erreicht hatte, glaubte sie, die Heirat mit Paul wagen zu können. Er war überglücklich, sie endlich sicher an seiner Seite zu wissen. Sie entschieden sich für ein Kind, doch Katrin wurde nicht sofort schwanger, und sie bekam Angst. Dann geschah es aber doch. Sie wurde schwanger, und auf dem Höhepunkt des Glücks, also genau an der Schwelle, kam die absolute Panik: Jetzt verliere ich mich als junge Frau, jetzt bin ich diesem Mann auf Gedeih und Verderb ausgeliefert. Jetzt entstand jene Verbindlichkeit, die sie zwischen ihren Eltern immer vermisst hatte: Ihr Vater, von dem sie sich verstoßen und verraten fühlte, hatte sie mit ihrer bedürftigen und egozentrischen Mutter allein gelassen. Ungeborgen und zugleich vereinnahmt, wie sie an der Seite ihrer Mutter war, und enttäuscht in ihren Nähewünschen ihrem Vater gegenüber, war ihr die Flucht in die Pseudoautonomie geblieben, die sie auch an Pauls Seite nie aufgegeben hatte. Aufgrund der Erfahrung mit ihren Eltern – sie war zudem Einzelkind – gab es in ihr keine Vision von einer wirklich tragfähigen, Geborgenheit gebenden und sicheren Liebesbeziehung. Jetzt, angesichts der Schwangerschaft, löste sich all jener Trotz auf, der ihr geholfen hatte, Paul zu lieben. Sie erkannte ihn in all seinen Schwächen, nicht zuletzt auch in seiner intellektuellen Unterlegenheit. Katrin wurde überschwemmt von diesen Gedanken und Gefühlen. Es trieb sie um. Sie suchte Halt, schwanger, wie sie war, und fand ihn schließlich bei einem 16-jährigen Lehrling in ihrem Unternehmen. Sie entwickelte eine besinnungslose leidenschaftliche Liebesbeziehung. Ihr Mädchenanteil glaubte, sich an der Seite dieses kleinen Jungen der eigenen Unsterblichkeit vergewissern zu können. Nie hatte sie so besinnungslos, nie so unambivalent geliebt. Ihre Fantasie ging so weit, dass sie dieses Kind als Mann an ihre Seite holte, um mit ihm eine neue Beziehung zu starten. Der betörte kleine Junge bezog mit fliegenden Fahnen dieses gemeinsame Luftschloss, entwickelte Heldenfantasien und Mordfantasien in Bezug auf Paul.

Paul ahnte zunächst nicht, was in Katrins Leben so vorging. Doch dann merkte er es und brach völlig zusammen. Gerade an der Schwelle des Glücks hatte ihn der aus seiner Sicht größtmögliche Verrat getroffen. Er begann, Katrin mit allen ihm zur Verfügung stehenden Mitteln zu kontrollieren und einzuengen: Er kontrollierte ihr Handy, verwanzte ihr Bett und ihr Auto, sogar ihre Handtasche, und rief im Halbstundentakt an. Kurz: Er inszenierte Katrins schlimmste Befürchtungen, dass Muttersein an Pauls Seite zwingend verbunden sei mit dem Verlust von Autonomie, Jugend und Sexualität. Es würde zu weit führen, an dieser Stelle den fulminanten Kampf dieses Paares, der nun folgte, zu beschreiben. Letztendlich aber gelang es Katrin, die Traumdimension ihrer Affäre zu erkennen, ebenso wie die Angst, die dabei Regie geführt hatte. Sie konnte den Jungen, wenn auch unter Schmerzen, in die Arme einer Gleichaltrigen entlassen. Paul indes schaffte es – unter Schreien und Toben – zu begreifen, dass Katrin zu lieben auch bedeutete, sie niemals besitzen zu können. Er verstand, dass die Krise der Schwangerschaft unabwendbar aus Katrins Seele geboren werden musste und dass es falsch war, von Verrat zu sprechen, da sie in ihrer Not nie eine Wahl gehabt hatte. Obwohl beide an der Schwelle der Zeugung lieber Kinder geblieben wären, zwang ihr eigenes Kind sie, über die Schwelle zu gehen und erwachsen zu werden.

Was hier in der recht dramatischen Geschichte von Katrin und Paul erzählt wurde, ist wesentlich weniger selten, als viele glauben. Natürlich setzen viele Mütter ihre Fantasien nicht wie Katrin in die Tat um, eher gehen Männer fremd, wenn die Frau im Kindbett liegt. Aber es gibt viele, viele Geschichten, die damit zu tun haben, dass Frauen ihren Männern die Zeugung übelnehmen, weil sie das Mädchen beziehungsweise die mädchenhafte Figur zerstören, und viele entwickeln entsprechende Gefühle den Kindern gegenüber.

Der männliche Seitensprung im Umfeld der Geburt ist psychodynamisch meist anders begründet: Die Konfrontation mit der eigenen Fruchtbarkeit führt bei vielen Männern zu einem Zuwachs an Selbstwert und damit an Attraktivität, der dann oft zum absoluten Schrecken ihrer Frauen, die gerade im Umfeld der Geburt ein starkes Bedürfnis nach der Sicherheit ihrer Partnerschaft haben, in aller Regel einmalig und vorübergehend eingelöst wird.

Wesentlich ist, dass man sowohl Paul als auch den betrogenen Müttern sagen kann: Was dein Partner gerade macht, ist Ausdruck seiner Psychodynamik, und wenn dir deine Beziehung lieb ist, solltest du lernen, es nicht persönlich zu nehmen. Dies ist oft auch eine erste Linderung für das Leid, das diese dunkle Seite, die es bei Männern wie auch bei Frauen gibt, einem zufügt. Natürlich ist diese Erklärung kein Freifahrtschein für Untreue, wohl aber die Empfehlung, in der Krise die Ruhe zu bewahren, zu verstehen, dass die Beziehung seitens des Partners nicht wirklich infrage gestellt wird. Statt nur in die Kränkung zu fliehen, kann Empathie für den anderen hier wirklich helfen und meistens die Beziehung retten.

Manchmal suchen sich diese Schwellen-Ambivalenzen auch den Ausweg in sozial akzeptierte Krankheitsbilder. Neben den unbestreitbaren hormonellen Schwankungen liegt hier ein häufiger psychodynamischer Faktor der Schwangerschafts- beziehungsweise auch Kindbettdepression. Im Laufe meines Therapeutenlebens habe ich, Wolfgang, eine ganze Reihe von Frauen getroffen, die im Umfeld der Geburt die Fantasie entwickelten, mit dem Säugling die Treppe herunterzufallen, bis hin zu der Fantasie, die Kinder die Treppe hinunter- oder sogar aus dem Fenster zu werfen. In den letzten Jahren traf ich eine Mutter, die tatsächlich mit ihrem Kind die Treppe hinunterfiel, wobei sich das Kind »nur« das Schlüsselbein brach. In einem anderen Fall war es sogar die Großmutter, die mit ihrem Enkelkind die Treppe hinunterstürzte, das Kind mit ihrem Leib schützte, aber selbst Prellungen und Brüche erlitt. In beiden Fällen ergab die Aufarbeitung dieser Unfälle die oben geschilderte depressive Thematik auf der Grundlage der Ambivalenz dem Neugeborenen gegenüber.

Für sehr viele Frauen ist es wesentlich und tröstlich zu wissen, dass diese mit Bildern von Mord und Totschlag verbundenen Fantasien ein fester Teil der weiblichen Seele sind. Für sie ist es sehr wichtig zu begreifen, dass ihre Gedanken, ihre Kinder zu töten, sie nicht zu Monstern machen. Millionen Frauen geht es wie ihnen, und es kommt so gut wie nie vor, dass eine betroffene Frau eine ihrer Fantasien umsetzt, weil die Waage der Ambivalenz doch letztendlich zur Seite der Liebe ausschlägt.

Ein sehr eindrucksvolles Beispiel ist eine 64-jährige Großmutter, die, verliebt in ihren Enkel, mit diesem durch die Wohnung ihrer Kinder im siebten Stock ging und plötzlich die Fantasie hatte, das geliebte Kind zu nehmen und aus dem Fenster in den Tod zu werfen. Sie war entsetzt über sich selbst, gab das Kind ihrer Schwiegertochter und floh laut weinend aus der Wohnung. Die Information, dass solche Impulse normal und bei psychisch gesunden Menschen wie ihr völlig ungefährlich sind, war für sie eine echte Erlösung.

Mancher wird sich fragen, wieso es hier gerade die Großmutter war, die diese Ambivalenzkonflikte erdulden musste. In diesem Fall ist die Antwort relativ einfach. Die dunkle Seite ihrer Ambivalenz, das heißt ihre Mordlust, richtete sich gegen das Kind einer bestimmten Frau: ihrer Schwiegertochter. Diese hatte ihr den ödipal gebundenen Sohn entrissen, was in einem Teil ihrer Seele zu Hass und Eifersucht führte. Doch der bei weitem größere Teil ihrer Seele liebte gerade jene Schwiegertochter aufrichtig und war glücklich, dass ihr Sohn ins Leben gegangen war und so eine wunderbare Frau gefunden hatte.

Die oben erwähnte Großmutter wird hier mit einer ganz anderen Schwelle in ihrer persönlichen Biografie konfrontiert. Es geht darum, den Staffelstab der generativen Phase an die nächste Generation weiterzugeben. In gewisser Weise stirbt an jener Schwelle die fruchtbare Frau und gebiert aus sich selbst heraus die alte, im besten Falle weise und großmütterliche Frau. Gerade diese Schwellensituation, auf die wir später noch zurückkommen werden, verarbeiten viele Frauen mit heftiger Wut und Trauer, und sie fühlen sich in den zugeordneten Wandlungsprozessen mit schwerwiegendem Verlust konfrontiert. Der Vollständigkeit halber sei erwähnt, dass diese Prozesse nicht nur die weibliche Seele berühren. Sie haben in der männlichen Seele eine adäquate Entsprechung. Dabei ist die Arena, in der die Männer dies inszenieren, meist nicht die Familie.

Wie Sie sehen, gibt es im Umfeld der Zeugung, insbesondere der Entscheidung für ein neues Leben, eine Menge Schwellensituationen, die sowohl die Seele der Mütter wie auch der Väter in ihren Grundfesten erschüttern. Ein wesentlicher Aspekt, den wir auch exemplarisch bei Katrin sehen konnten, ist das Thema Verbindlichkeit. Jenseits der Zeugungsschwelle ist die Paarbeziehung in gewisser Weise unauflöslich. Selbst ein abgetriebenes Kind wird meist zu einem festen Bestandteil der eigenen Biografie, und Abtreibungen sind häufig der Auslöser dafür, dass Beziehungen sterben. Kommt es wirklich zur Schwangerschaft, ist zumindest die Beziehung zu diesem Kind für beide untrennbar. Selbst bei wenig sensiblen Menschen dringt diese Verbindlichkeit meist ins Bewusstsein, und entsprechend tief ist die seelische Erschütterung, sei es das Glück oder das Entsetzen, das mit der Erkenntnis der Schwangerschaft verbunden ist.

Vielleicht sind in Ihnen eine Reihe von Bildern ins Bewusstsein gedrungen, die Ihr persönliches Leben betreffen, und vielleicht können Ihnen diese Bilder helfen, noch präziser als vorher zu verstehen, wie der Stand Ihrer Lebenslinie zum Zeitpunkt Ihrer Zeugung war und wie sich diese Linie bis zum Zeitpunkt Ihrer Geburt weiterentwickelt hat.

Lassen Sie uns nun zum nächsten Kapitel, Geburt, Kleinkind- und Kindphase, übergehen.

GEBURT, KLEINKIND- UND KINDPHASE

NACHDEM SIE JETZT ÜBER DIE UMSTÄNDE Ihrer eigenen Zeugung, vielleicht auch die Ihrer Kinder nachgedacht und wir Ihnen einige Geschichten darüber erzählt haben, wie ungeheuer vielfältig je nach Schicksal die Phase von Zeugung und Schwangerschaft erlebt werden kann, bitten wir Sie, erneut innezuhalten. Schauen Sie das Bild mit Ihrer Lebenslinie an und vergegenwärtigen Sie sich die Umstände Ihrer eigenen Geburt. Lassen Sie als Frau Ihr Erleben als Gebärende vor Ihrem geistigen Auge erscheinen. Falls Sie als Mann die Gelegenheit hatten, an Geburten, vor allem jenen Ihrer eigenen Kinder, teilnehmen zu dürfen, vergegenwärtigen Sie sich diese Erlebnisse. Fühlen und denken Sie bitte darüber nach, wie schwer, wie freudig oder auch zögerlich Sie über diese uns allen gemeinsame Lebensschwelle gegangen sind. Vielleicht leben Ihre Eltern, Ihre Mutter noch. Vielleicht gibt es noch andere Beteiligte oder einen Familienmythos in Bezug auf Ihr Geborenwerden in diese Familie. Sollten Sie noch nie darüber nachgedacht haben oder, was äußerst wahrscheinlich ist, Ihr Wissen um die Umstände Ihrer Geburt unvollständig sein, wollen wir Sie ermutigen, zeitnah zu recherchieren und alle für Sie relevanten Informationen für sich zusammenzutragen.

Sehr wichtig ist es auch, darüber nachzudenken, ob Ihre Lebenslinie zum Zeitpunkt Ihrer Geburt neutral, das heißt bei null lag, oder wie weit diese schon oberhalb der Nulllinie lag, das heißt, wie freudig und positiv die Welt bei Ihrer Geburt war. Oder gehörte Ihre Geburt zu den dunklen Erlebnissen Ihres Lebens, das heißt, Ihre Lebenslinie lag damals unterhalb der Zeitachse?

Die Rolle der Geburt als Quelle potenzieller Traumatisierungen ist spätestens seit OTTO RANK[22] allgemein bekannt. Viele Psychotherapieverfahren beruhen auf dem Versuch, das Geburtstrauma zu bewältigen. Mindestens ebenso wichtig ist auch, dass im letzten Jahrhundert bis heute ein breites Spektrum wirksamer und hilfreicher medizinischer, psychologischer und krankengymnastischer Techniken entwickelt wurde, die den Vorgang der Geburt für Mutter und Kind in Bezug auf seine leidvollen Aspekte deutlich lindern.

Dennoch, selbst die komplikationslose Geburt bei bester medizinischer Betreuung und ultimativer sozialer Geborgenheit ist eine Schwelle, nämlich jene Lebensschwelle, an der Mutter und Kind physisch komplett und für immer getrennt werden. Dies zu erwähnen ist deshalb so wichtig, weil der Akt der Zeugung für viele Frauen aus dem Motiv heraus geschieht, quälende und unüberwindbare Verlassenheitsängste zu bewältigen.

---

22 RANK, OTTO: *Das Trauma der Geburt und seine Bedeutung für die Psychoanalyse.* Psychosozial-Verlag, Gießen, 2007.

Dann ist es häufig so, dass die Schwangeren angesichts der Beziehung zu dem Kind in ihrem Leib endlich ihre existenzielle Einsamkeit überwunden zu haben glauben.

Worum es hier geht, ist die existenzielle Einsamkeit. Der Einfachheit halber möchten wir dieses Phänomen als jenen Zustand definieren, den die meisten von uns spätestens in der Pubertät zum ersten Mal erleben. Hier ist der Zustand gemeint, in dem wir ahnen oder vielleicht begreifen, dass es eine Ebene des Daseins gibt, auf der wir auf uns allein gestellt sind. Dieser Zustand wird spürbar in Situationen von Trennung, also des Verlassenwerdens oder des Verlassens, manchmal auch ganz spontan, wenn wir scheinbar in Gesellschaft sind und uns doch unverbunden fühlen. Es ist jener Zustand, in dem wir uns buchstäblich »von allen guten Geistern« verlassen fühlen. Den meisten Menschen ist die Sehnsucht gemeinsam, dieses Gefühl für immer zu überwinden, nie mehr allein zu sein, immer verbunden zu sein. Zwei wesentliche Strategien, um dies zu erreichen, bestehen in der Knüpfung möglichst enger Beziehungen sowie in der Zeugung von Kindern. Dem liegt die Vorstellung zugrunde, dass diese Kinder jede Trennung überdauern und uns damit für den Rest unseres Lebens oder deren Lebens garantieren, nie mehr allein zu sein. Eine weitere Bewältigungsstrategie findet sich in den Religionen und vergleichbaren Weltanschauungen.

Bezogen auf unser Schwellenthema kann man sagen, dass die Zeugung, spätestens aber die Geburt, für viele Menschen jene Schwelle bedeutet, an der dieses Thema der existenziellen Einsamkeit für immer bewältigt zu sein scheint.

Viele Frauen erzählen, dass ihre Schwangerschaften die einzig wirklich glücklichen Zeiten in ihrem Leben waren. Insofern kann die Geburt für diese Frauen die neuerliche Vertreibung aus dem Paradies bedeuten. Auch hier liegt ein wichtiger Grund für manche Kindbettdepression: »Jetzt bin ich wieder allein. Wie schon vorher die Liebe und die Sexualität und die Aufopferung für andere, so war auch die Schwangerschaft trügerisch und löste nicht ein, was sie für mich an Verheißung enthielt.«

Auch wenn der Säugling 24 Stunden am Tag unübersehbar präsent ist, bedeutet die Geburt dennoch, dass die körperliche Einheit zwischen Mutter und Kind für immer getrennt ist. Manche Frauen erleben dieses körperliche Getrenntsein als sehr leidvoll. Viele sehnen sich danach, wieder schwanger zu werden, um wieder auf körperlich-organischer Ebene mit einem neuen Wesen untrennbar verbunden zu sein.

Ein wesentlicher Aspekt der Schwelle der Geburt besteht also darin, dass der Mutter zugemutet wird, ihr Kind aus der Allverbundenheit mit ihr, aus einer Zeit, in der der Embryo fast wie ein Organ mit dem mütterlichen Leib verbunden und identisch war, ins Leben zu entlassen. Das Begreifen von »Du bist nicht ich« und »Ich bin nicht du« konfrontiert die Mutter mit der Aufgabe, bei aller psychodynamischen Symbiose ihr Kind als autonomes, von ihr getrenntes Individuum anzunehmen.

KHALIL GIBRAN drückte es folgendermaßen aus:

Eure Kinder sind nicht eure Kinder.
Sie sind die Söhne und Töchter der Sehnsucht des Lebens nach sich selbst.

Sie kommen durch euch, aber nicht von euch,
Und obwohl sie mit euch sind, so sind sie dennoch nicht euer Besitz.

Ihr dürft ihnen eure Liebe schenken,
aber nicht eure Gedanken,
Denn sie haben ihre eigenen Gedanken.

Ihr dürft ihren Körpern ein Zuhause geben,
aber nicht ihren Seelen,
Denn ihre Seelen wohnen im Haus der Zukunft,
und das könnt ihr nicht betreten,
nicht einmal in euren Träumen.

Ihr dürft bestrebt sein, ihnen zu gleichen,
aber versucht nicht, sie euch gleich zu machen.

Denn das Leben schreitet nicht rückwärts,
noch verweilt es im Gestern.

Ihr seid der Bogen, von dem eure Kinder
wie lebendige Pfeile ausgeschickt werden.

Der Schütze sieht das Ziel auf dem Pfad der Unendlichkeit,
und Er ist es, der euch mit Seiner Kraft spannt,
damit Seine Pfeile schnell und weit fliegen.

Lasst es euch zur Freude geschehen,
das die Hand des Schützen euch spannt;

Denn so wie Er den Pfeil liebt, der fliegt,
so liebt Er genauso den Bogen, der bleibt.[23]

---

[23] GIBRAN, KHALIL: *Der Prophet*. Anaconda, Köln, 2010

Mit diesen wunderbaren Worten beendet KHALIL GIBRAN das ganze Spektrum der Zuschreibungen, Erwartungen und Vereinnahmungen, die sich aus der elterlichen Bedürftigkeit speisen. Unmissverständlich macht er klar, dass das Wesentliche am Elternsein darin besteht, unseren Kindern ihr Leben wirklich zu schenken. Auch wir Eltern müssen uns als Gebende in den Dienst des Lebens unserer Kinder stellen, deren einziger Dank darin bestehen darf, das Geschenk unserer Liebe dazu zu benutzen, sich zu entwickeln.

GIBRAN drückt auf seine Weise aus, dass es von enormer Bedeutung ist, ob die Mutter das Kind ausreichend genug als von ihr getrenntes und damit eigenständiges Individuum zu begreifen vermag. Dies ist die Voraussetzung dafür, dass die Mutter, später auch der Vater, überhaupt in der Lage ist, in unterstützender Weise mit dem Kind in Beziehung zu treten.

Hier findet eine schicksalhafte Klärung dieser frühen Beziehung statt, bei der letztendlich die menschliche Reife der Mutter darüber entscheidet, ob sie ihr Kind als Gegenüber wahrnehmen und ihm gegenüber jene Empathie entwickeln kann, auf die der Säugling so dringend angewiesen ist. Gar nicht so selten bemerken Mütter weniger die realen Bedürfnisse ihrer Kinder als ihre eigene Bedürftigkeit, ihre Gier nach einem Objekt, nach einem Wesen, das sie vollständig macht.

Ein extremes Beispiel dafür war in früheren Generationen der oft von Frauen berichtete Gedanke, dass ein Sohn, den sie zur Welt brachten, endlich ihre weibliche Würde erschuf, während die Geburt einer Tochter mit Scham und heftiger Kritik seitens des Vaters verbunden war. Glücklicherweise gehören diese Katastrophenszenarien in den meisten entwickelten Kulturen weitgehend der Vergangenheit an. Keineswegs überwunden ist jedoch, dass viele Frauen im Zustand heftiger emotionaler Bedürftigkeit gebären und die Geburt meist unbewusst, manchmal auch bewusst, in den Dienst dieser ihrer Bedürfnisse stellen.

Hier liegt ein häufiger Grund für jene Art der depressiven Erkrankung, die in der Psychoanalyse als frühe beziehungsweise als ich-strukturelle Störung bezeichnet wird. Das Kind wird in das Selbst der Mutter quasi eingebaut. Die Psychoanalyse nennt dies »selbstobjekthafte Besetzung«.[24] Nicht mehr schwanger, empfindet eine solche Mutter häufig ein Defizit. Sie fühlt sich nicht mehr vollständig und versucht, diesen Mangel zu lösen, indem sie das Kind so vereinnahmt, dass es ein Teil ihrer selbst werde. Sie kann nicht mehr unterscheiden zwischen sich selbst und diesem Kind. Da sie ihr Kind auf diese Weise nicht wahrnehmen kann, verliert sie ihre Fähigkeit zur Empathie, ersetzt diese, wie bereits oben erwähnt, durch ihre eigene Bedürftigkeit, die sie auf das Kind projiziert. In der Folge ist es ihr nicht möglich, auf die realen persönlichen Bedürfnisse ihres Kindes einzugehen. Es mangelt solchen Kindern an Gefühlen von Geborgenheit, Spiegelung und persönlicher Anerkennung.

Ein wesentlicher Aspekt im Erleben eines kleinen Kindes besteht darin, sich selbst als wirksam in der Mutter-Kind-Beziehung zu erleben. Wenn es dem Kind gelingt, die Mutter zu bestimmten Verhaltensweisen zu verführen, fühlt es Kompetenz und Glück – die Voraussetzung dafür, dass es zu einer eigenen,

24 MENTZOS, STAVROS: *Neurotische Konfliktverarbeitung. Einführung in die psychoanalytische Neurosenlehre unter Berücksichtigung neuer Perspektiven*, S. Fischer, Frankfurt am Main, 1992.

unverwechselbaren Identität findet. Aufgrund von fehlender Empathie angesichts der eigenen Bedürftigkeit sind manche Mütter jedoch nicht in der Lage, die kindlichen Signale befriedigend zu beantworten. Statt beantwortet zu werden, lernen diese Kinder dann, sich an den Ansprüchen und Bedürfnissen der Mütter zu orientieren. Mit der Zeit verwechseln sie ihre eigene Wahrheit mit den Ansprüchen von Mutter und Umwelt. Sie entwickeln, aufgesetzt auf ihr eigenes, ein falsches Selbst. So beschreibt es auch ARNO GRUEN.[25] Vereinfachend ausgedrückt, könnte man sagen, dass das Kind sich selbst vergisst, also sein eigenes Selbst aus den Augen verliert, um dann als Kopie der mütterlichen Persönlichkeit aufzuerstehen.

Diese mehr oder weniger starke Verstrickung der Mütter mit ihren Kindern zieht sich in vielen Fällen durch das ganze Leben, über alle Schwellen hinweg.

Der Zwiespalt zwischen wahrem und falschem Selbst führt zu einer dramatischen Orientierungslosigkeit. Wenn ich mich selbst quasi vergessen habe, indem ich mich mit meinem falschen Selbst identifiziere, versuche ich auch in Schwellensituationen, den Ansprüchen meines Pseudoselbst gerecht zu werden. Ich mache also das, von dem ich denke, dass es meine Mutter, mein Vater oder auch die Gesellschaft von mir verlangen. Und doch verspüren viele Menschen, die diesen vordergründig richtigen Weg zu gehen versuchten, ein Gefühl des Unbehagens. Sie wissen, dass sie zwar tun, was von ihnen erwartet wird, dass sie sich dabei aber wie schon so oft selbst übergehen, wodurch der Abstand zu einem erfüllenden Leben noch größer wird, als er

---

25 GRUEN, ARNO: *Der Verrat am Selbst. Die Angst vor Autonomie bei Mann und Frau*, DTV, München, 1993.

ohnehin schon ist. In gewisser Weise gleicht das Problem jenem eines Jugendlichen, der ein Fantasiespiel spielt: Wenn er auch noch so erfolgreich in diesem Spiel ist, so verpasst er doch, während er spielt, sein wahres Leben.

Das erwähnte Unbehagen ist oft einfach die innere Stimme, mit der sich das wahre Selbst meldet. Es versucht, endlich eine wahrhaftige, authentische Lebensweise durchzusetzen und uns dabei zu helfen, die Erinnerung an uns selbst wiederzufinden. Dieses Gefühl des Unbehagens ist eine der mit Sicherheit dramatischsten Schwellensituationen, die es überhaupt gibt. Häufig wird diese Schwelle in der Psychotherapie überschritten, und sie markiert einen Wendepunkt im Leben der betroffenen Menschen. Danach ist oft alles anders. Nicht selten brechen ganze Lebensarrangements zusammen, und das eigene Leben muss neu erfunden werden. Alles hängt davon ab, wie groß die Diskrepanz zwischen wahrem und falschem Selbst ist.

Die Erkenntnis, wie sehr ihre eigene Verstrickung mit ihren Kindern deren Leben beeinflussen kann, hat viele, gerade gebildete und engagierte Mütter in Angst und Schrecken versetzt, verbunden mit dem permanenten Gefühl, angesichts der Vielzahl von Ansprüchen, mit denen sie sich konfrontiert sahen, zu versagen. Endlich erlöste sie der Kinderanalytiker DONALD WINNICOTT[26] von jenem Albtraum, der aus ihrem eigenen Perfektionismus geboren war. Seine These, die sich millionenfach bewahrheitet hat, besteht darin zu sagen: Eine liebevolle Mutter kann sich, ohne dass dies ihrem Kind im Geringsten schadet, eine Menge an Fehlern und Schwächen und Unsicherheiten

26 WINNICOTT, DONALD, W.: *Reifungsprozesse und fördernde Umwelt.* Psychosozial-Verlag, Gießen, 2006.

leisten. Es ist enorm, was eine kindliche Seele tatsächlich bewältigen kann. WINNICOTT drückte es so aus, dass keine Mutter, kein Vater und keine wie auch immer geartete Betreuungsperson perfekt funktionieren muss, damit ein Kind gut gedeiht. Es reicht völlig aus, »gut genug« zu sein. Dieses Zitat geistert seitdem als tröstendes Mantra im Sprachgebrauch zahlloser Hebammen, Kinderärzte, Psychologen und Psychotherapeuten herum. Es hat einer Fülle von Frauen geholfen zu erfahren, dass es für das Wohl ihres Kindes ausreicht, wenn sie gut genug sind, und dass daran, dass sie gut genug sind, nicht der geringste Zweifel besteht.

Das heißt natürlich nicht, dass es nicht auch Entwicklungen zwischen Mutter und Kind gibt, die, analog zu dem, was wir über das falsche Selbst gesagt haben, für das Kind mit heftigen Folgen verbunden sind. Jedes Kind hat es im Leben leichter, wenn es der Mutter gelingt, eine bewusste, liebevolle, achtsame und Grenzen wahrende Beziehung zu gewährleisten.

Eine der Bewusstseinsschwellen in unserer Gegenwart besteht, auch im Zusammenhang mit der Kindererziehung, in der Auseinandersetzung zwischen Perfektionismus einerseits, als dem Anspruch, vollkommen zu sein, und dem Friedenschließen mit der eigenen Endlichkeit andererseits. Hier finden wir ein Fundamentalthema, das die meisten Menschen in fast allen Lebensbereichen berührt und sicher der Hauptgrund sehr vieler Burnout-Erkrankungen ist. Der Hintergrund ist die feste Überzeugung vieler Menschen, dass sie nur dann ein Lebensrecht haben, wenn sie perfekt sind.

Da Perfektion existenziell unmöglich ist, führt dieser Gedanke zwangsläufig zum Erlebnis des Scheiterns. Mütter oder Väter, die diesen Anspruch haben, geraten in der Betreuung ihrer

Kinder ganz leicht in Zustände völliger Verzweiflung und absoluter Erschöpfung. Sie sind wie jene Manager, die analoge Erkrankungen entwickeln, wenn sie den Anspruch haben, immer erreichbar zu sein, 24 Stunden pro Tag, 7 Tage die Woche, 365 Tage im Jahr. Sie haben immer präsent und zuständig zu sein. Unabhängig von der Komplexität der Situation müssen sie jederzeit in der Lage sein, Entscheidungen zu treffen, die immer richtig sind.

Genau diese Haltung erzeugt jene Zusammenbrüche, die dann auch die Schwellensituationen repräsentieren, welche die Seele der Betroffenen aufwachen lassen. Sie sind endlich in der Lage, voller Erbarmen und liebevoll auf das eigene gequälte Selbst zu schauen. Sie erkennen, dass sich genau jene Seele bis an die Grenze ihrer Möglichkeiten bemüht hat, einen unerfüllbaren Anspruch zu bedienen. Dann wird es endlich möglich, echte Selbstfürsorge zu entwickeln und das Selbst aus dem Anspruch der Perfektion zu entlassen. Im besten Fall kann so jemand authentisch von sich sagen: »Ich habe engagiert und liebevoll im Rahmen meiner Kräfte und im Rahmen meines Bewusstseins mein Bestes getan, und das muss reichen. Ich bin gut genug, mehr kann weder ich selbst noch jemand anderes mit Recht von mir verlangen.«[27] Bezogen auf die Mütter kann man feststellen, dass jene,

27 In der Rechtsprechung findet dies schon immer seinen Ausdruck: »Ultra posse nemo obligatur« heißt: »Niemand kann zu dem genötigt werden, was seine Kraft übersteigt.« Dieser Satz, der auf Celsus (100 n. Chr.) zurückgeht, ist natürlich nur mit Einschränkung richtig. Denn der Widerwillige, von dem man etwas verlangt, sagt allzu oft: »Ich kann nicht«, wobei der Mensch zumeist viel mehr leisten kann, als er denkt, wenn er nur den guten Willen dazu hat. Der zitierte Satz ist somit vor allem eine Mahnung für den Pädagogen, Gesetzgeber und Feldherrn und weniger eine Rechtfertigung für den, der erzogen und geleitet werden soll. In unserem Zusammenhang indes gilt das »Ultra posse nemo obligatur« als Mahnung an das Über-Ich, maßvoll und respektvoll mit unserem Ich umzugehen.

die dies begreifen, dafür sorgen, selbst emotional ausgeglichen, befriedigt und ausgeschlafen zu sein. Und jeder, der das beobachtet, merkt, dass sie die »besten« Mütter sind, weil eben jedes Kind am besten an der Seite einer Mutter gedeiht, der es gut geht, die möglichst zufrieden ist. Der Preis für dieses Glück liegt in der Erlösung vom Selbstanspruch der Vollkommenheit.

Ein weiterer wichtiger Aspekt dieser Thematik besteht darin, dass jemand, der mit seinen eigenen Grenzen Frieden schließen kann, auch die Fehlbarkeit und Begrenztheit anderer besser erträgt: Eine Mutter, der es reicht, ihr Bestes zu tun, weiß einfach, dass sie von ihrem Kind niemals mehr erwarten darf, als es wirklich kann. Eine bewusste Frau entwickelt Barmherzigkeit mit sich selbst, mit ihrem Kind und auch mit ihrem Mann, lernt seine Beiträge zu würdigen, ohne Unmögliches von ihm zu verlangen. Das Gleiche gilt natürlich auch für den bewussten Mann/Partner bzw. Vater.

Hier stoßen wir an eine wesentliche Schwelle im Prozess der Überwindung unseres Narzissmus: Wenn ich mit meiner eigenen Begrenztheit in der Weise Frieden schließen kann, dass sie in mein Bewusstsein drängt, öffnet sich meine Wahrnehmung für die anderen Menschen. Erst dann bin ich in der Lage, Empathie zu empfinden und damit reale Beziehungen zu führen. Das trifft natürlich nicht nur auf die innerfamilialen Beziehungen zu. Ein Manager beispielsweise, der in dieser Weise in sich ruht, also die erwähnte Schwelle überwunden hat, wird die Grenzen seiner Mitarbeiter achtsam erkennen und sie im Rahmen ihrer Fähigkeiten fordern, aber eben nicht darüber hinaus. Die Erkenntnis der realen Möglichkeiten, sowohl von Kindern als auch von Mitarbeitern, ist dabei ebenso wichtig wie die Erkenntnis unserer eigenen realen Möglichkeiten – sowohl hinsichtlich unserer Grenzen nach oben wie auch nach unten. Oft vermeiden wir Schwellen dadurch, dass wir uns vor deren Anforderungen drücken. Als Rechtfertigung erklären viele dann, eine nicht ganz der Wahrheit entsprechende Unfähigkeit zu verspüren. Die daraus resultierende Unterforderung ist in vielen Fällen fast genauso destruktiv wie Überforderung auf der Grundlage gnadenloser Strenge (siehe Fußnote 25).

Auf das Thema, wie wichtig die Erkenntnis der eigenen Begrenztheit für die Wahrnehmung des Gegenübers ist, werden wir im weiteren Verlauf des Buches noch öfter zurückkommen.

Lassen Sie uns also, während Sie darüber nachdenken, wie Ihr Leben bei Ihrer Geburt war, ein Stück klärende Empathie in die Mütter investieren. So viele machen jenseits der Überwindung der Schwelle im Umfeld der Geburt die Erfahrung, dass ein Baby zu haben nicht immer schön ist. Viele haben Angst vor dem Verlust der Jugend und der Freiheit. Für manche ist die Fallhöhe, wie eine Freundin es ausdrückte, zwischen Schwangerschaft – Ruhe vor dem Sturm – und nach der Geburt – der Orkan – riesig. Die Identität ändert sich, Bedürfnisse bleiben auf der Strecke. Für manche Mütter geht die Verzweiflung so weit, dass sie das Gefühl haben, ihr eigenes Leben verloren zu haben. Gerade solche Mütter, die für ihre eigene Stabilität auf verlässliche und klare Strukturen angewiesen sind, werden durch die Eigendynamik des Säuglings an die Grenzen ihrer Tragfähigkeit geführt.

Wie war Ihre Mutter, was war sie für ein Mensch? Es kann sein, dass Ihre Mutter tatsächlich in den ersten Monaten Ihres Lebens überfordert war, vielleicht hatten Sie aber auch eine jener Mütter, die einfach glückselig sind, ihr Kind zu haben, und die in der Lage sind, sich mit unendlicher Geduld auf das neue Wesen, das ihr Leben teilt, einzustellen.

Ein recht häufiges und darum nicht weniger leidvolles Phänomen bei manchen Erstgebärenden besteht darin, dass die Empathie für ihr Kind in gewisser Weise erst starten und wachsen muss, dass das Kind ihnen nach der Geburt fremd erscheint. Viele sehen sich zu ihrem Entsetzen mit der Abwesenheit der mütterlichen Liebesgefühle konfrontiert. Es gab in meiner, Wolfgangs, therapeutischen Tätigkeit eine ganze Reihe von Müttern, die dies berichteten, und es kann hier zur Beruhigung anderer Betroffener klar gesagt werden: In allen, mir bekannten, Fällen hat sich dies nach wenigen Tagen gelegt, und aus allen Betroffenen wurden liebevolle, empathische und mit ihrem Kind gut verbundene Mütter.

Man kann also sagen, dass die Geburt eine unvermeidbare Schwellensituation ist, die sowohl die Mütter wie auch die Kinder, aber auch ihre Familien in eine der turbulentesten, aber auch faszinierendsten Phasen ihres Lebens führt, nämlich in die Säuglings- und Kleinkindphase.

An dieser Stelle möchten wir Sie erneut bitten innezuhalten: Schauen Sie auf Ihre Lebensgrafik und versuchen Sie, sich einmal bewusst zu machen, was Sie über diese Zeit der Kleinkindphase wissen. Wer stand für Ihre Versorgung zur Verfügung? Wie waren die wirtschaftlichen Verhältnisse im Elternhaus, wie harmonisch war es? Schliefen Sie bei den Eltern oder im eigenen Zimmer? Haben Sie Geschwister, wenn ja, das wievielte Kind sind Sie? Was bedeutet das in dieser Familie? Die meisten Menschen haben aus der ersten Lebensphase nur wenige, oft diffuse, manchmal aber auch wegweisende Erinnerungen. Gibt es so etwas in Ihnen? Gibt es noch Verwandte und Bekannte, die Sie fragen könnten? Das gilt natürlich umgekehrt genauso, wenn Sie Mutter oder Vater sind. Welche Art von Zuwendung konnten Sie Ihren Kindern geben oder eben auch nicht? Gerade dieser Perspektivwechsel ist oft sehr hilfreich, um die Identifikation mit dem eigenen Geburtstrauma zumindest teilweise zu lockern und zu relativieren.

Die Säuglings- und Kleinkindphase ist geprägt durch ein enormes Entwicklungstempo, bei dem viele Schwellen überquert werden müssen. Das gemeinsame Kennzeichen aller Schwellen besteht darin, dass eine bestimmte Phase für immer losgelassen wird und eine neue beginnt. Je nach der mütterlichen Dynamik äußert sich dies verschieden: Für viele Mütter bedeutet die rasche Entwicklung Freude, Begeisterung und die glückliche Vision, dass das Ende der Phase der Vollversorgung absehbar wird. Andere Mütter genießen jeden Tag des intensiven Aufeinander-angewiesen-Seins und sind trotzdem traurig, weil sie wissen, dass diese Phase zeitlich begrenzt ist. Sie kommt zumindest mit diesem Kind nie wieder. Die Mütter sind daher ständig damit konfrontiert, Abschied zu nehmen und loslassen zu müssen. Besonders die Phase des Abstillens gestaltet sich in vielen Fällen schwierig, weil Mutter und Kind sich zwar redlich bemühen, den Schritt in die Trennung aber oft angstvoll vermeiden.

In kaum etwas unterscheiden sich Mütter stärker als in ihrer Einstellung zum Stillen. Für die einen ist es höchste Glückseligkeit und Geborgenheit bis hin zur sexuellen Erregung, andere fühlen sich ausgesaugt und belästigt, blicken neidisch auf die ungestörte Nachtruhe ihres Partners und streben intensiv die Beendigung des Stillens an.

Wissen Sie, ob Sie gestillt wurden, und wie Ihre Mutter dazu stand? Können Sie sie noch fragen? Wie erging es Ihren Kindern?

Mit der Autonomie des Kindes wächst naturgemäß auch die der Mutter. Wenn das erste Jahr sich dem Ende neigt, sieht sie sich mit der Frage konfrontiert, wie weit sie die Betreuung ihres Kindes delegieren will oder muss beziehungsweise wie lange sie – natürlich unter Verzicht auf Karriere – für die Versorgung des Kindes weiter zur Verfügung stehen will. In der psychotherapeutischen Praxis macht man häufig die Erfahrung, dass Mütter, die die Option haben, ihr Kind zu behalten, also in der Mutterrolle zu verweilen, wesentlich besser mit sich in Einklang sind als jene, die, auch wenn sie es freiwillig tun, mit der Notwendigkeit konfrontiert werden, weite Teile der Betreuung ihres Kindes an jemand anders zu delegieren. Ein besonders häufiges Thema mütterlicher Trauer besteht in der Erkenntnis, dass sie von Stund an nicht mehr permanente Zeugin der Entwicklung ihres Kindes ist. Diese erste große Trennungsphase führt verständlicherweise viele Frauen in eine Krise. Einige wenige ändern daraufhin ihren Lebensplan und werden Hausfrau und Mutter, die anderen gehen über diese Schwelle und stellen in aller Regel fest, dass die Kombination aus mütterlicher Berufstätigkeit und professioneller Betreuung des Kindes ein gangbares Lebenskonzept ist.

Für das Schicksal der Kinder ist wesentlich, ob die jeweiligen Trennungsprozesse zum richtigen Zeitpunkt stattfinden. Eine zu frühe Trennung kann als Trauma empfunden werden. Das Gleiche gilt für eine zu späte Trennung, der häufig vorausgeht, dass die Autonomieentwicklung des Kindes weder gewünscht noch angemessen unterstützt wurde. Der richtige Moment ist für jedes Kind individuell verschieden. Besonders bei diesen Prozessen erweist sich die Empathie der Pflegepersonen als besonders bedeutsam.

Jenen Kindern geht es am besten, deren Eltern autonom genug sind, nicht klammern zu müssen, die emotional und ökonomisch reich genug sind, sie nicht wegschieben zu wollen oder zu müssen. Die Empathie der Eltern für das Kind spielt an diesen Trennungsschwellen eine vielfache Rolle. Im besten Fall erlaubt sie den Eltern, den optimalen Moment zu erkennen, um das Kind in fremde Hände zu übergeben. In anderen Fällen, wo aus wirtschaftlicher oder politischer Notwendigkeit die Trennung quasi erzwungen wird, bietet die Empathie der Mütter eine entscheidende Voraussetzung für die Chance, die dann als schmerzvoll und als mütterliche Schuld erlebte Trennung teilweise über Jahre miteinander zu bewältigen.

Es gibt eine Fülle von Literatur über die ersten Lebensjahre des Menschen. Alles Wichtige, was zu den Schwellensituationen dieser Zeit zu sagen ist, kann dort nachgelesen werden. Diese Reifungsschwellen im Einzelnen zu behandeln, würde den Rahmen dieses Buches sprengen.

Für Sie als Leser unsere Empfehlung: Schauen Sie sich Ihre Lebenslinie an und schauen Sie, welche Höhen und Tiefen Ihnen bewusst sind. Zu den wesentlichen Bedürfnissen dieser ersten Lebensjahre gehört ein stabiles Elternhaus. Insofern ist es eine wichtige Frage, ob Sie insbesondere auch Ihren Vater als präsent erlebt haben und als jemanden, der sich für Ihr Wohlergehen engagierte. Sehr wichtig ist auch, wie Sie die Beziehung Ihrer Eltern miteinander in dieser Phase erlebten. Und wie haben Sie es selbst gemacht bei Ihrer Familiengründung?

Gerade sehr junge Eltern sind noch in einer Phase des Lebens, wo sie sich entwickeln wollen und können. Viele haben einen lauten Schrei nach Freiheit in sich. Auch wenn sie ihre Kinder lieben, kann es vorkommen, dass sie sich durch das Gebot der Fürsorge um ihr Leben betrogen, mindestens aber in ihrer Freiheit sehr eingeschränkt fühlen. Natürlich haben es auch in dieser Phase jene Kinder am besten, deren Eltern unabhängig von persönlichen Entwicklungszielen den Aufbau der Familie als die höchste Freiheit und das höchste Glück erleben. Es kann nicht genug betont werden, wie wichtig es für die junge Familie ist, in das unterstützende Netzwerk einer Mehrgenerationenfamilie eingebunden zu sein. Auch ein Netzwerk von Freunden, die auch mal bereit sind, das Paar zu entlasten, ist sehr wichtig. Viele Paare, die zum Beispiel berufsbedingt in einer Stadt wohnen, in der weder Angehörige noch Freunde in der Kleinkindphase zur Verfügung stehen, fühlen sich verlassen und kommen in ernste Zustände von Überforderung.

Wenn Sie also jetzt über Ihre eigene Situation als Kleinkind nachdenken, ist es sehr wesentlich, die eigenen Mängel, aber auch Privilegien im Zusammenhang mit der Situation Ihrer Eltern zu reflektieren. Oder zusammen betrachtet: An welchen existenziellen Schwellen standen Ihre Eltern, während sie Sie mehr oder weniger empathisch durch den Schwellenparcours Ihrer Kleinkindjahre begleiteten? Und wie ging es Ihnen mit Ihren eigenen Kindern?

DIE PUBERTÄT

NEHMEN SIE BITTE WIEDER Ihre Lebensgrafik in die Hand, oder jenes Medium, welches Sie für sich gewählt haben, um dem Text zu folgen, und versenken Sie sich in die Zeit Ihrer Pubertät. Wann meldete sich die Pubertät bei Ihnen überhaupt? Manche Mädchen haben ihre erste Menstruation mit acht, andere mit 14, wenn nicht gar erst mit 16 Jahren. Wenn Sie männlich sind, wann waren die ersten Pollutionen? Und wie war Ihre Einstellung zu diesen Dingen und die Ihrer Umgebung?

Es ist natürlich nicht richtig zu denken, dass sich die sexuelle Identität erst mit Beginn der Hormonproduktion einstellt. Das süße kleine Mädchen in der Kleinkindphase weiß sehr wohl, dass es weiblich und in seiner Weiblichkeit einflussreich ist, und der tapfere kleine Mann hat eine Fülle von Visionen über das Mannsein, lange bevor die Hormone ihm signalisieren, dass er ein Mann ist. Kinder interessieren sich brennend für diese

Themen, was die breite Palette kindlicher Verhaltensweisen, von den Rollen- bis zu den Doktorspielen, zeigt. Das Wesentliche in der Pubertät besteht darin, dass eine schon lange, vermutlich genetisch, sicher aber auch biografisch angelegte sexuelle Identität im Erleben durch die Kraft der Hormone aufs Deutlichste differenziert wird. In der Pubertät konkretisiert sich der reale Mann beziehungsweise die reale Frau. In diese Realisierung wird alles einbezogen, was das einzelne Wesen an Möglichkeiten hat.

Da die vermutlich weitgehend genetisch bedingten biologischen Prozesse, die diese Veränderungen in Gang setzen, den Einzelnen in ihr ganz spezifisches Timing zwingen, kann es an dieser Entwicklungsschwelle sehr rumpeln. Ganz besonders entscheidend ist die Frage, ob der junge Mann oder die junge Frau in ihrer Familie und ihrem Umfeld willkommen geheißen werden. Dieses Willkommen in der Welt der sexuell aktiven Erwachsenen ist mit Sicherheit eine der wesentlichsten Lebensschwellen überhaupt, denn wie keine andere Thematik prägt die Qualität dieses Willkommenseins das Lebensgefühl der Betreffenden für ihr ganzes Erwachsenenleben.

Was für ein Unterschied, ob ein Mädchen die Erfahrung macht, schon im Kindergarten die Rolle der Prinzessin zu spielen, die Macht zu haben zu entscheiden, was gespielt wird und mit wem. Es kennt die begeisterten Augen seines Vaters, den es um den Finger wickeln kann, und es weiß, wie gern er sich Zeit für es nimmt, sein Taschengeld erhöht, ihm verzeiht, wenn es gegen Regeln verstößt. Allenfalls der eifersüchtige Blick der Mutter wirkt manchmal störend. Dann sind da noch die blöden Schwestern, die unverzeihlicherweise um die Aufmerksamkeit rivalisieren. Dieses Mädchen weiß sich als Siegerin, und wenn es dann in die Pubertät kommt, erfährt es erneut, wie attraktiv und ab jetzt wie sexy es ist. Wenn es lächelt, öffnen sich alle Türen. Bis auf den Hass weniger privilegierter Frauen wird es von nichts auf seinem Weg beeinträchtigt. Wie anders geht es einem Mädchen, das sich eher übersehen, unscheinbar und zurückgewiesen fühlt.

Dies ist die Geschichte von Pia und deren Schwester Beate, die zwei Jahre nach ihr geboren wurde. Beate war stets etwas kränklich, gleichzeitig aber niedlicher. Kaum war Beate da, verlor Pia, zumindest subjektiv, weitgehend das Interesse der Eltern. Schon als kleines Mädchen führte Pia das mangelnde Interesse an ihr im Vergleich zu Beate darauf zurück, dass diese einfach die Erwartungen besser erfüllte – fröhlich-keck, lange Beine, schöne lange Haare, und dann war sie auch noch kränklich und zog auf diese Art zusätzlich das Interesse und die Fürsorge der Eltern auf sich. Pia stand einfach in ihrem Schatten. Pia war kleiner, nicht ganz so zierlich, aber durchaus ein hübsches Mädchen. Dann passierte es, dass sie unaufgeklärt mit acht Jahren ihre erste Menstruation bekam. Voller Panik wandte sie sich an ihre Mutter, die dies verständlicherweise in Pias Alter nicht erwartet hatte. Ängstlich fuhren sie zum Kinderarzt, der eine vorzeitige Pubertät diagnostizierte. In der Folgezeit entwickelte die achtjährige Pia als Erste und Einzige ihrer Klasse riesige Brüste, sodass auch der weiteste Pulli sie nicht verstecken konnte, und sie wurde entsprechend gehänselt.

Die jüngere Beate machte stets die Erfahrung, dass Frausein Macht bedeutet. Sie erfuhr, dass die Welt auf ihr Frausein mit Begeisterung reagierte. Sie wusste sich bewundert und verehrt und konnte sich immer darauf verlassen, ihr Leben weitgehend über das Frausein steuern zu können. Pia hingegen machte die Erfahrung, dass Frausein zur Unzeit auftreten und dazu führen kann, dass man ausgeschlossen wird. Über Jahrzehnte trug sie ihre großen Brüste wie eine Behinderung. Pia wurde im Erwachsenenleben eine erfolgreiche und angesehene Lehrerin, eine gute Ehefrau und Mutter. All diese Erfolge führte sie aber gerade nicht auf ihr Frausein zurück, sondern darauf, dass sie es geschafft hatte, obwohl sie eine Frau war. Erst als Pia in ihr fünftes Lebensjahrzehnt eintrat, konnte sie ihr Problem mit dem Frausein loslassen, wenn auch ohne wirklich Frieden damit geschlossen zu haben.

Wir haben die Geschichte dieser beiden Frauen etwas ausführlicher dargestellt, um zu zeigen, wie schicksalhaft die Konfrontation mit der sexuellen Reife an der Schwelle zur Pubertät sein kann und wie wesentlich gerade diese Thematik das ganze weitere Leben prägen kann.

Bitte nehmen Sie sich einen Moment Zeit, um noch einmal über die Auswirkungen Ihres Erlebens der Pubertät zu reflektieren. Wie leicht oder wie schwer kamen Sie über diese Schwelle, wie ist es jetzt? Wie gerne oder auch ungerne sind Sie Frau beziehungsweise Mann? Wie sehr haben Sie der Erotik erlaubt, Ihrem Leben Farbe zu geben, oder umgekehrt – wie sehr fühlen Sie sich genötigt, die Rolle Ihrer Sexualität, zum Beispiel auch aus kulturellen oder religiösen Gründen, in den Hintergrund zu drängen?

Die Turbulenzen der Pubertät und die zugehörigen Schwellen haben drei wesentliche Quellen: Die erste Quelle stellen einfach die Genetik und die Biologie der Hormone dar, die die Pubertierenden mit mehr oder weniger Energie dazu treiben, sich mit ihrer männlichen beziehungsweise weiblichen Identität auseinanderzusetzen. Man kann in diesem Alter oft schon eindeutig sehen, ob eine solche Jugendliche oder ein solcher Jugendlicher heftig oder nur wenig von seinen Hormonen getrieben ist.

Die zweite Quelle ist die mit der jeweiligen sexuellen Energie verbundene Gruppendynamik: Ein sehr weibliches Mädchen oder auch ein sehr männlicher Junge, also Personen mit starken hormonellen Kräften, wirken ganz anders in die Familie hinein, aber auch in die Peergroup[28], als Personen mit geringeren männlichen beziehungsweise weiblichen Anteilen. Sowohl in der Peergroup als auch innerhalb der Familie fordern entsprechend dynamische Jugendliche oft heftigste Rivalitäten heraus. Das erblühende junge Mädchen schaut eventuell verachtend auf die welkende Mutter, die sich wiederum von der erwachenden Tochter in ihrer weiblichen Macht infrage gestellt fühlt: die Tochter als die fantasierte Königinnenmörderin. In vielen Familien entstehen regelrechte Hassexzesse. Eine junge Frau erzählte mir, Wolfgang, dass sie absichtlich ihre ständig wechselnden Liebhaber ins Elternhaus brachte, wodurch die Eltern zu Zeugen ihrer Sexualität wurden. Dies sei ihr Protest dagegen gewesen, dass ihre Eltern versuchten, sie als sexuelle junge Frau zu unterdrücken. Vielleicht gründet sich die oft moralisch konnotierte

28 Peergroup: »Als Peergroup (auch Peer-group; englisch peer group, kurz peers, Singular peer, dt.: Gleichrangige) bezeichnet man eine Gruppe von Menschen mit gemeinsamen Interessen (Soziale Homophilie), Alter, Herkunft oder sozialem Status mit einer wechselseitigen Beziehung zwischen Individuum und Gruppe.« (https://de.wikipedia.org/wiki/Peergroup. Letzter Abruf 23.3.2019.)

Vorgehensweise vieler Eltern darauf, dass sie ihre Familie vor der erwachenden Sexualität, besonders der Töchter, schützen wollen. Die gleiche Erfahrung machen diese jungen Mädchen auch in ihrer Peergroup: Schwächere gesellen sich zu ihnen, um von ihrem Glanz zu profitieren, während die Gleichstarken sich gegenseitig oft in gnadenloser Rivalität zerfleischen. Auf der männlichen Seite erwacht ebenfalls, testosteronabhängig, ein mehr oder weniger großes Aggressionspotenzial, welches sicherlich in vielen Familien die Ursache ist für genauso heftige Rivalitätskämpfe der Söhne mit ihren Vätern. Entsprechendes passiert in der Peergroup der Jugendlichen. Alles steht im Zeichen der Frage: »Wo ist mein Rangplatz in der Gruppe?«

Was bislang über die starken Männer und Frauen gesagt wurde, gilt natürlich auch für die weniger starken. Die wesentliche Schwelle besteht immer darin, den eigenen Platz im Ranking der Gruppe entgegenzunehmen oder ertragen zu lernen. Für viele beginnt an dieser Schwelle ein oft lebenslanges Ringen darum, durch eigene Aktivitäten den primären Rangplatz in der Gruppe der Männer oder Frauen zu verbessern. Dies ist sehr unterschiedlich erfolgreich.

Die dritte Quelle ist die kulturelle Ebene, die entscheidend dabei mitwirkt, die jungen Männer und Frauen auf ihrem Weg zum mehr oder weniger akzeptierten Mann- oder Frausein zu begleiten. Die Kultur kann diesbezüglich ausgesprochen gewährend oder auch tabuisierend sein. Manchmal bestehen die Schwellen darin, die sexuelle Identität sukzessive der dämonisierenden Fluchwelt einer Religion zu unterwerfen. Angesichts einer tief empfundenen Sehnsucht nach Selbstverwirklichung, ebenso wie nach einer erfüllenden sexuellen Begegnung, unternehmen viele Menschen den Versuch, ihre sexuelle Identität später wieder aus diesen verurteilenden Welten zu erlösen. Das erweist sich bei vielen Betroffenen als ausgesprochen schwierig, und sie müssen dazu einen ganzen Schwellenparcours von scham- und schuldbesetzten Tabus überwinden. Die meisten schaffen das nur teilweise.

Genau an dieser Stelle gibt es eine vermutlich bis heute nur unvollständig beantwortete, aber wesentliche Frage: Wie sieht menschliche, männliche und weibliche Sexualität aus, wenn sie wirklich natürlich ist? Wie wären Männer und Frauen tatsächlich, wenn man sie einfach ließe, und wie weit ist alles, was wir sehen, nicht doch zumindest auf unbewusster Ebene »kultiviert«? Vielleicht können bei der Beantwortung dieser Frage Tiere sehr hilfreich sein, die zumindest weniger als wir Menschen unter dem Diktat kultureller Normen stehen. Es ist zum Beispiel unschwer zu erkennen, dass eine Hündin, wenn sie erwachsen wird, ein völlig anderes Verhalten an den Tag legt als ein Rüde. Ganz sicher würden die Hunde der Unisexidee der Political Correctness energisch widersprechen. Das ist insofern wichtig, als junge Männer und Frauen durch die politischen und gesellschaftlichen Zuschreibungen oft Probleme haben, in ihrer sexuellen Identität anzukommen, es nur unter Schuldgefühlen wagen, ihr männliches oder weibliches Verhaltensrepertoire zu entwickeln. Der Frau kann es passieren, dass sie dann als »Tussi« von den anderen Frauen beschimpft und verachtet wird, und Männer lernen heutzutage schon sehr früh, dass jegliches aggressives Verhalten in die Kategorie unerlaubten Machotums fällt und deshalb zu unterbinden ist. Viele Depressive sind Männer und Frauen, die darunter leiden, dass sie nie gewagt haben, ihre sexuelle Identität zu leben.

Hier soll selbstverständlich nicht den wesentlichen kulturellen Einflüssen ein unreflektiertes Freiheitsideal entgegengestellt werden. Natürlich gibt es sexuelle Tabus, die wesentlich sind, beispielsweise zum Schutz der Kinder und der Unversehrtheit von Frauen. Aber es gibt eben auch jenen Aspekt, bei dem es darum ginge, der Sexualität die Unschuld wiederzugeben, die unser natürliches Erbe ist. Dabei geht es nicht um einen Rückfall auf eine unbewusste Stufe, sondern um die Integration der Sexualität in eine reifere, aufgeklärtere Gesellschaft jenseits der Vereinnahmung durch die Religion.

Für die meisten kommt es nur zu graduellen Konflikten mit den gängigen Klischees, und sie überwinden diese Schwelle meist leicht. Sehr viel schwerer haben es jene, die sich, abhängig von der Kultur, damit auseinandersetzen müssen, die Schwellen in eine seltenere sexuelle Identität zu überschreiten. Das oft heftigste Beispiel ist die Homosexualität in diesbezüglich dämonisierenden Gesellschaften.

Die Spannung zwischen hormonell gesteuerter Sehnsucht einerseits und der kulturellen Tabuwelt als Regulativ eben dieser Kräfte andererseits drückt sich bei den meisten dadurch aus, dass das Gewissen differenzierter und strenger wird. Die Über-Ich-Entwicklung schreitet also fort. Sie gipfelt oft mit 16 oder 17 Jahren in einem manchmal heftigen moralischen Rigorismus. Dieser kann dann auch zu entsprechenden Konflikten mit Elternhaus und Gesellschaft führen.

Zudem hat die Pubertät gerade für die Mädchen eine besondere Bedeutung, weil eine positive Annahme ihrer Weiblichkeit in vielen Fällen der beste Schutz vor den ansonsten drohenden, manchmal sogar tödlichen Essstörungen ist.

Ebenso wie für junge Frauen wird für junge Männer in mancher Hinsicht die Peergroup der Gleichaltrigen mit zunehmendem Alter immer wichtiger. Während vor der Pubertät die soziale Stellung der Familie identitätsstiftend war, werden es in der Pubertät mehr und mehr Freunde und Bekannte. Kaum etwas ist so wichtig für einen jungen Mann, wie die Frage, ob und wie die anderen Jungs ihn als kraftvollen und loyalen Kumpel integrieren. Wo steht er im Ranking seiner Gruppe? Dies bezieht sich auf intellektuelle Themen ebenso wie auf ihn als Sportler oder Musiker. Hier aufgenommen zu sein und Bewunderung zu erhalten, prägt das Lebensgefühl in entscheidender Weise. Entsprechend seiner Stellung in der Peergroup wird in aller Regel auch die Resonanz der Frauen ausfallen, und meistens weiß ein junger Mann schon früh im Leben genau, wie viel Macht er einmal haben kann und wie attraktiv er ist. Viele Männer leiden bis in ihr hohes Erwachsenenalter – und lange über ihre spätere Eheschließung und Familiengründung hinaus – unter der Zurückweisung einer Mitschülerin, von der sie damals glaubten, sie zu lieben. In der Fantasie der männlichen Jugendlichen entscheiden allzu oft bestimmte Mädchen über die Frage, ob sie sich als Männer in der Welt willkommen geheißen fühlen oder nicht. Analoge Erfahrungen machen natürlich auch zahllose junge Frauen.

Neulich traf ich, Wolfgang, Claude wieder, einen Mann, der inzwischen Vater und in seinem Beruf erfolgreich ist und den ich etwa seit 30 Jahren kenne. Ich erzählte ihm von einer Mitschülerin aus seiner Abiturklasse, mit der ich ihn damals zusammen erlebte. Da ich kürzlich von ihr gehört hatte, fragte ich ihn, ob er noch Kontakt zu ihr habe. Sein Gesicht wurde traurig, er seufzte und sagte: »Ach ja, das war eine von den vielen unerreichbaren Frauen.«

Die Pubertät ist also eine Zeit, in der wir wichtige Erkenntnisse über uns selbst gewinnen. Wir ahnen oder begreifen auch, was für Männer und Frauen wir sind, wie attraktiv oder auch unattraktiv wir sind. Wir begreifen, wie sehr dies unsere Rolle im Kreis der Kollegen prägt, ebenso wie unsere Position in Liebesbeziehungen und Familie.

Hinzuzufügen ist, dass genau jene Einflüsse, die wir gerade als so verunsichernd schildern, in manchen Biografien einen wesentlichen Beitrag zur Heilung früher Wunden im Selbsterleben leisten.

Günther, im Erwachsenenleben ein erfolgreicher Chefarzt, erzählte unter Tränen, wie sehr er unter der Strenge und der Verachtung seines Vaters gelitten und wie wenig ihn seine Mutter unterstützt habe, als er ein Junge war. Als Kind und Jugendlicher habe er enorm mit Selbstzweifeln und Minderwertigkeitsgefühlen zu kämpfen gehabt. Dies habe sich erst geändert, als mit 15 die Erotik in sein Leben trat. Was sein verletztes Selbstwertgefühl heilte, war die untrügliche Erkenntnis, dass er von den gleichaltrigen Frauen als attraktiver Mann jenseits der Pubertätsschwelle willkommen geheißen wurde.

Abschließend sei zur Pubertät erwähnt, dass es eine Fülle von Männern und Frauen gibt, aus deren Sicht das erwachsene Leben jenseits dieser Schwelle in hohem Maße unattraktiv erscheint. Viele Frauen finden die Rolle des kleinen Mädchens deutlich attraktiver als die Rolle der erwachsenen Frau mit all ihrer Verantwortung und ihrer Mühsal. Nicht zuletzt auch deshalb, weil sie gelernt haben, dass kindliche Frauen sexy sind, verharren sie gerne in der Rolle der Kindfrau und delegieren die verantwortungsvollen Aspekte des Lebens an ihre diesbezüglich willigen Männer. Diese sind meist von ihren Müttern schon darauf vorbereitet worden, dass das Wesentliche an der Männerrolle darin besteht, Erfüllungsgehilfe infantiler weiblicher Bedürfnisse zu sein.

Wir beschreiben hier eine ausgesprochen häufige Konstellation zwischen kindlich attraktiven Frauen und stark an die Mutter gebundenen Männern. Uns ist natürlich bewusst, dass es sehr viele junge Mädchen und junge Männer gibt, deren Lebensgefühl vom Streben nach Reife, Unabhängigkeit, Freiheit etc. angetrieben wird. Und in derselben Seele können auch beide Aspekte nebeneinander existieren.

Eva, eine erfolgreiche und ausgesprochen erwachsene Managerin, hat es sehr wohl verstanden, ihre Mädchenidentität ins Erwachsenenleben zu retten, und sie berichtete gerne darüber, wie bequem es ist, fast jede Türe ohne große Anstrengung mit diesem Talent zu öffnen.

Manche Jugendliche erkennen diese Dynamik schon mit zwölf, 13 oder 14 Jahren, das Gleiche trifft aber auch auf ältere Jugendliche oder Erwachsene zu.

Viele junge Männer, vielleicht in den letzten Jahrzenten zunehmend viele, schrecken ebenfalls vor den Anforderungen eines erwachsenen Lebens zurück: Sie bleiben gerne im Hotel »Mama« wohnen, verbringen ihr Leben damit zu genießen, insbesondere zu spielen, vor allem am Computer. Bei manchen könnte man denken, sie hätten gar keine Sexualität, wenn aber doch, dann allenfalls zum Austausch unverbindlicher Zärtlichkeiten.

Die meisten dieser jugendlichen Depressionen haben ihre Ursache in der Verunsicherung über ihre Zugehörigkeit und Stellung in der eigenen Peergroup beziehungsweise im Leid über nicht gewagtes oder zurückgewiesenes Liebeswerben.

Für viele Jugendliche ist die Schwelle zum Mann- oder Frausein beängstigend oder leidvoll. Die andrängende Triebenergie wirkt verunsichernd und kann oft nur schwer integriert werden. Andere genießen diese Zeit aber auch, indem sie merken, dass sie kräftiger oder kompetenter werden. Gerade dies bedeutet für die Eltern häufig die Konfrontation mit zunehmendem Kontrollverlust. Manche Eltern erleben dies als Kränkung, andere geraten in große Sorge um ihre Kinder und versuchen, sie durch Reglementierung unter ihrem Einfluss zu halten.

Viele Eltern sind der Meinung, sie müssten ihr Kind beschränken, weil es noch nicht die Struktur mitbringe, die es für die Freiheit benötige. Sie denken, ihr Kind müsse in der Auseinandersetzung mit ihnen Widerstand überwinden, um dadurch gekräftigt seine eigenen Normen zu entwickeln. Das Ausmaß dieses Konfliktpotenzials bestimmt in vielen Familien die Stimmung während der Pubertät.

In der Pubertät geht die Saat der früheren Jahre auf. Wer als Kind die Erfahrung gemacht hat, von seinen Eltern nicht geliebt, mindestens aber nicht anerkannt zu sein, entwickelt ein entsprechendes Selbstbewusstsein, und seine Befürchtungen bestätigen sich dann oft in der Gruppe der Gleichaltrigen. Wer wiederum in der Verheißung der Allmacht aufgezogen wurde, erfährt jetzt oft die Korrektur durch die Realität. Sehr wichtig ist hier auch zu erwähnen, dass manche Kinder Peter-Pan-artig erzogen werden, sodass sie die Haltung entwickeln, man bleibe am besten immer Kind. Die Konsequenz ist, dass manche Männer und Frauen es tatsächlich schaffen, die Ansprüche des erwachsenen Lebens zu vermeiden. Manche für immer, manche holen die Pubertät in späteren Schwellensituationen nach, zum Beispiel dann, wenn die eigenen Kinder in die Pubertät kommen.

Der vielleicht wichtigste Aspekt der Pubertät besteht also darin, durch die Überwindung unterschiedlichster Schwellensituationen eine sexuelle Identität zu entwickeln, die uns erlaubt, in einem neueren und tieferen Sinne beziehungsfähig zu sein. Das ermöglicht uns, die bedürftige Position in unseren Beziehungen weitgehend zu verlassen. Wir sind jetzt in der Lage, die reifere Position der Liebe einzunehmen, deren wesentlichstes Element das Geben ist. Von den unterschiedlichen Formen der Liebe soll im nächsten Kapitel die Rede sein.

DIE LIEBE

NACH DER PUBERTÄT SIND WIR GESCHLECHTSREIFE und mehr oder minder erwachsene Menschen. Wir sind ausgerüstet mit ganz vielen mehr oder weniger konstruktiven Informationen darüber, was das erwachsene Leben wohl sein könnte, was dort von uns erwartet wird und was wir dort erringen können. Fast alle Jugendlichen haben Träume von Macht, Anerkennung, Erfolg, Sexualität. Die Verheißung in diesen Träumen gibt den meisten dann die Kraft, über die Schwelle zum Erwachsensein zu gehen.

Genau jene Schwellen, an denen sich unsere Beziehungen ändern oder auch unser Bezug zu uns selbst, prägen die Atmosphäre des Erwachsenenalters. Einige dieser Schwellen werden wir im folgenden Kapitel ausführlich betrachten.

Wenn Sie jetzt wieder Ihre Lebenslinie hervorholen und auf die Höhen und Tiefen Ihres bisherigen Lebens schauen, können Sie sich vielleicht vorstellen, dass die Lebenslinie, die Sie gezeichnet haben, das Resultat einer Fülle einzelner Lebenslinien ist, die sich entsprechend ihrer existenziellen Thematik überlagern. Im Folgenden werden wir Sie bitten, zu den jeweiligen Themen eine eigene Linie in Ihre Lebensgrafik zu malen und zu schauen, inwieweit diese Linien mit der grundsätzlichen Lebenslinie, die Sie schon gezeichnet haben, parallel gehen oder ganz anders verlaufen.

Jene, die einen davon abweichenden Zugang zu diesem Buch gewählt haben, bitten wir entsprechend, sich auf diesen zu fokussieren. Dabei bleibt der Gedanke gleich, dass der vordergründige Verlauf des Lebens die Summe oder die Resultate einer ganzen Reihe existenzieller Grundströmungen ist, denen wir uns im Folgenden widmen wollen. Entsprechend dieser Grundthemen werden wir Sie bei den einzelnen Kapiteln dazu auffordern, die Lebenslinie, das Lebensmodell oder auch jene Grunddynamik, um die es gerade geht, in ihrer spezifischen und persönlichen Weise so darzustellen, wie es für Sie selbst am meisten Sinn ergibt.

Dieses Kapitel widmet sich den Liebesbeziehungen. Damit sind durchaus auch die Mutterliebe, die Geschwisterliebe und die Liebe zu Freunden der Kindheit und Jugend gemeint, besonders aber natürlich die Partnerschaften, die Sie im Laufe Ihres Lebens eingehen. Möglicherweise haben Sie mit der Liebe im Allgemeinen ganz andere Erfahrungen gemacht als mit der Liebe in Ihren Partnerschaften.

Johanna ist beispielsweise eine Frau, die schon als Kind sehr geliebt wurde. Sie ist eine liebende Freundin in vielen Beziehungen, aber wegen der Dämonisierung der Sexualität durch ihre Mutter ist sie zeitlebens nie eine Partnerschaft eingegangen. Johanna müsste für das Thema »Liebe« zwei Kurven zeichnen. Eine, die deutlich im oberen Bereich des Diagramms liegt und ihre Liebe zur Welt, zu Menschen, Tieren und Umwelt darstellt, während die Partnerschaftslinie im unteren Bereich verläuft. Dies führte in ihrem Leben über viele Jahrzehnte zu einem anhaltenden Konflikt zwischen Sehnsucht, Einsamkeit und der Angst vor Nähe.

Bringen Sie nun Ihre Erfahrungen in Ihrer Liebeslinie oder Ihrem speziellen Modus zum Ausdruck. Bitte nehmen Sie zunächst einen neuen Stift in einer Ihnen angemessenen erscheinenden Farbe und zeichnen Sie das Diagramm der Liebe und des Geliebtwerdens Ihres bisherigen Lebens in Ihre Lebensgrafik hinein. Nehmen Sie dann einen weiteren Stift, um die Biografie Ihrer Partnerschaften, besonders aber deren sexueller Aspekte, mit den Höhen und Tiefen abzubilden. Gönnen Sie sich einen kreativen Spielraum und zeichnen Sie die Prozesslinien der Liebe, die Ihnen relevant erscheinen – zum Beispiel die Line Ihrer Erotik in eine Grafik und in eine andere die Linie Ihrer Liebe zum Leben, und vielleicht sogar in eine dritte Grafik eine Linie, in der Sie sich vergegenwärtigen, wie sehr Sie Liebe erfahren haben, durch Eltern, Partner, Chefs etc.

Wie schon im Kapitel zur Pubertät angedeutet, müssen die Jugendlichen beim Übergang in die Liebeswelt eines erwachsenen Menschen durch eine Menge von Pforten beziehungsweise über eine ganze Reihe von Schwellen gehen. Das gelingt vielen ganz leicht, andere müssen dabei heftige Ängste überwinden, und sie fügen sich selbst und ihren Mitmenschen bei diesem Prozess teilweise erhebliche Verletzungen zu. Dies ist unter anderem davon abhängig, ob ein Kind oder ein Jugendlicher die Erfahrung gemacht hat, in seinem Mann- oder Frausein angenommen zu werden oder nicht, insbesondere aber davon, ob die Peergroup ihm signalisiert, dass er attraktiv ist oder nicht. All diese Erfahrungen verdichten sich dann zu seinem Narrativ[29] über seine sexuelle Identität, das, fest eingebaut in sein narzisstisches Gleichgewicht, darüber entscheidet, wie er sich selbst inszeniert. In diesem Stadium bedeuten Liebe und Sexualität für ganz viele vorwiegend die mehr oder minder klare Bestätigung eben dieser Identität. Die junge Frau, die sich unwiderstehlich weiß, ist in diesem Stadium permanent dazu verführt, die Macht ihrer Attraktivität an immer neuen, ebenfalls hochattraktiven Männern zu inszenieren und sich so im Glanz ihrer Königinnennatur zu sonnen.

Solche attraktiven Frauen und auch Männer überwinden die Schwelle zur Sexualität oft scheinbar mühelos. Da sie selbst leicht der Verführung unterliegen, mit ihrer Attraktivität zu manipulieren, erlöst sie ihr Erfolg aber nicht von dem Zweifel daran, ob die Zuwendung des so gewonnenen Partners wirklich persönlich gemeint ist: »Vielleicht lässt er sich nur von meiner Schönheit blenden und weiß nicht, wer ich dahinter bin. Vielleicht missbraucht er mich, so wie ich ihn, als Trophäe der Eitelkeit.«

29 Narrativ, s. Kapitel *Exkurs: Narrativ, S.291*

Noch so großer erotischer Erfolg erspart eben nicht, jene fundamentale Schwelle zu überschreiten, an der es in einer Liebesbeziehung darauf ankommt, das eigene narzisstische Universum zu verlassen. Hier wird es unumgänglich, das Gegenüber als eigenständiges Wesen wahrzunehmen, mit all der Verunsicherung, die damit einhergeht. Die Erkenntnis ist: Es gibt den anderen wirklich, mit all seinen Stärken und Schwächen, und seine Bedeutung geht weit darüber hinaus, mich selbst narzisstisch aufzuwerten. Auch wenn es noch so lästig ist, ist die Erkenntnis doch erlösend, dass der andere deshalb der andere heißt, weil er anders ist.

Dieser Prozess wird von vielen Menschen vollkommen unterschätzt, und viele erreichen diese Schwelle nie oder erst ganz spät im Leben, weil sie die Illusion aufrechterhalten können, dass alles gut ist, solange der Satz stimmt: »Mein Partner und ich, wir lieben mich!«

Viele Männer und Frauen berichten davon, dass ihnen ein ganzer Reigen an erotischen Abenteuern zuteilwurde, ohne dass sie jemals das Gefühl hatten, im Kern ihrer Seele wahrgenommen zu werden und ein anderes Lebewesen so tief zu erfahren, dass das Gefühl entsteht: »Ich bin angekommen.«

Und gerade jenes Gefühl, angekommen zu sein, ist das einzige und unabdingbare Symptom dafür, dass die Eierschale der Selbstverliebtheit durchbrochen und eine Liebesbeziehung geboren wurde. Diese Schwelle ist sicher eine der wichtigsten, die es im Erwachsenenleben gibt. Wenn man die Bedeutung dieser Schwelle richtig versteht, begreift man auch, weshalb Trennungen, solange die Beziehung vorwiegend narzisstisch geprägt ist, meist gut verkraftbar sind. Für viele der sprichwörtlichen »Swinging Singles« sind Beziehungen Verbrauchsgüter. Man kann sich also Hunderte Male im Leben verlieben. Umso interessanter und wesentlicher ist die Erkenntnis, dass die wenigsten Menschen mehr als einmal im Leben lieben können. Manche können es zwei Mal, manche drei Mal.

Manche Männer und Frauen gehen mit heftigen Erfahrungen von Defiziten und Schwächen und entsprechenden Zurückweisungen in ihr Erwachsenenleben. Ihnen wird nur ganz selten gespiegelt, dass sie attraktiv sind.

Manche junge Frau und mancher junge Mann geht in ihr oder sein Erwachsenenleben mit einem Selbstbild als Mauerblümchen oder Außenseiter. Manche sind darüber verzweifelt, wütend, organisieren sich in Selbsthilfegruppen. Die Schönen und Erfolgreichen werden verteufelt, aber all dies hilft nicht darüber hinweg, dass sie im Inneren spüren, dass es Ressourcen im Leben gibt, von denen sie mindestens zunächst ausgeschlossen sind. »Das gibt's, aber nicht für dich!«, ist der bittere Satz, den eine wütende Klientin einmal in der Rolle ihres hasserfüllten mütterlichen Objektes sich selbst gegenüber aussprach.

So traurig das auf den ersten Blick klingt, haben diese Menschen doch das Privileg, von vornherein die ganz persönlichen Ressourcen ihrer Seele in ihre Beziehungen einzubringen. So ist es möglich, ihre Freundschaften von der Befürchtung freizuhalten, dass der andere sie nur aufgrund seiner Idealisierung aufrechterhält. Gleichwohl erweisen sich diese Biografien vor allem in den ersten Lebensjahrzehnten oft als sehr schwierig und leidvoll.

Zwischen diesen beiden Extrempunkten liegt die breite Schicht der durchschnittlichen Menschen, deren Privileg darin liegt, über sich selbst zu wissen: »Ich bin ein ganz normaler

Mann/eine ganz normale Frau. Es gibt bestimmte Partner, die ich haben kann, andere sind unter meinem Niveau, und wieder andere gehören zu einer Liga, die ich nicht erreichen kann.«

Wenn wir uns diese drei Einstiegsvoraussetzungen ins Erwachsenenleben – als Star, als Mauerblümchen und als Durchschnittsmensch – anschauen, ist es leicht vorstellbar, dass sich daraus unterschiedliche Formen ergeben, die Schwelle in die Beziehungswelt zu überschreiten. Dazu kommt natürlich, dass die Frage der Attraktivität nur ein Element ist, das für Liebesbeziehungen wichtig ist.

Neben der körperlichen Attraktivität spielen Faktoren wie Intelligenz, soziale Stellung, vor allem aber ein liebevoller Charakter mit einem großen Herzen, bedeutende Rollen. Gerade vordergründig weniger attraktive Menschen wissen es besonders zu schätzen, einen Partner zu treffen, mit dem sie sich in der Tiefe ihrer Herzen verbinden können. Angesichts vorheriger Enttäuschungen, Zurückweisungen und Kränkungen wissen sie darum, wie kostbar der andere ist, und sie spüren das Glück, von diesem aus ihrer vorherigen Einsamkeit erlöst zu sein. Sie wissen um die Unersetzbarkeit ihres Partners.

Diese Beziehungen finden meist auf der Herzebene statt, auf der, wie bereits oben erwähnt, nur eine sehr geringe Austauschbarkeit gegeben ist. Das Privileg dieser Beziehungen besteht gerade darin, dass sie auf tiefen und stabilen Bindungen beruhen. Sie erfüllen auch die optimale Bindungsfantasie des Kollektivs insofern, als eine solche Beziehung die unabdingbare Voraussetzung dafür ist, dass das Eheversprechen »Bis dass der Tod uns scheidet, in guten wie in schlechten Tagen« überhaupt sinnvoll wird.

Betrachtet man die Lebenslinie in Bezug auf Beziehungen und Sexualität, stellt man zumindest in unserer Kultur bei vielen fest, dass sexuelle Begegnungen meist schon viele Jahre stattfinden, bevor eine ernsthafte Beziehungsfähigkeit überhaupt vorstellbar ist. Der psychodynamische Hintergrund ist der, dass das Ich der Beteiligten die Schwelle von der narzisstischen Identitätsfindung hin zur Objektbeziehungsfähigkeit überschreiten muss.

Dieser Prozess bedeutet natürlich, dass bei vielen die sexuellen Beziehungen wie erwähnt vorwiegend der Erhöhung des Selbstwerts dienen, ohne dass eine tiefe Begegnung stattfindet. Dennoch spüren die Jugendlichen die Sehnsucht nach tieferer und achtsamerer Begegnung. Es fängt damit an, dass manches junge Mädchen ihre Defloration durch den wie attraktiv auch immer geschätzten jungen Mann als einen Akt der Misshandlung erlebt, wenn dieser, genauso unerfahren wie sie, in dieser Situation vorwiegend mit sich selbst beschäftigt ist. Bei fehlender Achtsamkeit und Empathie ist sie seinen unbeholfenen Bemühungen ausgesetzt, oft mit entsprechenden körperlichen Schmerzen und Befürchtungen in Bezug auf die Sexualität einer erwachsenen Frau. Überhaupt oszilliert die Sexualität vieler Jugendlicher zwischen Idealisierung und Verachtung mit entsprechenden gegenseitigen Verletzungen. Natürlich ist es so, dass häufig auch schon Jugendliche zu einer tiefen Empathie fähig sind, und es können sich durchaus mit 14 oder 15 Jahren Beziehungen entwickeln, die dann ein Leben lang halten. Doch auch, wenn das von außen manchmal sehr schön aussieht, lohnt es sich, darüber nachzudenken, ob hier einfach zwei Kinder in ihren romantischen Idealen steckengeblieben sind oder ob die beiden Seite an Seite zu erwachsenen und beziehungsfähigen Menschen gereift sind. Am Ende jenes Prozesses der narzisstischen Selbstbestätigung, des zunehmenden Erwachens einer Sehnsucht und der Bereitschaft zu einer tieferen Begegnung steht im Idealfall, dass sich das Ich einem wahren Erkennen des anderen öffnet und einem Partner begegnet, der auch dazu bereit ist. Diese Begegnung bedeutet dann die Überwindung der Schwelle zu einer reifen und nachhaltigen Liebesbeziehung.

Um es nochmals plakativ auszudrücken: Das Ich muss merken und aushalten können, dass der andere eine gleichberechtigte, von ihm selbst unabhängige Person ist. Erst dann wird es möglich, die kritische Position dem anderen gegenüber aufzugeben, ihn vorwiegend danach zu betrachten, wie weit er zum eigenen Ideal passt beziehungsweise den eigenen Status in der Umwelt aufwertet. Jetzt kann das Ich lernen, den anderen wirklich zu sehen in seiner Schönheit, aber auch in seiner Verwundbarkeit und Schwäche. Wenn sich das Herz öffnet und das Ich den anderen mit den Augen des Herzens wahrnimmt, wird vorstellbar, dass sie einander lieben können.

Karl, der Sohn einer Mutter, die ihn als einsame Frau eines Botschafters zutiefst vereinnahmt hatte, wuchs mit einer gewaltigen Angst auf, in einer sexuellen Beziehung dem Weiblichen so ausgeliefert zu sein, wie er es einst seiner Mutter gegenüber war. Er war damals 27, hatte bereits ein gutes juristisches Staatsexamen abgelegt, stand an der Schwelle des Referendariats und hatte noch nie eine sexuelle Beziehung gehabt. Dabei fehlte es dem attraktiven jungen Mann aus gutem Hause nicht an entsprechenden Angeboten. Zunächst war es nur die Angst, die ihn vor der Schwelle zurückschrecken ließ, schließlich aber auch die Erklärungsnot: Wie sage ich einer Frau, dass ich noch Jungfrau bin? Er wusste, dass er sich diesem Problem irgendwann stellen musste, und geriet daraufhin in eine heftige Krise. Er brauchte eine Situation, bei der er sich nicht schämen musste, und eine Beziehung, die so definiert war, dass er ganz sicher sein konnte, die Frau auch wieder verlassen zu dürfen. In seiner Verzweiflung und ermutigt von Freunden überwand er sich zu einem Bordellbesuch, bei dem er auf eine ausgesprochen warmherzige und für ihn erotisch attraktive Prostituierte traf, der er sich mit all seiner Angst vor Sexualität anvertraute. Tiefer, als es seine Mutter je gekonnt hatte, begriff sie ihn in seiner Not, und es gelang ihr tatsächlich, ihm mit viel Geduld und Einfühlungsvermögen zu helfen, seine Angst vor der Sexualität zu überwinden. Dankbar dafür, an der Schwelle seiner größten Angst einem Engel begegnet zu sein, wie er sich ausdrückte, entwickelte er zu dieser Frau eine Freundschaft. Dank ihrer Hilfe war er nun bereit, sich der Sexualität zu stellen, und er lernte ungefähr ein Jahr später seine heutige Frau kennen, der er schließlich vor seiner Hochzeit auch seine »Schwellenhelferin« vorstellte. Er machte Karriere im Auswärtigen Dienst und lebt jetzt im Ausland, wie einst sein Vater. Als ich, Wolfgang, zuletzt von ihm hörte, teilte er mir mit, dass seine Ehe sehr glücklich sei und wie reich er sich fühle als Vater zweier Kinder.

Was Karl erlöste, war der Umstand, dass er sich in seiner Not gesehen und angenommen fühlte. Sein wahres Selbst wurde in seiner Ängstlichkeit so gespiegelt, dass er sich als Mann annehmen konnte. Das heißt natürlich noch lange nicht, dass an dieser Stelle sein Narzissmus in Richtung einer wirklichen Wahrnehmung seiner Partnerinnen überwunden war. Er idealisierte die Prostituierte und empfand tiefe Dankbarkeit zu ihr. Wozu ihm diese Frau verholfen hatte, war vor allem, dass es ihm möglich wurde, seine Sexualität positiv in sein Selbstbild als Mann einzubauen.

Diese Heilung auf narzisstischem Niveau ging bei ihm von vornherein mit einer Öffnung auf der Herzebene einher. Dieser Prozess setzte sich bei seiner späteren Frau fort, zu der er sich nicht zuletzt auch deshalb liebend hinwenden konnte, weil er sich von ihr, angesichts seiner aus seiner Sicht beschämenden Biografie, angenommen fühlte. Er fühlte sich geliebt, es tat ihm gut, und er erlebte sich selbst dabei als Liebender. So wurde seine narzisstische Wunde in der Beziehung zunehmend geheilt. Karl ist jetzt ein warmherziger und liebevoller Mann, der zu persönlichen Beziehungen in der Lage ist, wovon nicht zuletzt seine beiden Kinder profitieren.

Die Angst, vom Weiblichen verschlugen zu werden, ist tief in der Seele des Männlichen im archaischen Sinne verankert. Viele junge Männer erleben ihre Mütter als emotional bedürftig, stimmungslabil und bedrohlich. Sie fühlen sich zur Deckung der emotionalen Defizite ihrer Mütter missbraucht. Für viele ist dies durchaus traumatisierend. Hier liegt oft das Problem jener jungen Männer, die den Schritt aus dem Elternhaus nicht wagen und sich so ironischerweise an jene Mütter binden, die ihnen die Autonomieentwicklung vorenthielten. Oft fehlt in solchen Konstellationen der Vater, der dieser weiblichen Gier gewachsen ist. Nur er könnte Befreiungsmöglichkeiten vorleben.

Aber es gibt noch mehr Hindernisse an der Schwelle zur Sexualität. Eines der wesentlichen Hindernisse ist die Scham zu befürchten, einem bestimmten ästhetischen Ideal nicht zu entsprechen.

Babara hatte noch nie einen Orgasmus. Dies verwunderte auch nicht, hatte sie doch an sich den Anspruch, jede denkbare Stellung beim Sex so zu organisieren, dass sie und ihr Mann für einen zufällig hinzutretenden Betrachter ein optimal ästhetisches Bild ergäben.

Babara ist eine Extremvariante. Aber es gibt durchaus viele Menschen, die beim Geschlechtsakt unter der Fantasie leiden, von einem Elternteil kritisch beobachtet zu werden. Sie fühlen sich dann niedergemacht, moralisch verurteilt oder auch ästhetisch verhöhnt. Kein Wunder, dass diese Fantasie das sexuelle Glück deutlich erschwert.

Wichtig für unser Schwellenthema ist hier, dass es durchaus möglich ist, mit solchen Handicaps ein vordergründig normales Geschlechtsleben zu führen. Oft entstehen dabei jene zahlreichen Paare, die sich wundern, warum sie in ihrer Beziehung unglücklich sind, obwohl doch vordergründig alles intakt ist. Babaras Ehemann zum Beispiel wurde an ihrer Seite impotent, und es dauerte lange, bis er begriff, wie sehr das damit zu tun hatte, dass seine Frau auf seine Versuche, ihr erotisch nahezukommen, beim besten Willen nicht konstruktiv eingehen konnte. Lange bevor er das verstand, gab sein Körper die Hoffnung auf.

Es wird immer deutlicher, dass die existenziellen Themen ab der Pubertät breit gefächert sind – mit einer entsprechend komplexen Schwellenlandschaft. Da wir gerade unsere Beziehungsbiografie betrachten, kann es vielleicht helfen, wenn wir versuchen, die Schwelle hier als die Fähigkeit zu beschreiben, zwischen narzisstischer Bezogenheit und Objektbezogenheit zu unterscheiden.

Man kann das Narzisstische so definieren, dass sich die Libido – hier ist Liebe nur im erotischen, sexuellen Sinne gemeint – vorwiegend auf das eigene Selbst bezieht. Es geht in der Beziehung ausschließlich um die Frage: »Tut mir die Beziehung gut, unterstützt sie mein Selbstwertgefühl, kann ich mich jederzeit zurückziehen und gleichzeitig den anderen oder die andere kontrollieren?« Objektbezogenheit bedeutet, dass sich die Libido mehr und mehr vom eigenen Selbst löst und damit zur Verfügung steht, um ein anderes Wesen libidinös zu besetzen. Das bedeutet, dass sich meine Liebesgefühle nicht mehr nur auf mich selbst, sondern tatsächlich auf den anderen richten.

Auch ein Narzisst, dessen Welt in seinem Erleben scheinbar objektiv nur aus ihm selbst besteht, kann sich als zutiefst Liebender erleben. Da das Gegenüber als real empfindendes und existierendes Wesen keinen Zugang zur eigenen Wahrnehmung des Narzissten hat, hält dieser seine Projektionen auf dieses Gegenüber ersatzweise für die Wahrheit. Dabei neigt er dazu, diesem subjektiv geliebten Gegenüber Bedürfnisse zu erfüllen, die seine eigenen sind und die er ihm auf der Grundlage der eigenen Bedürftigkeit unterstellt.

Keine Sorge, es bleibt nicht so theoretisch, wir werden gleich konkrete Beispiele nennen.

Es erscheint an dieser Stelle wichtig, darauf hinzuweisen, dass wir, wenn wir von Narzissmus reden, keineswegs eine Wertung vornehmen wollen, und schon gar nicht wollen wir große

Teile der Mitwelt für psychisch beeinträchtigt erklären. In unserem Sinne ist Narzissmus einfach das Bewusstseinsstadium, in dem ein Mensch noch nicht in der Lage ist, zwischen ihm und den anderen, vor allem seinen nächsten Menschen, zu unterscheiden. Manchmal können ganze Leben vergehen, ohne dass eine narzisstische Liebe in eine reale Begegnung der Partner übergeht.

Ein gutes Beispiel hierfür ist der 75 Jahre alte Theo, der nach heftigster Traumatisierung im Krieg fest davon überzeugt war, seine große Liebe ein Leben lang auf Händen getragen zu haben. Einige Jahre vor der Goldenen Hochzeit musste er seine geliebte Frau mit Alzheimer ins Heim geben, wo er sie bis zu ihrem Tod aufopferungsvoll pflegte. Es wäre grausam, wenn er jetzt noch verstehen würde, dass er aus ganzem Herzen zwar immer alles für sie getan hat, ohne jedoch ein Gefühl dafür entwickelt zu haben, was und wer sie wirklich war. Immer wieder hatte sie versucht, gegen jene blinde Verwöhnung, mit der er sie überschüttete, aufzubegehren. Schließlich begann sie zu trinken, um ihn ertragen zu können. Seine Zuwendung machte sie wütend, und gleichzeitig wusste sie um ihre Abhängigkeit von ihm und damit um die Unabänderlichkeit ihrer Situation. Kurz nachdem die Kinder das gemeinsame Haus verlassen hatten, entwickelte sich ihre Alzheimererkrankung, vielleicht auch als Konsequenz der resignativen Unterwerfung unter eine als unerträglich erlebte Situation. Fast schon bitter kann man sagen, dass sie als Pflegefall die Zuwendung ihres Gatten unambivalent über sich ergehen lassen musste.

An diesem Beispiel wird sehr eindrucksvoll sichtbar, dass Narzissten nicht zwingend lieblos sind, manchmal sogar im Gegenteil; es fällt ihnen nur unendlich schwer, die Kraft ihrer Liebe in eine wirklich reale Resonanz mit dem persönlichen Gegenüber zu bringen. Genau das ist aber die Schwelle, über die sie gehen müssten, um die Erfahrung realer Liebe zu machen.

Man kann ein Leben lang jenseits der Schwelle verharren, aber es geschieht manchmal auch noch im höheren Alter, dass Partner einander wirklich erkennen.

Ein Beispiel hierfür sind Irene und Hans. Irene ist das gedemütigte und dabei hochintelligente Kind einer Vertriebenenfamilie, traumatisiert durch Krieg und Vertreibung, aber auch durch eine kalte, lieblose und egozentrische Mutter. Voller beängstigender, düsterer Objektbilder konnte sie sich nie vorstellen, geliebt zu werden. Sie beargwöhnte ihren Mann, den sie sehr bewunderte und idealisierte. Sie enthielt sich ihm in der Tiefe vor und fühlte schließlich ihre Katastrophenfantasie bestätigt, als er sie, aus ihrer Sicht, mit einer anderen betrog.

Sie verließ ihn, blieb aber abhängig von ihm. Jahre später kehrte sie auf sein Drängen zu ihm zurück, ohne ihm jedoch verziehen zu haben. Überwältigt von neuerlichen Verlustängsten, verfolgte sie ihn mit jenem Hass und jener Bitterkeit, die wie eine Plombe auf ihrer narzisstischen Wunde des ungeliebten Kindes und der verlassenen Frau lagen. Die große Liebe zu Hans, die all die Jahre überlebt hatte, wagte sie nie zu zeigen, aus Angst davor, erneut verlassen zu werden. Sie dämonisierte Hans und bewachte ihn in einem Kerker aus Entwertung. Hans, der nicht zuletzt von einer kalten und zurückweisenden Stiefmutter ebenfalls verletzt worden war, suchte zeitlebens nach seiner männlichen Identität, die Irene ihm aufgrund ihrer eigenen Verstrickung nicht spiegeln konnte, und geriet bei dieser Suche auch an andere Frauen. Er begriff damals nicht wirklich, wie tief Irene durch seine Suche verletzt und in ihrem Vertrauen zu ihm erschüttert wurde. Innerlich blieb er Irene immer treu, und in ihm überlebte die gleiche große Liebe zu Irene, die diese, wie erwähnt, erwiderte.

In seiner sehr schwierigen Herkunftsfamilie hatte sich Hans auf der Grundlage seiner hohen Intelligenz in der Rolle des Intellektuellen vor den Verletzungen der kommunikativen Öde geschützt, war seinerseits aber auch hinter dieser Fassade einsam geblieben. Er entwickelte eine nur sehr geringe emotionale Ausdrucksfähigkeit, was ein weiterer wichtiger Grund war, warum seine Beziehungen scheiterten. Das verhinderte auch, dass er sich mit Irene nach langen Jahren der Trennung emotional wirklich verbinden konnte. Seine Liebessprache war die tätige Liebe im Alltag, gestützt durch ein spirituelles Denken, dass die Liebe erhalten werden muss, um den Ehevertrag zu erfüllen. Die beiden standen sich also jahrzehntelang so gegenüber: Auf der einen Seite Irene mit ihrer Höllenvision, auf der anderen Seite Hans im Elfenbeinturm.

Sie hielten aneinander fest, ohne einander wirklich begegnen zu können, rangen umeinander, kämpften gegeneinander und kamen doch nie zueinander. Von außen gesehen eine ausgesprochen quälende, leidvolle Beziehungskonstruktion.

Und dann geschah es doch: Im Rahmen einer Selbsterfahrungsgruppe verließ Irene den Schutz ihrer hasserfüllten Projektionen. Ihr

Herz öffnete sich so weit, dass sie sowohl ihre eigene Liebe zeigen als auch in Hans' Augen blicken konnte. Sie ließ sich berühren von all seinem Bemühen, all seiner Liebe zu ihr, aber auch von all seiner Verlorenheit an ihrer Seite. Sie war erfüllt von Barmherzigkeit und Dankbarkeit. Für einen Moment war die Betonmauer auf beiden Seiten eingerissen. Auch Hans fühlte sich berührt, und auch er sah sie, erstmals und endlich, in ihrer Angst und Verletzlichkeit. Er begriff, ohne Schuldgefühl, wie sehr sein Seitensprung, der mittlerweile 40 Jahre zurücklag, Irene verunsichert und verletzt hatte. Für diesen Moment wurde sichtbar, dass die Grundlage dieser Beziehung eine unauflösliche Liebe zwischen zwei ängstlichen, verunsicherten Menschen war. Sie hatten den größten Teil ihres Lebens damit verbracht, sich in den Mauern ihres Narzissmus vor genau jener Nähe zu schützen, nach der sie sich so sehr sehnten.

Wenn Sie also jetzt Ihre Lebenslinie ansehen und den roten Faden Ihrer Liebe in Ihre Lebensgrafik eingetragen haben, denken Sie einen Moment darüber nach, wie weit Sie es für möglich halten, dass Sie Ihre Liebespartner, insbesondere aber auch Ihre Freunde, in ihrem Menschsein wirklich gesehen haben und sehen. Vielleicht können Sie sich vorstellen, dass es da noch Möglichkeiten gibt, in einem tieferen Sinne hinzuschauen: »Wer sind jene, die ich glaube, am meisten zu lieben? Wer sind jene, die folglich am ehesten verdient haben, dass ich sie wirklich erkenne? Was weiß ich vielleicht noch nicht über sie? Wo trübt meine Bewunderung für den andern noch meinen Blick? Wo verdeckt die attraktive Frau das ängstliche Mädchen, das sich bei all seiner Sicherheit, eine Königin zu sein, nie wahrgenommen fühlte, und das vielleicht sogar resigniert die Hoffnung aufgegeben hat, jemals um seiner selbst willen geliebt zu werden? Vielleicht schützt sie sich voller Bitterkeit und Hass hinter einer Fassade der Verachtung vor einer erneuten Verletzung ihrer zarten, verwundbaren Seele? Wo verdeckt vielleicht der überlegene, souveräne, starke Mann den unsicheren, ängstlichen kleinen Jungen, den er nie von sich aus zu zeigen wagen würde, der aber dringend benötigt, erkannt zu werden?« Nur so könnte der Mann den Mut finden, hinter der Fassade des Pseudohelden hervorzutreten.

Wenn es um die Liebe geht, brauchen wir weder Fans noch Verehrer, sondern vertraute Menschen, die uns kennen.

Ein wesentlicher Aspekt ist das Ausmaß der narzisstischen Zufuhr. Hier stellt sich die Frage, wie weit der andere, den ich liebe, dazu dient, mein eigenes Selbst zu erhöhen. Wie weit bin ich stolz darauf, mit einem derart attraktiven Wesen verbunden zu sein, und wie sehr genieße ich, dass seine Attraktivität dazu führt, dass meine Stellung in der Peergroup gestärkt wird? Der tolle Partner ist wie die Feder am Hut. Das ist weder moralisch verwerflich noch falsch. Es ist Ausdruck einer jungen, wachsenden Seele. Manche junge Frau kann das ganz gut brauchen, wenn ein älterer oder auch reicher Mann ihr das Tor in die Welt öffnet. Er ernährt sie emotional und faktisch, sie nimmt dies an und wächst.

Es ist sehr bedeutsam, sich klarzumachen, dass diese Intentionen, die für die Beziehungsarchitektur so wesentlich sind, in aller Regel weitestgehend unbewusst sind. Insofern ist verständlich, dass es einem Narzissten in aller Regel nicht hilft, angesichts einer neuen Liebe zu fragen, ob er sein Gegenüber wegen der oben erwähnten narzisstischen Zufuhr begehrt oder weil sein Herz vom Sosein des Gegenübers tief berührt ist. Wir haben eben bei Theo gesehen, dass ihm ein Leben lang die Chance vorenthalten blieb, seine Frau kennenzulernen. Das ist umso tragischer, als er sich seinerseits aus ganzem Herzen genau darum bemüht hat.

Der Moment, an dem die narzisstische Schwelle überwunden wird, die Wahrnehmung sich also öffnet für die Präsenz des anderen, indem auf der Herzebene ein echtes Berührtsein fühlbar wird, ist einer der wichtigsten Bewusstseinssprünge des Lebens. Dies ist oft ein ausgesprochen eindrucksvolles und auf der bewussten Ebene ein sehr berührendes Ereignis. An dieser Stelle kehrt sich der Fluss der Liebe um. Bis hierher bedeutete Liebe das Annehmen der Zuwendung der anderen, die das bedürftige junge Selbst ernährte und ihm damit ermöglichte zu wachsen. An dieser Stelle wird sich das Selbst seiner Fülle bewusst und spürt von sich aus das dringende Bedürfnis zu geben. Das Wesentliche der Liebe ist nicht mehr das Nehmen, was natürlich immer weiter eine Rolle spielen wird. Das Wesentliche der Liebe ist das Geben. Wichtig an dieser Stelle ist der Umstand, dass das Geben aus einer echten Fülle heraus geschieht und nicht mehr aus narzisstischen, masochistischen oder depressiv-altruistischen Gründen.

Diesen Umschlagpunkt von der Liebe, die nimmt, zu der Liebe, die gibt, versuchen viele Weltanschauungen und Religionen vorwegzunehmen, indem sie das Geben von vornherein zur moralischen Pflicht erheben. Ein Wesen, dem seine Fülle noch nicht zugänglich ist, kann dabei große Probleme bekommen.

Sehr viele Menschen, die mit solchen Weltanschauungen

erzogen wurden, empfinden heftigste Schuldgefühle, wenn es darum geht, etwas zu nehmen. Sie können gar nicht wirklich nehmen und sind daher von der Fülle ausgeschlossen. Genau jene Fülle ist aber die Voraussetzung dafür, dass Geben authentisch und aus ganzem Herzen möglich ist. Ein häufiges Dilemma im moralischen Sinne guter Menschen besteht dann darin, dass sie ihre eigene Bedürftigkeit auf andere projizieren und versuchen, sie im anderen zu heilen. Wahrscheinlich sind es Menschen wie sie, von denen der Spruch stammt: »Undank ist der Welten Lohn«, denn häufig merkt der andere, dass es nicht um ihn geht. Er fühlt dann keine tiefe Dankbarkeit, sondern hat das Gefühl, sich gegen einen Übergriff wehren zu müssen. Ein lustiges Beispiel hierfür sind erwachsene Kinder, die von ihren gierigen Müttern mit Nahrungsmitteln überschüttet werden, die sie mit nach Hause nehmen müssen, um sie dann zu Hause genussvoll wegzuwerfen.

Alle Kulturen haben multiple Masken entwickelt, mit denen sich die Liebe in ihrer Ansprüchlichkeit tarnen kann. Gern versteckt sich die emotionale Bedürftigkeit hinter der Fassade der Selbstlosigkeit. Doch außer bei wenigen Erleuchteten, falls es sie überhaupt gibt, ist Selbstlosigkeit niemals gegeben. Fast immer bedeutet diese entweder eine Strategie zur Manipulation oder aber, dass die eigene Bedürftigkeit ins Unbewusste verschoben ist. In der Psychoanalyse erscheint der Altruismus als eine mögliche Bewältigung eines depressiven Grundkonfliktes. Wesentlich hilfreicher erscheint es, der eigenen Bedürftigkeit einen akzeptierten Raum im eigenen Bewusstsein zu schaffen. So kann ich authentisch zu meiner Bedürftigkeit stehen, ohne das Objekt meiner Zuwendung täuschen zu müssen.

Man kann an dieser Stelle leicht verstehen, warum es Kinder so viel besser haben, wenn ihre Eltern zum Zeitpunkt ihrer Geburt diesen gebenden Aspekt der Liebe schon zur Verfügung haben. Umgekehrt sind bedürftige Mütter, ebenso wie desinteressierte Väter, eine der häufigsten Quellen für kindliches Unglück.

Dennoch sei an dieser Stelle betont, dass wir keineswegs die Auffassung vertreten, dass Fortpflanzung am besten ins spätere Erwachsenenalter verlegt werden sollte.

Natürlich gibt es viele Menschen mit einer authentischen und kraftvollen Liebesfähigkeit. Als Mütter und Väter sind diese in der Lage, einander und ihre Kinder so weit zu unterstützen, dass sie im Sinne des bereits erwähnten Psychoanalytikers WINNICOTT »gut genug« sind.

Bezogen auf die Liebe ist da also die erste große Schwelle, überhaupt in seiner sexuellen Identität anzukommen. Die zweite große Schwelle besteht darin, aus der Selbstbezogenheit zum Du zu gelangen, um dann auf der Grundlage der bewussten Wahrnehmung des anderen festzustellen, ob die Liebe das Erkennen des anderen überlebt oder ob sie daran zerbricht. Das Grausame am Verliebtsein besteht darin, dass man entgegen allen Sehnsüchten meist nicht vermeiden kann, einander mittelfristig kennenzulernen. Eine der Kernängste vieler Menschen besteht darin, dass sie befürchten, verlassen zu werden, würde man erkennen, wer sie wirklich sind. Die Schwelle, sich wirklich zu zeigen, erscheint gar so bedrohlich, dass sie von manchen Menschen lebenslang vermieden wird. Der Preis für diese Vermeidung besteht darin, in einem wesentlichen verletzlichen Kern der Seele für immer einsam zu bleiben. Umgekehrt gibt es wenig, was erlösender ist, als in den Armen eines geliebten Menschen im Geständnis seiner Schwäche angenommen zu sein.

Wenn dann die Entscheidung füreinander nach einem solchen Kennenlernprozess stabil ist, ändert sich viel in einer Beziehung. Viele Paare wirken dann deutlich angstfreier. Erstmals im Leben wird Vertrauen möglich. Dieses Vertrauen besteht nicht mehr darin, dass ich hoffe, dass mein Partner seine Verheißung für mich einlöst. Ich erkenne ihn und kann mir sicher sein, ihn auch wirklich wahrzunehmen. Seine Begrenztheit ist mir ebenso vertraut wie die meine. Auf diese Art entsteht eine reale Begegnung, die beide davon überzeugt, dass jeder auf seine Art und in seinen Grenzen versucht, die Liebesbeziehung so gut wie nur möglich zu unterstützen. Man entlässt einander aus den Projektionsrollen von Vater, Mutter, Kind oder Held und wird einander gewahr als einfach nur Mann oder Frau.

Diese Schwelle, an der wir das Du erkennen und auf neue Art am Du zum Ich werden, macht vielen Menschen dennoch große Angst. Hier verlieren wir viele scheinbare Sicherheiten unserer frühen sexuellen Identität. In einer wirklich intimen existenziellen Begegnung verlieren die Klischees ihren Glanz, das Rollenspiel wird durchschaut und irgendwann stehen wir im seelischen Sinne nackt voreinander. Jetzt bin ich wirklich verletzlich und alles hängt davon ab, ob wir einander in Liebe so annehmen können, wie wir sind. In realen Begegnungen werden viele unserer Hypothesen über das Leben widerlegt. Die reale Frau ist weit davon entfernt, der fantasierte Engel unserer narzisstischen Sehnsüchte zu sein. Sie wird sichtbar in dem ganzen Spektrum ihrer Licht- und Schattenseiten. Die Gesamtheit ihrer weiblichen Macht und Bedrohlichkeit wird offensichtlich. Auf der anderen Seite entpuppen sich die männlichen Helden der weiblichen Sehnsüchte als bedürftige kleine Jungs, die es ihren Frauen schwermachen, angesichts ihrer unübersehbaren Abhängigkeit, ihrer Ängste und Schwächen die erotische Spannung aufrechtzuerhalten. Auch dem Weiblichen wird zugemutet, das Männliche in der Gesamtheit seiner Facetten begreifen und ertragen zu müssen. Dabei zerschellt, wenn es gut läuft, die Illusion vom Prinzen am realen Partner.

Auch hierüber gibt es großartige Lieder, wie beispielsweise »Männer« von HERBERT GRÖNEMEYER[30] oder »Indianer kriesche nit« von den BLÄCK FÖÖSS.[31]

Die Schwelle lädt uns ein, genau in jenen Abgrund zu springen, den man vorher zwanghaft vermieden hat. Für manche fühlt es sich an wie der Tod, und es gilt der Satz des indischen Philosophen OSHO: »Mehr noch als den Tod fürchten die Menschen die Liebe, denn den Tod kannst du irgendwie überleben, aber die Liebe bringt dich um.«[32] Alles, was vorher selbstverständlich schien, gilt in gewisser Weise nicht mehr. Wirklich zu lieben fühlt sich an wie ein gewaltiges Risiko, und das ist es auch.

Vor der Schwelle in die erkennende Liebe regulieren sich Beziehungen häufig nach dem Prinzip von Autonomie und Abhängigkeit: »Ich möchte mich bewahren, also autonom bleiben, und ich sehne mich gleichzeitig nach der liebenden Verschmelzung.«

---

30 GRÖNEMEYER, HERBERT: CD, Album *Bochum*, Titel: *Männer*, Grönland (Universal Music), 1984.

31 BLÄCK FÖÖSS: CD, Album *Indianer kriesche nit*, Titel: *Bläck Fööss 40 Jahre Live*, Pavement Records, Köln, 2010.

32 OSHO, während eines Vortrags (aus der Erinnerung W. Krahé).

Gerade diese Sehnsucht nach der Verschmelzung erzeugt bei vielen den Wunsch, sich kopfüber in eine Beziehung zu stürzen. Hier liegt die Verführung, zu früh zu springen, mit unter Umständen fatalen Konsequenzen.

Ein Beispiel hierfür ist Günther, der so begeistert von Eva war, dass er sich bereits vier Wochen nach dem Kennenlernen mit ihr verlobte. Drei Monate später wurde geheiratet mit einem rauschenden, teuren Fest, um 14 Tage später zu erkennen, dass die Trennung unausweichlich war.

Es ist sehr wichtig, den eigenen initiatischen Weg achtsam zu gehen. Sehnsucht allein genügt nicht. Es kommt auf den richtigen Moment an, in dem wirklich beide einander erkennen. Das Thema ist zum Beispiel auch im Buddhismus bekannt: Dort gibt es die schöne Geschichte von der Jagd nach dem Bullen, bei der der Meister die Verantwortung übernimmt, seinen Schüler in die Nähe des Bullen zu führen. Zur Begegnung lässt er es aber erst kommen, wenn er sicher ist, dass sein Schüler bereit ist.

Ein weiterer Aspekt besteht darin, dass es der eigenen Entwicklung nicht förderlich ist, die Liebe durch die Flucht in die Autonomie zu vermeiden. Gerade dies ist oft der Rat der Peergroup, wenn deutlich wird, dass eines ihrer Mitglieder möglicherweise droht, in einer Liebesbeziehung verloren zu gehen. Das Thema ist seit ewigen Zeiten in der Literatur bekannt. Ein Beispiel ist APULEIUS' Geschichte von Amor und Psyche: Da hat sich Psyche in einer Weise verliebt, wie sie es noch nie vorher erlebt hat. Die neidischen Schwestern vergiften diese Liebe durch Zweifel. Sie warnen davor, die Autonomie abzugeben, hoffen auf das Scheitern. Paarung ist Verrat an der Gruppe:

Bleibe eine von uns. Viele Liebesbeziehungen erfahren dadurch eine heftige Verzögerung, manche zerbrechen daran. Gleichzeitig bleibt das Risiko: Wer von der Sehnsucht getrieben zu früh springt, kann eine bittere Erfahrung machen.

Ein trauriges Beispiel hierfür ist Anna, die von ihrem ersten Mann wegen ihrer außerordentlichen Attraktivität sehr begehrt wurde. Sie war eine hervorragende Tennisspielerin, klug und charmant und diente ihm als Feder am Hut, mit der er voller Stolz durch das gesellschaftliche Leben tingelte. Dann passierte das Unglück: Anna, die vorher praktisch nur für ihre Eitelkeit gelebt hatte und für ihren Kampf darum, ihren Vater stolz zu machen, ließ sich ein. Sie spürte in sich wirklich die Bereitschaft, ihren Mann zu lieben, eine Familie zu gründen, Mutter zu werden. Sie veränderte ihr Äußeres, wurde fraulicher, was ihren Mann schon zutiefst abstieß. Noch schlimmer für ihn war aber, dass sie angesichts der Abhängigkeit, auf die sie sich eingelassen hatte, ein starkes Bedürfnis nach seiner Verbindlichkeit äußerte. Und es wurde ernst. Sie war wirklich gesprungen, leider allerdings zu früh. Der Konflikt zwischen Autonomie und Abhängigkeit tobte sich jetzt in der Beziehung aus. Sie wollte das Nest, bekam auch im Laufe von wenigen Jahren vier Kinder. Er spürte Enge und Bedrängung, begann fremdzugehen, die Ehe zerbrach.

Die Frage, die sich Menschen immer wieder stellen, lautet letztendlich: »Wie kann ich Abstürze in meinem Dasein vermeiden und wie kann ich mich schützen beziehungsweise das Schicksal kontrollieren lernen?« Bei allem Bemühen bleibt klar: Was du nicht wahrnimmst, kannst du weder ändern noch beeinflussen. Der einzige Trost besteht darin, einer von unzähligen Menschen mit den gleichen Problemen und Katastrophen zu sein. Zusammengefasst heißt das, dass wir gut beraten sind, intensiv zu versuchen, unser Leben so gut und achtsam, so persönlich und gesellig und so verbunden und so autonom zu leben, wie wir können, in dem Wissen, dass wir das Leben niemals ganz zu kontrollieren vermögen. Zugleich sind aber auch das Wissen und das Vertrauen notwendig, dass wir selbst in einem tieferen Sinne unseren besten möglichen Beitrag leisten, ebenso wie unsere Partner und Mitmenschen. Genau dieses Vertrauen ist es, das gerade in schweren Zeiten sehr helfen kann, die sterbende Liebe am Leben zu erhalten.

Angesichts solch dramatischer Geschichten wagen es in jungen Jahren viele Menschen nur, sich probeweise auf andere einzulassen, gewissermaßen mit Rückfahrticket, unter dem sicheren Schutz ihrer Eltern, von denen sie wissen, dass sie jederzeit zu ihnen zurückkehren können. Gleichwohl sehnen sich auch diese jungen Menschen der aktuellen Generation zutiefst danach, ihre ach so heilige Autonomie endlich im Rahmen einer Liebe loszulassen, die ins Mark geht. Die Blüte muss sterben, damit ihr Leben erwachen und fruchtbar werden kann.

Jene, denen es vergönnt ist, diese Schwelle gemeinsam und achtsam zu überschreiten, treten ein in das Land einer oft jahrzehntelangen Beziehung in gegenseitigem Respekt und Achtsamkeit. Um in einer modernen Sprache zu sprechen, könnte man sagen: Sie haben gemeinsam eine existenzielle Schwelle überschritten und sind wie in einem Computerspiel auf dem nächsten Level angekommen. Sie fühlen sich auf neue Art als erwachsene Menschen und gehen gemeinsam den Schwellen entgegen, die nun auf sie warten.

An dieser Stelle möchten wir Sie wieder bitten, innezuhalten und Ihre eigenen Liebesbeziehungen nochmals zu reflektieren. Sind Sie in Ihrer aktuellen Beziehung wirklich beim Du angekommen? Haben Sie vielleicht eine Idee, wann das in Ihrem Leben passiert ist? Wie waren Sie bis dahin? Was war ab dann anders? Haben Sie das Glück, mit Ihrer großen und wichtigen Liebe leben zu dürfen, oder kam sie Ihnen vielleicht irgendwann abhanden? Wie geht Ihre Liebeslinie weiter? Haben Sie eine Perspektive auf neue Höhepunkte, oder befinden Sie sich in einer Plateau-Phase? Liegt Ihre Liebeslinie im positiven oder negativen Bereich?

Varianten von Liebe

SICHER HABEN VIELE VON IHNEN, während sie das Kapitel über die Liebe lasen, daran gedacht, dass Liebe ja nicht nur in der geschlechtlichen Form unser Leben berührt, sondern dass es Liebe in zahlreichen Varianten gibt. Selbst in der geschlechtlichen Liebe macht die Erotik häufig nur einen relativ kleinen Teil aus. Die Beziehungen durchlaufen, wie oben bereits angedeutet, einen Schwellenparcours, der zahlreiche Entwicklungsansprüche stellt. Oft parallel, über die lange Zeit auf jeden Fall, wechselt die Liebe in unterschiedliche Zustände, die jeweils erforderlich sind, um die Beziehung weiterzuentwickeln und zu erhalten. Die unterschiedlichen Gesichter der Liebe sind Gegenstand unzähliger Romane und philosophischer Erwägungen.

ROMAN KRZNARIC[33], ein australischer Kulturphilosoph und Mitbegründer der School of Life in London, lehrt uns, dass schon die Griechen sechs Varianten von Liebe unterschieden. Diese Differenzierung der unterschiedlichen Felder, in denen Liebe stattfindet, kann auf dem eigenen Lebensweg als Orientierungshilfe dienen, insbesondere deshalb, weil jede einzelne Facette der Liebe einen eigenen Entwicklungsgang mit seinen spezifischen Schwellensituationen durchläuft. Im Folgenden werden wir die Varianten der Liebe in Anlehnung an KRZNARIC kurz darstellen:

1. Eros

DIESE ERSTE FORM DER LIEBE verdankt ihren Namen dem griechischen Gott der Fruchtbarkeit, und sie repräsentiert die Idee von sexueller Leidenschaft und Begierde. Schon die Griechen standen dem Eros ambivalent gegenüber. Einerseits einte die meisten Menschen die Sehnsucht danach, besinnungslos zu lieben, andererseits wirken der Kontrollverlust und die Gefahr im Eros, den Verstand zu verlieren, bedrohlich und verunsichernd. In unserem Schwellenbuch argumentieren wir daher in Richtung einer Sexualität, die alle Leidenschaft freudig annimmt, gleichzeitig aber zu wachsender Bewusstheit und Achtsamkeit führt.

33 KRZNARIC, ROMAN: *How Should We Live? Great Ideas from the Past for Everyday Life.* BlueBridge, New York, 2013, Seite 11. BANDURA, ALBERT: *Self-efficacy: The Exercise of Control.* Freeman, New York, 2004.

2. Philia

DIE ZWEITE VARIANTE DER LIEBE, die Freundschaft, schätzten die Griechen wesentlich mehr als den Eros. Philia bezieht sich zum Beispiel auf jene tiefe Kameradschaft, die sich zwischen Soldaten entwickelt, wenn sie im Schlachtfeld Seite an Seite dem Tod ins Angesicht blicken. Bei Philia geht es um Loyalität zu den Freunden. Es geht darum, sich notfalls für sie zu opfern und Emotionen mit den Freunden zu teilen. Eine andere Form von Philia betrifft die Liebe zwischen Eltern und ihren Kindern. Philia bezeichnet tiefe Beziehungen, das Gegenteil von den Massenfreundschaften in sozialen Netzwerken.

Auch in unserer Autorensicht von Liebe spielt Philia als tiefe Freundschaft eine wesentliche Rolle, wobei gerade Freundschaften, wenn sie über Jahrzehnte gehen, dadurch tiefer und beständiger werden, dass die Freunde einander in wechselseitigen Schwellensituationen begleiten, oft als Schwellenhelfer. Besonders wertvoll in langjährigen Freundschaften sind die gemeinsamen Krisen, in denen nicht nur die Freunde, sondern auch ihre Beziehungen miteinander Schwellen zu bewältigen haben. RALPH JORDAN, amerikanischer Theologe und Medium, sagte mir, Wolfgang, bei einem Seminar in den USA einmal: »Wahre Freundschaft erkennst du daran, dass dein Freund dich heute verletzt und du ihn morgen wieder liebst.« Gemeinsame Krisen werden, wenn sie denn überwunden worden sind, zu Schwellensituationen, entlang derer die Freundschaft kontinuierlich an Tiefe gewinnt. Philia ist das Kernthema vieler Geschichten. Hierhin gehört das Gleichnis vom verlorenen Sohn[34] ebenso wie berührende Geschichten von Freundschaften zu besonderen Tieren.

Es kann sehr wertvoll und lehrreich sein, wenn Sie auch für jede einzelne in diesem Artikel beschriebene Form der Liebe eine eigene Kurve zeichnen. Vielleicht können Sie feststellen, dass diese Formen von Liebe in Ihrer Biografie Zeiten haben, in denen sie wichtiger werden, und andere Zeiten, in denen eher andere Formen von Liebe Ihr Leben prägen.

3. Ludus

HIER HANDELT ES SICH um die griechische Vorstellung von spielerischer Liebe, spielerischem Berührtsein, wie es für Kinder und junge Liebende typisch ist. Wir alle kennen das als Flirten und Necken in frühen Beziehungsphasen. Wir leben Ludus aber auch aus, wenn wir mit Freunden an der Bar sitzen, quatschen und lachen oder wenn wir tanzen gehen. Nach KRZNARIC kann man Tanz definieren als ultimative Ludus-Aktivität. In gewisser Weise ist der Tanz ein spielerischer Ersatz für Sex. Diese spielerische Seite ist oft von sozialen Normen gebändigt. Deren achtsame Überwindung erfordert durchaus, über Schwellen zu gehen. Wir werden dabei nicht zuletzt dadurch belohnt, dass unser Sexualleben an Spaß und Würze gewinnt.

34 Gleichnis vom verlorenen Sohn, Lukasevangelium (15,11–32).

4. Agape

DAMIT IST DIE SELBSTLOSE LIEBE GEMEINT. Hier dehnt sich die Liebe auf alle Menschen aus, gleich, ob sie Familienmitglieder sind oder Fremde. Später wurde Agape mit dem Wort »caritas« ins Lateinische übersetzt, im Englischen kennen wir »charity«. Agape ist gebende Liebe. Damit ist auch die universelle liebende Freundlichkeit der Buddhisten gemeint. Es versteht sich von selbst, dass eine derart umfassende Form des Liebens ein Entwicklungsziel darstellt, das uns ein Leben lang begleiten kann. Um aus der Selbstbezogenheit in eine selbstlose Form der Liebe zu gelangen, müssen zahllose Schwellensituationen überwunden werden. Es sind alles Variationen jenes Zwiespaltes, ob ich mich auf mich zurückziehe und im eigenen Interesse, meist auch manipulativ, meine Beziehungen gestalte, oder aber ob es mir möglich ist, voller Erbarmen und Respekt mein Gegenüber in meine Entscheidungen einzubeziehen. So gelange ich auf die Dauer zu einem echten, eben nicht masochistischen und auch nicht egoistischen Win-win.

5. Pragma

MIT PRAGMA IST DIE REIFE LIEBE GEMEINT. Hier handelt es sich um das tiefe Verstehen, das sich bei einem lange einander liebenden Paar entwickeln kann. Beim Pragma geht es darum, Kompromisse zu machen, um der Beziehung zu helfen, über lange zeitliche Strecken zu funktionieren. Hier geht es um Geduld und Toleranz. KRZNARIC zitiert an dieser Stelle ERICH FROMM, der sagte, dass wir zu viel Energie darauf verwenden, uns zu verlieben. Stattdessen sollten wir viel mehr lernen, in der Liebe zu bleiben.[35] Pragma bedeutet, dass es viel wichtiger ist, Liebe zu geben als sie zu empfangen. Wie wir oben beschrieben haben, ergibt sich eine wesentliche Schwellensituation im Sinne eines grundsätzlichen Entwicklungsschrittes genau dann, wenn sich dieses Verhältnis von Geben und Nehmen umkehrt. Die zentrale Frage der Liebenden wird dann immer weniger: »Tut mir die Beziehung gut? Komme ich zu kurz? Achte ich genug auf mich, damit ich der Gefahr entgehe, mich in der Liebe zu verlieren?« usw. Stattdessen entstehen Fragen wie: »Wer ist dieser mein Partner? Was braucht er? Was kann ich ihm geben? Wie kann ich ihn dabei unterstützen, dass er sich an meiner Seite so gut wie irgend möglich entwickeln kann?«

Gerade an dieser Stelle ist es immer wieder wichtig klarzustellen: Hier ist nicht die selbstausbeuterische Form der altruistischen Abtretung gemeint, bei der jemand auf der Grundlage mangelnden Selbstbewusstseins versucht, den andern durch

35 KRZNARIC, ROMAN: *How Should We Live? Great Ideas from the Past for Every day Life*, BlueBridge, New York, 2013, Seite 9.

Wohltaten quasi zu kaufen, um ihn an sich zu binden und damit die eigenen Verlassenheitsängste zu bewältigen. Hier geht es um eine Form von Liebe, bei der ein reifer Mensch im Bewusstsein persönlicher Autonomie einen Teil seiner Lebensenergie in den Dienst der Verwirklichung eines geliebten Menschen stellt, ohne dafür eine Belohnung zu fordern.

6. Philautia

PHILAUTIA IST DIE SELBSTLIEBE. Diese kennen die Griechen laut KRZNARIC in zwei Formen. Eine davon meint einen ungesunden Narzissmus, bei dem man selbstversessen ist und der eigene Fokus nur im Erwerb von persönlichem Vorteil und Macht liegt. Die gesunde Form der Selbstliebe erweitert dagegen die Fähigkeit zur Liebe. Die Idee ist, dass wir, wenn wir uns selbst lieben und in uns sicher fühlen, eine gewaltige Menge an Liebe in uns entdecken, verbunden mit dem Bedürfnis, sie anderen zu geben. Aristoteles formulierte: »Alle freundlichen Gefühle für andere sind eine Erweiterung der Gefühle des Menschen für sich selbst.«

Laut KRZNARIC kontrastiert diese vielfache Aufgliederung der Liebe zu der romantischen Vorstellung, die uns hoffen lässt, all dies in einer einzigen Person zu finden. KRZNARIC formuliert: »For instance, you could nurture your philia by spending time with your oldest friends, or expand your ludus by dancing through the night.«[36] – »Zum Beispiel könntest du deine Philia pflegen, indem du Zeit mit deinen alten Freunden verbringst, oder deinen Ludus erweitern, indem du durch die Nacht tanzt.« Mit unseren Worten: Gib deine Besessenheit von Perfektion auf. Erwarte niemals von deinem Partner, dass er alle Variationen der Liebe zur gleichen Zeit zur Verfügung stellt. Du könntest leicht einen Geliebten verlieren, nur weil du ihn zurückstößt, weil er nicht alle deine Sehnsüchte erfüllt. Mach dir klar, dass eine Beziehung vielleicht mit Eros und spielerischem Ludus beginnt, aber langfristig geht es darum, Pragma zu entwickeln, vor allem aber selbstlose Agape.

Falls Ihnen momentan ein Liebespartner fehlt, kann es ein großer Trost sein, wenn Sie feststellen, dass es zwar gerade keinen Eros gibt, dass Sie aber eingebettet sind in eine Vielzahl der anderen Varianten von Liebe.

Wir haben soeben einen ausführlichen Exkurs in die Formen der Liebe unternommen. Formen, die ihrerseits oft durch Schwellen voneinander abgegrenzt sind. Im Verlauf vieler Paarbeziehungen ist es für die Partner notwendig, solche Schwellen möglichst gemeinsam zu erreichen und sie gemeinsam auch zu überschreiten. Wenn ich weiß, dass meine Liebe im Pragma überleben kann, fällt es mir oft sehr viel leichter, Verheißungen der anderen Formen zu relativieren und damit die Liebe hinter der Schwelle zum Pragma wertschätzen und freudig annehmen zu können.

36 KRZNARIC, ROMAN: *How Should We Live? Great Ideas from the Past for Everyday Life*, BlueBridge, New York, 2013, Seite 11.

MACHT UND VERANTWORTUNG

AN DIESER STELLE WOLLEN WIR UNS NUN einem weiteren wesentlichen Aspekt unseres Daseins widmen, der sich entsprechend den Aufgaben, mit denen wir in Schwellensituationen konfrontiert werden, ebenso wandelt wie die Liebe in ihren Bereichen. Hier geht es um das Thema der Macht. Die Kraft hinter der Macht ist die Aggression. Viel hängt in unserem Leben davon ab, wie gut wir in der Lage sind, unsere Aggression zu nutzen, sie achtsam zu steuern und sie in den Dienst unserer Anliegen zu stellen. Die Aggression ist genau jene Kraft, die es uns erlaubt, unser Leben aktiv zu beeinflussen. Dabei sind wir in unserem Tun permanent mit den Konsequenzen unserer Entscheidungen und Handlungen konfrontiert und damit in unserer Bereitschaft gefordert, für uns selbst und alle unsere Taten Verantwortung zu übernehmen.

Menschen unterscheiden sich enorm darin, wie gehemmt oder eben frei sie in Bezug auf ihre Aggression sind, natürlich auch in der Hinsicht, wie viel aggressives Potenzial ihnen biologisch zur Verfügung steht. Das eine Extrem sind manche Borderline-Patienten, die, völlig ungesteuert von jeglichem Über-Ich und ohne jede Reflexion über Konsequenzen, ihrer Aggression freien Lauf lassen. Das Gegenteil davon sind viele Depressive, die in sich selbst einfach keinerlei Erlaubnis vorfinden, Raum für sich zu beanspruchen, und die oft noch nicht einmal in der Fantasie dazu in der Lage sind, sich vorzustellen, mächtig, aggressiv oder gar egoistisch zu sein.

Für unser Selbstbewusstsein ist die Frage entscheidend, wie weit wir das Gefühl haben, unser Leben in all seinen Aspekten aktiv beeinflussen zu können. Hier spielt dann der Begriff der erlebten Selbstwirksamkeit[37] eine große Rolle. Untersuchungen haben gezeigt, dass Menschen mit kraftvoller Selbstwirksamkeitserwartung, also einem starken Glauben an die eigene Kompetenz, ausdauernder sind. Sie sind weniger anfällig für Angstzustände und Depressionen und erfolgreicher in Ausbildung und Beruf. Außerdem bedeutet ein Lebensgefühl, das von Selbstwirksamkeit geprägt ist, einen starken Schutz vor der Überschwemmung mit Gefühlen der Hilflosigkeit im Sinne eines Ausgeliefertseins an die übermächtigen Kräfte des Daseins.

Nachdem wir im vorherigen Kapitel immer wieder den Fokus auf den liebenden Aspekt dieser Prozesse gelegt haben, liegt unser Augenmerk im Folgenden stärker auf der Aggression.

37 BANDURA, ALBERT: *Self-efficacy: The Exercise of Control*. Freeman, New York, 2004.

Wir verdanken der Aggression auf der persönlichen Ebene Mut und Selbstbewusstsein, was die Voraussetzung dafür ist, kraftvoll unsere Interessen zu vertreten. Auf der kommunikativen Ebene hilft uns die Aggression, den Mut zu expansivem Verhalten zu finden und uns abzugrenzen. Gerade bei diesem Thema der Abgrenzung spielt das eingangs erwähnte aggressive Potenzial eine entscheidende Rolle. So wie es bei einem Auto mit einem kraftvollen Motor möglich ist, entspannt zu überholen, ist es wesentlich leichter, Abgrenzung zu signalisieren, wenn man im Bewusstsein hat, dass für diesen Akt nur ein Bruchteil des eigenen aggressiven Potenzials erforderlich ist. Unbestreitbar ist die Aggression für unser Überleben endscheidend.

Wenn wir hier über Macht sprechen, geht es eben unter anderem darum, inwieweit unsere Verwirklichungswünsche genug Aggression zur Verfügung haben, um sich im Außen zu manifestieren. Manche neigen dazu, cholerisch oder auch gewalttätig überaggressiv zu sein und schädigen damit sich selbst und andere.

Vielleicht ist es an dieser Stelle wichtig zu betonen, dass Aggression, genauso wenig wie Sexualität, ausschließlich sozial determiniert sind. Beide Triebkräfte regulieren sich im Lauf des Lebens unter anderem auf der Grundlage schwankender Hormonspiegel. Eine fundamentale Rolle spielt in diesem Zusammenhang die Genetik. Männer beispielsweise, die nicht nur über ein, sondern über zwei Y-Chromosomen verfügen (XYY-Syndrom bzw. -Trisomie), neigen dazu, ausgesprochen gewalttätig zu sein.

Interessanterweise tendieren zurzeit, zumindest in unserer Kultur, viele Menschen dazu, jegliche Machtansprüche vor sich selbst und ihren Mitmenschen zu leugnen. Doch gerade in Liebesbeziehungen tobt der Machtkampf zwischen Männern und Frauen selbstverständlich in praktisch jeder Situation. Von der lustvollen Unterwerfung im Liebesspiel bis zur gewaltsamen Durchsetzung von Haushaltsregeln geht es immer auch um Macht. Zahllose Konflikte in Beziehungen ergeben sich daraus, dass genau dieser Machtkampf verleugnet wird und diese Thematik sich daher der metakommunikativen Bewältigung entzieht.

Wenn einer die Position des pazifistischen Opfers übernimmt, stellt er damit den Anspruch der ultimativen Unterdrückung des anderen, der dann häufig mit Ohnmacht und mit nicht eingestandenem Hass reagiert. Ähnlich wie die Sexualität geistert auch die Macht im Schutz der Verleugnung durch unsere Beziehungswelt, und die einzige Chance besteht darin, sie unvoreingenommen ins Licht des Bewusstseins zu heben. Oft kommen Machtansprüche im Gewand der Moral daher, und gerade diese scheinbare Verknüpfung mit dem sogenannten Guten und Schönen erzeugt besonders starke Gefühle von Hilflosigkeit. Wer wagt schon, gegen das Gute zu kämpfen? Ein häufiger Dialog in Beziehungsstreits läuft dann so: »Wenn du die Stimme erhebst, empfinde ich dies wie Gewalt, als würdest du mich schlagen.« Der Partner, dem körperliche Gewalt attribuiert wird, erschrickt, ist entsetzt über sein Tun und zieht sich zaghaft zurück. Schon hat der oder die andere ihren geliebten Widersacher in Fesseln gelegt und kann ungehemmt im Schutze der Opferrolle den anderen dominieren.

Wenden Sie sich bitte wieder Ihrer Lebensgrafik zu. Meditieren Sie über die Frage, wie sich Ihre ganz persönliche Macht im Lauf Ihres Lebens gewandelt hat. Wo gibt es da Höhepunkte und Tiefpunkte? Reflektieren Sie gleichzeitig die Frage Ihres persönlichen aggressiven Potenzials und dessen Verwirklichung beziehungsweise Gehemmtheit im Lauf Ihrer Lebensphasen. Oft sind wir uns gar nicht der Stärke oder auch Schwäche unseres aggressiven Potenzials bewusst.

Lassen Sie dieses Thema einfach so weit in Ihr Bewusstsein, wie es Ihnen möglich ist. Sehr instruktiv kann es sein, den Partner, die Freunde, aber auch die Kollegen und Mitarbeiter zu befragen, welchen Eindruck sie von unserem aggressiven Potenzial haben. Spannend ist, ob andere uns, bezogen auf Aggression, übertrieben, adäquat oder gehemmt beurteilen. Sollten Sie zu jenen Menschen gehören, die Gefühlen wie Macht und Aggression ambivalent gegenüberstehen, können Sie stattdessen auch darüber nachdenken, wie groß Ihr Einfluss im Verlauf Ihres Lebens war. Wie weit waren Sie in der Lage, Ihr Leben selbst zu steuern? Wie ausgeprägt sehen Sie Ihre eigene Selbstwirksamkeit im Laufe Ihrer Biografie? Visualisieren Sie diese Kurve zunächst. Vielleicht fallen Ihnen Momente ein, die als große Erfolge oder Niederlagen in Ihr Bewusstsein drängen, vielleicht auch Epochen heftiger Schwankungen oder auch dümpelnder Agonie. Nun nehmen Sie sich einen Stift mit einer neuen Farbe und übertragen Sie die Kurve Ihrer persönlichen Macht beziehungsweise Ihrer erlebten Selbstwirksamkeit in Ihre Lebensgrafik.

Spannend ist auch die Frage, ob und wie Sie die Kurve Ihrer Macht beziehungsweise Selbstwirksamkeit über das Jetzt hinaus zeichnen wollen. Was glauben Sie? Ist Ihr Zenit schon überschritten oder kommt er noch? Ein weiterer wesentlicher Aspekt der Macht besteht in der Frage, wie Sie der Macht anderer ausgesetzt waren und ob Sie diese Macht als unterstützend, hindernd oder demütigend erlebt haben. Am besten zeichnen Sie eine zusätzliche Kurve zu dem Thema, wie Sie Macht ausgesetzt waren, und kennzeichnen jene Phasen, in denen Sie die äußere Macht, die auf Sie wirkte, als Unterstützung erlebt haben, als Bedrohung oder als Quell von Hilflosigkeit und Demütigung. Beispielsweise erleben alle Kinder ihre Eltern als übermächtig. Viele sonnen sich in der Allmacht dieser gütigen, versorgenden Personen, andere sind einem permanenten Gewitter missbräuchlicher elterlicher Macht, die oft empathiefrei über sie hineinbricht, ausgeliefert.

Wie erwähnt spielt die Aggression neben der Sexualität eine zentrale Rolle bei der Regulation unseres Selbstwertgefühls und unseres Selbstbildes. Dieses Selbstbild ist geprägt von Empfindungen zwischen Allmacht einerseits und völligem Ausgeliefertsein andererseits. Entsprechend sehen wir uns als autonom oder als abhängig; ein Konflikt, der in dieser oder jener Weise ein Leben lang unser Lebensgefühl prägt. Während die Sexualität uns den Mut gibt, im Dienste der Liebe Autonomie aufzugeben und uns selbst im Kontakt mit dem anderen zu relativieren, bestimmt die Aggressivität das Bild unseres eigenen erlebten Potenzials. So erfahren wir, was wir uns zutrauen, wo wir uns in der Rangordnung der Mitwelt sehen, und auch, wo wir uns ausgeliefert und unterlegen fühlen. Entsprechend besteht auch der beschriebene enge Zusammenhang zwischen der Aggression und dem mehr oder minder lustvoll erlebten Gefühl von Macht und Einfluss. Noch stärker als die Sexualität steht in der heutigen Zeit die Aggression im Zwiespalt zwischen Selbstverwirklichung und Selbstrelativierung, oder eben auch im klassischen Sinne zwischen Über-Ich, also Gewissen, und der gierigen Umsetzung unserer Machtgelüste.

Die Entwicklung unserer Aggressionsidentität spielt sich auf unterschiedlichen existenziellen Ebenen ab. Wie ich mich selbst erlebe, hängt stark davon ab, inwieweit mein Selbstbild mir erlaubt, meine wahre Aggressivität zu spüren, beziehungsweise inwieweit ich sie aus Gehemmtheit und/oder Schuldgefühl verleugne, sie verdrängen und dann eventuell projizieren muss. Viele, vor allem Depressive, wenden die Aggression gegen sich selbst und unterwerfen sich gnadenlos inneren Stimmen, die sie für ihre Triebhaftigkeit verdammen. Andere projizieren ihre Aggressivität auf andere, besonders nahestehende Personen. Diese sind dann scheinbar die Aggressoren, vor denen sie sich zurückziehen, um so die Konfrontation mit der eigenen Aggression vermeiden zu können. Sind wir mit Menschen konfrontiert, die uns böse, aggressiv, bedrohlich oder unmoralisch vorkommen, ist es daher durchaus hilfreich zu überprüfen, inwieweit wir sie nicht einfach als Träger unserer eigenen, uneingestandenen Triebregungen missbrauchen.

Genau wie bei der Sexualität ist es normalerweise so, dass sich die Aggression lebenslang in komplexen Entwicklungszügen immer neu gebiert. Diese Entwicklungszyklen sind, wie wir im Folgenden an vielen Beispielen darstellen werden, in wesentliche Schwellensituationen untergliedert, deren Überwindung für den eigenen Wachstumsprozess von entscheidender Bedeutung ist.

Eine solche Schwelle ist zum Beispiel der Übergang vom Mitarbeiter und Kollegen zum Vorgesetzten. An dieser Schwelle werden viele dann mit ihrer eigenen persönlichen Biografie in Bezug auf Macht und Ausgeliefertsein konfrontiert. So ging es auch Ingolf.

Ingolf hat sich selbst immer in einer bösen, feindseligen Welt gesehen. Als Sohn eines strengen Vaters fühlt er sich geradezu verfolgt von dem gesamten Spektrum potenzieller Autoritäten in dieser Welt. Das sind dann die Polizisten, die Ärzte, die Politiker, die Schiedsrichter beim Fußball, die Konzerne, eben das ganze Set des kollektiv Bösen.

Ingolf verfügt in seinem Inneren über ein gewaltiges Album mit Feindbildern. Entsprechend deprimierend war es, sich mit ihm über das Leben zu unterhalten. Dabei war er durchaus ein attraktiver Mann, dem es gelungen war, eine Frau zu finden, die der Illusion anheimgefallen war, ihn aus der Hölle seiner Projektionen erlösen zu können. Sie gebar ihm zwei Kinder und bemühte sich zehn Jahre lang darum, einen realen Kontakt zu ihm herzustellen. Die Familie hatte, wie das in solchen Familien üblich ist, die Position einer isolierten Zelle des Guten, die umgeben war vom malignen Rest der Existenz. Man war isoliert, und es gab so gut wie keine Freunde, außer solchen, die die Welt genauso ablehnten wie man selbst. Zumindest für die Frau war der Unterhaltungswert solcher Begegnungen ausgesprochen gering. Die Kinder, die die Thesen des Vaters teilweise introjizierten, hatten Schwierigkeiten mit ihrer Peergroup.

Dann drang ein Strahl des Lichts in das isolierte System, in der Weise, dass die Frau, die sich zuvor bereits oft erfolglos verliebt hatte, einen Mann traf, der ihre Gefühle erwiderte: die Pforte zur Freiheit war geöffnet, die Frau entfloh mit den Kindern. Ingolf blieb zurück, verzieh ihr nie, fand jedoch eine neue Frau mit analog düsterem Weltbild und ist bis heute in seinen destruktiven Projektionen gefangen. Er ist ein gutes Beispiel dafür, dass auch ein intelligenter Mensch so sehr identifiziert sein kann mit dem Negativen des Daseins, dass er es niemals schafft, das Gute, Freundliche und vor allem Friedliche des Lebens zu erkennen. Kurz, er ist gefangen im Ozean seiner eigenen Aggression. Seine Kinder, die dies begriffen haben und denen die Befreiung weitgehend gelungen ist, schauen teils voller Erbarmen, zeitweise aber auch humorvoll auf ihren skurrilen Vater.

Ingolf ist ein gutes Beispiel dafür, dass manche Menschen trotz großen Leidendrucks aufgrund ihrer psychodynamischen Rigidität nicht in der Lage sind, bestimmte Lebensschwellen zu überwinden. In Ingolfs Fall muss man feststellen, dass sein Leben seit Jahrzehnten stagniert, und es ist kaum zu erwarten, dass sich das im hohen Alter, er ist jetzt 75, noch ändert.

Aggression kann übrigens nicht nur projiziert, sondern auch delegiert werden. Ein interessantes Beispiel ist die psychosoziale Abtretung, bei der der vordergründig freundliche Hundebesitzer seinen Hund unbewusst dazu veranlasst, den verhassten Nachbarn zu beißen, ohne dass er dafür jemals in Haftung genommen würde.

Je mehr ich es schaffe, meine Projektionen zurückzunehmen, desto klarer erkenne ich meine eigenen aggressiven Triebinhalte. Das macht es mir möglich, diese konstruktiv zu integrieren. Viele meiner Ängste verlieren dann ihre Macht. Es ist wie bei dem Märchen vom Rumpelstilzchen. Indem ich erkenne, dass der Name des bösen Geistes mein eigener ist, verliert dieser seine Macht und ich brauche nicht mehr zu befürchten, dass dieser Dämon mich in der Außenwelt, in Gestalt meiner Mitmenschen, verfolgt.

Da ich die Puzzleteile meines Selbst dann wieder zusammengesetzt habe, muss ich nichts mehr in andere legen, um mich davon zu entlasten. Dadurch werden die anderen viel weniger bedrohlich für mich und es wird mir möglich, mich der Begegnung mit meinen Mitmenschen positiver und realistischer zu öffnen. Hier besteht die existenzielle Schwelle darin, den Mut zu finden, in Bezug auf die Begegnung mit anderen bewusster zu werden.

Gerade die Beantwortung der Frage, wieweit mir dies gelingt, entscheidet darüber, welche Erfahrungen ich in der Begegnung mit einem Du mache. Bei dieser Begegnung spielt natürlich auch die Frage der Aggression, die dieses Du mir entgegenbringt, eine wichtige Rolle. Wenn wir beide gefangen sind in unseren Ängsten und Projektionen, bleibt uns auf dieser Ebene nichts anderes übrig, als einander entweder zu vermeiden oder uns zu bekämpfen. In dem Moment, wo mindestens einer von uns beiden mit mehr Bewusstheit auf die Brücke der Begegnung tritt, steigt die Chance, dass er den anderen in seiner Aggression mit Empathie annimmt. Dieser fühlt sich dann oft verstanden, kann sich entspannen, und eine konstruktive Begegnung ist möglich.

Diese hoffnungsvolle pazifistische Vorstellung gilt natürlich nur in solchen Fällen, in denen die Aggression des anderen nicht persönlich gemeint ist. Ein Straßenräuber, der mein Portemonnaie will, wird durch meine Empathie sicher nicht in freundliche Entspannung versetzt. Hier stellt sich die Frage, ob ich die Macht habe, in die Arena zu gehen und ihn zu stoppen. Mein aggressives Potenzial muss dafür größer sein als seines, oder aber mein Heil liegt in der Flucht oder in der Unterwerfung.

Was ebenso in die Steuerung der Aggression eingreift, ist natürlich meine Innenwelt. Aggression wird umso leichter nach außen dringen, je stärker ich gequält bin von alten Verletzungen, die verbunden sind mit einer entsprechenden narzisstischen Wut.

Immer, wenn es mir gelingt, mein eigenes aggressives Potenzial vermehrt in mein Bewusstsein zu heben, bedeutet dies eine Schwellensituation vor mir, in der ich mit meiner Aggression experimentieren muss, um sie dann hinter der Schwelle freier und verfügbarer in mein Selbst integrieren zu können.

Eine weitere Quelle der Aggression, beziehungsweise von deren Gehemmtheit, ergibt sich bei vielen Menschen aus den Zuschreibungen ihrer Herkunftsfamilie. Im Gegensatz zu früher werden viele Kinder mit der Verheißung ins Leben entlassen, dass es ihnen zusteht zu fordern, was immer sie wollen, und dass die Gesellschaft dafür da ist, eben diese Forderungen zu befriedigen. Diese Verheißung, die selbstverständlich nicht erfüllbar ist, bildet ein großes Konfliktpotenzial. Die gegenteilige elterliche Verheißung von Ausgeliefertsein und Hilflosigkeit wiederum erzeugt angepasste Menschen. Dies kann auch der Grund dafür sein, weshalb jemand Schwierigkeiten hat, ein befriedigendes Leben für sich zu gestalten.

Bezogen auf unser Thema der Schwellenbiografie der Macht und der dieser zur Verfügung stehenden Aggression spielen die geschilderten Dynamiken eine entscheidende Rolle. Wenn wir Schwellen weiter definieren als Wandlungspunkte erlebter Lebensenergie, werden viele von uns in der Aufeinanderfolge jener Wandlungspunkte einen initiatischen Weg erkennen. Diesen Weg durchlaufen Macht und Aggression während unseres ganzen Lebens bis zuletzt. Der initiatische Weg beginnt spätestens mit unserer Geburt und endet frühestens mit unserem Tod. Ohne existenzielle Aggression kann die Geburt sehr schwierig werden. Die meisten Geburtshelfer kennen jene Säuglinge, die praktisch lethargisch geboren werden und bei denen die Sorge besteht, dass ihnen Entscheidendes für das Leben fehlt. Im Tod dagegen ist es ein eindrucksvoller Moment, wenn ein Sterbender den Kampf aufgibt, seine Aggression also an ihr Ende kommt, und sich der Kranke in voller Hingabe an die Schwelle ins Jenseits überlassen kann.

Schon im frühesten Leben bedeutet Entwicklung immer auch Zuwachs von Macht und Kompetenz. Dieser Prozess verläuft in Schüben und geht im Erfolgsfalle mit großer Lust und im Misserfolgsfalle mit großer Unlust einher. Welch ein Glücksgefühl, wenn das kleine Kind zum ersten Mal ein paar Schritte laufen kann! Hier ist die Umwelt inklusive der Eltern fast immer unambivalent auf Seiten des Kindes. In späteren Schwellensituationen können durchaus zwiespältige Kräfte auf das Kind wirken. Es muss sich in der jeweiligen Situation erst noch entscheiden, ob es ihm gelingt, seinen Zuwachs an Kompetenz durchzusetzen, oder ob es sich bremsen und entmutigen lässt.

Meine, Heinz-Jürgens, sechsjährige Enkeltochter besuchte uns während eines Urlaubes in einem gehobenen Hotel. Es gab fast keine Kinder unter den Hotelgästen, und so war die abendliche Essenseinnahme meist eine sehr ruhige Veranstaltung. Es gab ein Nachspeisenbüfett, an dem auch Eis angeboten wurde. Helena wollte sich das Eis selbst nehmen, und zwar in einer Waffel. Die Waffeln waren aber hinter den Eisbehältern aufgestellt, sodass sie keine Chance hatte, diese einfach zu nehmen, ohne dabei auf die Arbeitsplatte des Büfetts zu steigen. Angesichts einer Reihe anderer Hotelgäste, die hinter uns ebenfalls am Eis anstanden, war ich schon geneigt, ihr die Waffel zu geben, vermied es aber, da sie ausdrücklich gesagt hatte, sie wolle ihr Eis selbst holen. Also kletterte sie auf die Arbeitsplatte, wobei ihr Ärmel die Eisbehälter berührte, was natürlich sofort den Unmut eines hinter uns wartenden Mannes auslöste. Insbesondere konnte ich an seinem Blick erkennen, dass er sich über meine Untätigkeit aufregte. Schließlich konnte Helena eine Eiswaffel ergattern und ließ sich vom Büfett rutschen, wobei die Waffel in ihrer Hand zerbrach. Da abzusehen war, dass sie die Prozedur wiederholen würde, begann der Mann hinter uns zu protestieren. Eine Frau aber, die ebenfalls anstand, nahm den Behälter mit den Waffeln und stellte ihn so hin, dass er auch von Kindern erreichbar war. Helena nahm eine Waffel und begann, diese mit Eis zu füllen, um dann sichtbar stolz und freudestrahlend, das Eis wie eine Trophäe vor sich hertragend, zu unserem Tisch zu laufen.

Dieses erkennbare Erfolgserlebnis des Mädchens zauberte auch ein Lächeln auf die Gesichter der Gäste, die die Szene beobachtet hatten, und auch der vorher ärgerliche Mann entspannte sich. Die kleine Wartezeit, das »Das gehört sich nicht« sowie die etwas wüst zurückgelassenen Eisbehälter waren kein Thema mehr. Am Tisch traf ich auf meine Enkeltochter, die allen noch immer erzählte, sie habe ihr erstes Eis im Leben selbst geholt.

Vielleicht erkennen Sie das Glücksgefühl in den Augen des kleinen Mädchens wieder, wenn Sie einen Examenskandidaten mit seinem Diplom sehen oder den jungen Angestellten, der Prokura erhält.

Diesen Schritt, sich selbst das Eis zu nehmen, kann man gut als ein Beispiel für den Konflikt zwischen Autonomie und Abhängigkeit beschreiben, der uns schon bei der Liebe, Seite 82, begegnet ist. In diesem Fall ringt das kleine Mädchen darum, ein wenig aus der Abhängigkeit herauszuwachsen, in Richtung einer als lustvoll erlebten Autonomie. Diese Stärkung der Autonomie ist in vielfacher Hinsicht identisch mit Selbstverwirklichung. Autonomie als erlebbare Wahrheit ist die entscheidende Voraussetzung, um sich selbst als mächtig erleben zu können. Gerade an kleinen Kindern sieht man oft leichter als an Erwachsenen, wie sehr dieses Bedürfnis nach Macht und Selbstverwirklichung im Gleichgewicht steht mit dem Bedürfnis nach Rückkehr in die Abhängigkeit im Sinne von Schutz und Geborgenheit.

Bewusst oder auch unbewusst prägt dieser Zwiespalt die Atmosphäre der meisten Beziehungen, sowohl im beruflichen wie im privaten Bereich. So, wie die Fähigkeit zu delegieren für einen Chef abhängig ist von dessen subjektiv erlebter Souveränität, ist in Liebesbeziehungen die erlebte Autonomie die unabdingbare Voraussetzung für das Risiko der Hingabe. Hingabe, als das Sich-fallen-Lassen in die Sicherheit gebenden Arme einer vertrauenswürdigen Person, ist also letztendlich nur dann möglich, wenn das eigene Selbst zuvor genug Nahrung erfahren hat, um als Ich unbestreitbar zu existieren. Von dieser Position aus kann dann der Sprung ins Ungewisse gewagt werden.

Hier sei erneut darauf hingewiesen, dass die Überwindung des Narzissmus nicht durch dessen moralische Verurteilung möglich ist, sondern voraussetzt, dass ein Selbstwertgefühl zunächst unambivalent ernährt wird, um dann losgelassen werden zu können. Erst auf der Höhe guter narzisstischer Versorgung, verbunden mit entsprechendem, aber auch realem Selbstwertgefühl, entsteht eine reife Form von Empathie, die es möglich macht, die ursprüngliche narzisstische Aggression im liebenden Sinne zu bändigen und zu relativieren. Das damit einhergehende Mitgefühl erlaubt uns, unsere Aggression angemessen zu integrieren und sie damit fruchtbar in den Dienst unserer eigenen Entwicklungsziele und unserer Beziehungen zu stellen. In dieser Balance zwischen Empathie und Selbstverwirklichung bildet sich eine zunehmend reife Fähigkeit, authentisch Verantwortung für das eigene Leben im Einklang mit der Umgebung zu übernehmen.

Lassen Sie uns im Folgenden der Entwicklungspsychologie der Macht mit ihren Schwellen, bezogen auf das individuelle Leben, ein wenig zuschauen.

Denis war ein frischgebackener Projektleiter, der beim Blick auf das Firmenorganigramm seine leitende Position, die ihm erst kurz vorher zugewiesen worden war, dokumentiert sah. Während er freudig und stolz über das Organigramm sinnierte, gesellte sich sein Chef zu ihm und sagte: »Das Kästchen zu besetzen ist das eine, das haben Sie geschafft, aber es zu füllen, wird die nächsten Jahre in Anspruch nehmen.«

Hier tritt ein Mentor auf, der einen jungen Kollegen davor bewahren möchte, eine unrealistische Selbsteinschätzung auf der Grundlage seiner Positionsmacht zu entwickeln. Stattdessen erfolgt hier die Ermutigung, im Rahmen der eigenen Talente und der eigenen Reife ganz bewusst den Weg anzutreten, in einem demütigen Sinne mächtig zu sein. Diese Demut ist, wie man in vielen Biografien von erfolgreichen Führungskräften feststellen kann, eine fundamentale Voraussetzung für eine gesunde Ökologie der Macht. Sie erlaubt es der Macht aus der narzisstischen Größenfantasie heraus, auf einem reifen Niveau im Dienste eines größeren Ganzen eingesetzt zu werden.

Häufig geht der Zuwachs an persönlicher Macht auch einher mit einem Zuwachs an erotischer Attraktivität. Das zeigt, wie stark die beiden Kräfte Aggression und Sexualität miteinander verbunden sind.

Während das narzisstische Credo auf der libidinösen Seite allzu oft lautet: »Mein Partner und ich, wir lieben mich«, positioniert sich der Narzisst, also jener Mensch, dessen Selbstbild noch nicht durch das Feuer der Realität geerdet wurde, in den Lebensbereichen, in denen seine Aggression zum Einsatz kommt, mit einem Credo, das lauten könnte: »Immer stehe ich im Weg, ich muss das Zentrum sein.«

Auf dem Weg zu einer reifen Integration persönlicher Macht geht es natürlich gerade darum, die geschilderte narzisstische Einstellung zu überwinden, was durch Selbstreflexion nur teilweise möglich ist.

Mindestens ebenso wichtig ist es, mutiger und tragfähiger dafür zu werden, die Spiegelungen, sowohl die positiven wie auch die negativen, die uns entgegengebracht werden, auszuhalten und konstruktiv zu begrüßen. Kurz: Kritikfähigkeit wird auf dem Weg unserer Reifung zur Macht immer wichtiger. Es geht also darum, die Rückmeldung der Umwelt zu integrieren, statt sie wütend zurückzuweisen oder sich ihr in vermeidender Weise zu unterwerfen.

Vor der Schwelle der Übernahme eines realeren Selbstbildes liegt bei vielen das ganze Spektrum irrationaler Größenfantasien: Ich singe, also bin ich ein Superstar; ich zeichne, also bin ich der neue Picasso; ich kann im Computerspiel Autos zusammensetzen, also bin ich ein Maschinenbauer. Wohlgemerkt, wir wollen uns hier nicht über juvenile Lebensentwürfe lustig machen. Diese sind eine ganz große Hilfe, um den Jugendlichen an ihren Reifungsschwellen eine wichtige Orientierung zu geben. Sie dienen oft als Blaupausen einer tatsächlichen Zukunft.

Jene, die im Rahmen ihrer Talente über ihr Dasein und ihre Zukunft fantasieren, durchlaufen den initiatischen Weg, an dessen Schwelle meist zunächst ein Examen steht. Bei manchen Hochbegabten kann dies auch ein frühes Echo der Öffentlichkeit sein. Die Enttäuschung angesichts unrealistischer Vorstellungen von sich selbst ist bei vielen Menschen ein zwar schmerzlicher, aber dringend notwendiger Schritt bei der Bewältigung von Größenfantasien. Erst wenn es jemand geschafft hat, mit der tatsächlichen Realität Frieden zu schließen, gewinnt er eine realistische Orientierung über sich selbst. Dies erspart ihm manch unnötige Reise in Luftschlösser. Reisen, an deren Ende oft tiefe Enttäuschung steht.

Sam, ein mäßig begabter Schlagzeuger, dem zudem das männliche Potenzial dazu fehlte, ein Star zu sein, investierte nach seinem Abitur zehn Jahre, um ein Rockmusiker zu werden. Zahllose für ihn bittere Enttäuschungen und Verletzungen erlösten ihn schließlich von dieser Illusion. Er studierte dann Sozialpädagogik und ist heute als glücklicher Familienvater gerne in diesem Beruf, der sein reales Potenzial optimal ausschöpft.

Bezogen auf das Thema dieses Kapitels sei nochmals erklärt, dass sich Sam mächtiger, männlicher und begabter fühlte in seinem narzisstischen Universum, als es den Tatsachen in der äußeren Realität entsprach. Diese Illusion über sich selbst ermutigte ihn, unter Einsatz seiner Aggression ein illusionäres Ziel anzustreben. Immer, wenn dann die Pforte kam, stieß seine Aggression auf die heftigere Aggression der Mitwelt in Form von klarer Zurückweisung. Immer wieder wollte Sam durch ein Tor, das nicht für ihn bestimmt war. Immer wieder rannte er gegen die Wand, und jede dieser Zurückweisungen bildete im Nachhinein einen kleinen Weckimpuls. Seine berufliche Schwelle bestand darin aufzuwachen. Er musste die Unmöglichkeit der Erfüllung seiner Pläne erkennen, um über die Schwelle zu gehen, in die Welt seiner realen Möglichkeiten. Wenn man ihn heute kennt, glücklich in Familie und Beruf, wird deutlich, wie heilend es für ihn war und ist, von seinen Größenfantasien erlöst zu sein.

Dies leitet uns zu einer weiteren, wesentlichen Schwellensituation beziehungsweise auch einer Serie von Zwischenschwellensituationen, die letztendlich alle darin bestehen, eine infantile Position aufzugeben und eine deutlich erwachsenere Position zu übernehmen. Dem setzen viele Menschen, wie auch Sam, heftige Widerstände entgegen. Man kann das verstehen, da an diesen Schwellen das gesamte Spektrum kindlicher Ansprüche an die Welt aufgegeben werden muss. Hier müssen auch die Verheißungen aus verwöhnenden oder auch verwirrenden Elternhäusern losgelassen werden. Das Leben und die Welt schulden mir nichts. Ich bin bereit, für mein Leben in jeder Hinsicht zu 100 Prozent die Verantwortung zu übernehmen. Wenn das Mädchen zur Frau wird, kann es begreifen, dass der Prinz auf dem weißen Pferd endgültig abgesagt hat. Viele Jungen und Mädchen müssen erkennen, dass der Blankoscheck des Lebens, den ihre Eltern ausgestellt haben, nie gedeckt war.

Letztlich ist jemand umso mehr erwachsen, je weniger sein Weltbild von Ansprüchen, Vorwürfen, Illusionen und Idealen geprägt ist. Dann erwartet er die Erlösung nicht mehr von außen oder oben, dann begreift er, dass es keinen Grund gibt, wütend zu sein, weil alles, was sein Leben ausmacht, in seiner eigenen Verantwortung liegt. Natürlich haben wir manchmal Glück, manchmal aber auch Pech. Es besteht kein Anspruch auf Glück oder darauf, dass wir unser Glück selbst ernten, unser Unglück aber von anderen getragen wird. Wie viele Menschen gibt es, die in Konjunkturzeiten gierig Aktiengewinne einstecken, um dann bei Abstürzen Entschädigungen zu verlangen?

Bezogen auf das Thema Verantwortung bieten sich an dieser Schwelle zwei Ausweichmöglichkeiten an, die beide dazu führen, dass der eigene Lebensentwurf die Pforte der Realitätskontrolle nicht passieren kann: Autonomie oder Abhängigkeit. Auf der Autonomieseite findet ein Ausweichen in die Selbstüberschätzung statt. »Ich will zu vieles zu früh, in der sicheren Überzeugung, dass die Welt mir Anerkennung schuldig ist. Auch wenn alle sagen, dass ich nicht singen kann, bin ich doch der neue MICHAEL JACKSON.« Im beruflichen Feld finden sich oft Menschen, die Führungsansprüche stellen, ohne schon die nötige Qualifikation oder auch die nötige Reife nachweisen zu können.

Die ersehnte Schwelle zu mehr Macht und Einfluss bedeutet eben nicht, auf Teufel komm raus eine unangemessene Position einzunehmen, sondern Frieden zu schließen mit den Grenzen des eigenen Potenzials und der eigenen Reife. Das bedeutet, dass aus der Summe meiner real erkannten Stärken und Schwächen, Erfolge und Misserfolge letztendlich ein Selbstbild entsteht, das mir erlaubt, realistisch einzuschätzen, was ich kann, und ganz wichtig auch, was ich nicht kann. »Welche ist meine Liga? Vielleicht tauge ich ja wirklich dazu, eine Führungskraft für 100 Mitarbeiter zu sein.« Dies könnte jemand über sich denken und gleichzeitig auch erkennen, dass er als Vorstand eines DAX-Unternehmens überfordert wäre. Je nachdem, wie klar ein Mensch sein Potenzial einschätzen kann oder auch nicht, steht er vor einer guten, soliden Karriere oder aber vor einer langen, oft nicht endenden Serie leidvoller Erfahrungen.

Ein gutes Beispiel hierfür ist Rudolph, der Abteilungsleiter einer Bank war und in den Vorstand berufen wurde. Erst als er diese Position innehatte, begriff er wirklich, wie groß die Verantwortung ist, die man dort tragen muss, und wie heftig die Konflikte, Auseinandersetzungen und Ansprüche sind, mit denen man in einer solchen

Stellung konfrontiert ist. Völlig überfordert entwickelte er eine Panikstörung, die sich erst besserte, nachdem er sich eingestanden hatte, wie sehr eine solche Position über sein reales Potenzial hinausging. Glücklicherweise wurde ihm gewährt, in seine alte Stellung zurückzugehen. Er hat in diesem Albtraum wesentlich klarer begriffen, was in seinen Möglichkeiten liegt und was nicht.

Häufiger noch als die Flucht in eine illusionäre Autonomie ist die Flucht in die Abhängigkeit. Manche Jugendliche gehen gar nicht erst zur Schule, weil sie denken, dass die Welt ihnen die ewige Versorgung schulde. Viele von ihnen sind angesichts überfordernder elterlicher Ansprüche so verängstigt dem Leben gegenüber, dass sie es letztendlich nicht mehr wagen, sich den Anforderungen des Lebens zu stellen. Bei vielen dieser Jugendlichen finden sich Eltern, die einerseits alles von ihnen verlangen, ihnen gleichzeitig aber in den Schwellensituationen ihres Lebens nicht zur Verfügung stehen. Oft sind diese Jugendlichen die Opfer einer Schlaraffenlandillusion, die ein solches verwöhnendes und gleichzeitig vernachlässigendes Elternhaus in sie eingepflanzt hat.

Andere bewegen sich durchaus über eine längere Strecke in Richtung Autonomie, um dann kurz vor dem Ziel zu erschrecken und regressiv in infantile Scheinwelten abzustürzen. Eine häufige Fluchtburg solch abhängiger Persönlichkeiten ist die Suche nach Zuflucht in weltanschaulichen Anspruchshaltungen: »Der Staat muss mich ernähren; mein Bruder hat studiert, also schuldet er mir Unterhalt; ich hatte eine schwere Kindheit, also gebührt mir Rente.«

Es gibt unzählige derartige Irrtümer über das Leben, die die Betroffenen als sehr entlastend empfinden, weil sie die Schuld immer nach außen verlagern: der böse Gott, die ungerechte Gesellschaft, die lieblosen Eltern, der böse Partner, das grausame Schicksal, die vergiftete Umwelt. Diese Entlastung, die praktisch immer die Qualität einer Ausrede hat, wird in der Regel erkauft durch einen Verlust an Selbstachtung. Die meisten Betroffenen wissen durchaus, dass sie das Leben durch ein ganzes Netz von Lügen vermeiden, um sich vor ihrer eigentlichen Aufgabe, nämlich der Übernahme von Verantwortung für sich selbst, zu drücken.

Die Übernahme von Verantwortung bedeutet dabei immer auch, sich des eigenen Lebens zu bemächtigen. Hierzu müssen diese Menschen die Verbindung zu ihrer eigenen Lebenskraft herstellen. Wenn dies gelingt, wird ein gewisses Maß an Macht spürbar, das den Mut gibt, sich der als ausgesprochen beängstigend wirkenden Schwelle zu nähern.

Es soll hier nicht verkannt werden, dass diese juvenilen regressiven Krisen mit sehr viel Leid einhergehen. Dieses Leid besteht beispielsweise darin, dass sich Eltern mit einem Kind konfrontiert sehen, das die üblicherweise zu erwartende Entwicklung nicht durchläuft. Das Kind geht scheinbar unter im Verlust der Tagesstruktur, süchtigen Computerspielen und nicht selten in Alkoholismus. Besonders leidvoll ist dies für die betroffenen Jugendlichen selbst. Hinter ihrer Regression steht häufig die Resignation vor unerreichbaren Ansprüchen. Sie versinken in Scham und brechen meist den Kontakt zu ihrer Peergroup ab. Der Anblick der erfolgreicheren Artgenossen, die ihr Examen machen, während man selbst Rollenspiele auf dem

Computer spielt, erscheint unerträglich. Diesen Draht zu den Gleichaltrigen wiederherzustellen und damit zu wagen, der Mitwelt in die Augen zu schauen, ist oft der erste und unabdingbare Schritt, um diesen Teufelskreis zu durchbrechen.

Noch mal, um nicht missverstanden zu werden: Natürlich muss die Gesellschaft sich um die Schwachen kümmern. Problematisch wird es nur dann, wenn Schwäche zur Ausrede für mangelndes Engagement wird. Wenn jemand erkennt, dass solche Ausreden zwar bequem, gleichzeitig aber auch ein Gefängnis sind, gelingt es ihm vielleicht, das Steuer herumzureißen. Dann ist es sehr beeindruckend, wie stark sich ein Mensch verändert, wenn er seine Verweigerungshaltung aufgibt und einen Weg geht, der ihm erlaubt, sein eigenes Potenzial zu erschließen. Kurt ist so ein Beispiel:

Kurt ist der verwöhnte Sohn einer wohlhabenden Unternehmerfamilie. Der Firmengründer, Kurts Großvater, hatte zwar alle seine Kinder im Erbe bedacht, jedoch seinen einzigen Sohn, Kurts Onkel, zu seinem Nachfolger bestimmt. Evelin, Kurts Mutter, eine der drei Erbinnen, empfand die Entscheidung des Vaters, ihren jüngeren Bruder zum Nachfolger zu machen, als heftige Zurücksetzung. Sie entwickelte eine ausgeprägte Wut auf das Männliche. Dies bewog sie dazu, in ihrer eigenen Familie das Männliche in seiner kraftvollen Form nicht zu dulden. Zum einen bezog sich das auf ihren Ehemann, der ins Unternehmen eingeheiratet und die Geschäftsführerfunktion übernommen hatte, aber doch immer ihrer Weisung als Miteigentümerin unterlag. Ganz besonders unterband sie jedoch seinen männlich-väterlichen Einfluss auf die drei Söhne. Sie sollten anders werden als der verhasste Bruder, anders als die verhasste patriarchale Welt, die sie so sehr gekränkt hatte. Angesichts des entmachteten Ehemanns, der schließlich im Alkoholismus versank, verwöhnte sie ihre drei Söhne – teils aus unreflektierter Liebe, aber teils eben auch, um sie vor der aus ihrer Sicht beängstigenden männlichen Welt zu schützen. Zudem konnte sie ihre Söhne auf diese Weise von jener Welt fernhalten und so verhindern, dass sie ihr männliches Potenzial entwickelten.[38]

Kurt dümpelte also, ungefordert mit Mutters Segen, faul und kiffend auf einer Gesamtschule herum. Seine einzig wirklich kreative Tätigkeit lag darin, dass er in einer Punkband die Bassgitarre spielte. Aufgrund der mütterlichen Verheißung, dass er niemals einen ernsthaften Existenzkampf antreten müsse, war er frei von jeglichen beruflichen Ambitionen. Sein erstes Erwachen erfuhr er, als er mit 18 seinen ersten Sohn zeugte, mit einer Frau aus analogen sozialen Verhältnissen. Sie war genauso verantwortungslos wie er, verweigerte ihm aber wegen seiner mangelnden Seriosität den Zugang zu diesem Kind, in das sich Kurt sehr verliebt hatte. Weil es nun etwas gab, das für ihn eindeutig wesentlich erschien, fand er plötzlich die Kraft, ohne Hauptschulabschluss eine handwerkliche Lehre zu beginnen. Er hatte das große Glück, auf einen starken Meister zu treffen, der ihn mit strenger Hand führte, sodass er endlich der starke Vater wurde, der ihm selbst immer so bitter gefehlt hatte. Das war eine harte Schule für Kurt, aber er unterwarf sich ihr, weil er beweisen

38 Hier gibt es interessante Parallelen zur Mutter Parzivals, die ihren Sohn als Narren ins Leben entließ, um ihn angesichts seiner Lächerlichkeit davor zu bewahren, im Kampf mit den Rittern, also den richtigen Männern, sein Leben zu verlieren und ihr damit verlorenzugehen.

wollte, ein ganzer Mann und damit ein guter Vater zu sein. Zur Überraschung aller absolvierte er, der immer versagt hatte, die Gesellenprüfung mit einem sehr guten Ergebnis. Nun war er auf seinem Weg. Der von seiner Anlage her hochintelligente junge Mann machte schnell sein Abitur. Sensibilisiert durch seine eigene Leidensgeschichte studiert er nun Sozialpädagogik. Er hat inzwischen ein zweites Kind und ist ein verantwortungsvoller Familienvater.

Kurt hatte jede Freikarte, sein Erwachsenenleben zu vermeiden, was er auch weidlich tat, bis zwei wesentliche initiatische Energien in sein Leben traten: zum einen sein Kind, das ihm erstmals im Leben Sinn gab und das ihm aufgrund seiner mangelnden männlichen Reife vorenthalten wurde. So erkannte er sein Defizit in seinem ganzen Ausmaß. Das zweite war der Glücksfall, dass sein schwacher Vater durch einen glaubhaften, kraftvollen und gleichzeitig liebevollen Meister kompensiert wurde, mit dessen Disziplin, Macht und Warmherzigkeit Kurt sich – trotz der vorherigen Dämonisierung des Männlichen – identifizieren konnte. Die Geschichte zeigt, wie wichtig Väter als Hilfe für initiatische Prozesse sind. Hier wird deutlich, dass ein Mann ein männliches Vorbild braucht, das unambivalent männlich, und das heißt auch, unambivalent und gut dosiert aggressiv ist.

In gewisser Weise ist Kurt ein vaterloses Kind, das an der Schwelle zur Reife das Glück hatte, einer Vaterfigur zu begegnen, die nicht zur Familie gehörte. Entsprechend sind alleinerziehende Mütter von Jungen gefordert, ihren Söhnen die Suche nach väterlichen Schwellenhelfern zu gewähren. Natürlich können Frauen, genauso wie Männer, gut dosiert aggressiv sein – Kurts Mutter ist eine extrem aggressive, machtvolle Frau –, und doch findet die Identifikation mit der eigenen Macht bei den meisten Männern über Männer statt. Auch hier gilt, was später noch ausführlicher beschrieben wird, dass an manchen initiatischen Schwellen Männer auf Männer angewiesen sind und Frauen auf Frauen.

Viele Männer – der initiatische Weg der Frauen ist sehr ähnlich, wir werden ihn noch beschreiben – genießen es, von einem mächtigen verbündeten Mann auf ihrem Weg zum Mannsein begleitet zu werden. Dann kommt die Schwelle, und es kann sehr beängstigend sein, an dieser zu begreifen, dass die Meister sie bis dorthin begleiten, aber nicht darüber hinaus. Diesen Schritt muss der Betreffende allein gehen. Hinter der Schwelle erwartet viele die beängstigende Erkenntnis, dass, metaphorisch gesprochen, alle Väter tot sind, alle Lehrer ihren Stoff abgearbeitet und alle Mentoren sich zurückgezogen haben. Da ist einfach niemand mehr, der sich einem angesichts der heftigen Forderungen des Lebens nach verantwortlichem Handeln annimmt. Aus Vätern werden im besten Fall Freunde beziehungsweise einfach erwachsene, verbündete Männer auf Augenhöhe.

An dieser Schwelle gibt es immer wieder Situationen, in denen ein Individuum nur die Wahl hat, entweder die Entscheidung zu treffen, hundertprozentig verantwortlich zu handeln, oder zu scheitern. Insbesondere das fühlbare und gnadenlose Risiko erschreckt manche sehr. Hinter der Schwelle ist es dann so, dass es zwar keine Väter mehr gibt, aber durchaus noch viele Lehrer, die ebenbürtig und insofern auch Schüler sind. Hier wechseln wir uns ab beim Vorangehen. Per Saldo gehen Lehrer und Schüler, Männer und Frauen auf Augenhöhe nebeneinander her, auf dem Weg in ihr weiteres Leben.

Es sei an dieser Stelle nur kurz erwähnt, dass neben der Initiation durch das Männliche natürlich auch die Mütter und deren Abkömmlinge in späteren Beziehungen als Manifestation des Weiblichen auf dem initiatischen Weg des Mannes eine fundamentale Rolle spielen.

Wie im vorigen Kapitel bei der Liebesschwelle und dem Beispiel von Annas Absturz in eine Liebe, die noch nicht tragfähig war, Seite 84, kann auch hier die Schwelle zur Macht zu früh überschritten werden. Gerade nach einem langen, die eigene Demut auf eine harte Probe stellenden Weg des Lernens und des Wachsens ist die Verführung gewaltig, sich zu überschätzen. Es kommt die Fantasie auf, dem Meister schon ebenbürtig zu sein, und das Resultat ist dann ganz oft der Zauberlehrling, der von den Kräften, die er rief, entsprechend zusammengestaucht wird.

Lassen Sie uns an dieser Stelle auch über den weiblichen initiatischen Weg zur Macht sprechen, der, wie schon erwähnt, in vielfacher Weise zum männlichen analog verläuft, wobei die Figur des Vaters gegen jene der Mutter ausgetauscht wird. Einerseits erscheint mir, Wolfgang, die weibliche Initiationslinie noch immer Pionierarbeit zu sein, da die Verwirklichung als Frau in den letzten 100 Jahren deutlich andere Aspekte betrifft als davor. Während die Vaterrolle sich häufig darin erschöpfte, dem wachsenden Mädchen zu signalisieren, dass es liebenswert, attraktiv, vielleicht sogar sexy ist, lag der Reifungsweg der jungen Frau in vielen Fällen bis zu deren Tod in den Händen der

Mutter. Mit dieser identifizierte sich die wachsende Frau und übernahm so nahtlos die traditionelle Frauenrolle als einzig denkbares Entwicklungsziel.

Wie wichtig der Vater für die erotische Identität einer Frau ist, begriff ich vor Jahren, als Petra, eine Psychiaterin, die eine Gutachterin in Missbrauchsfällen war, mir Folgendes über sich erzählte:

»Ich lese ständig von väterlichen Übergriffen auf kleine Mädchen und Übergriffen auf junge Frauen, und das Leid dieser Frauen macht mich betroffen und traurig. Und doch: Wenn ich in mich hineinschaue, spüre ich manchmal auch so etwas wie heftigen Neid. Ich hatte zeitlebens große Mühe, Erotik in mein Leben zu integrieren. Ich glaube, dass das auch damit zusammenhängt, dass mein Vater mich eben nie als Mädchen beziehungsweise als Frau bestätigt hat. Die Klientinnen meiner Gutachten leiden an einem Zuviel an väterlicher Gier, ich selbst aber darunter, dass diese Bestätigung nie da war und meine Mutter, die selbst so gut wie asexuell war, Erotik immer nur dämonisierte. Sie hatte die Hoffnung, wenn sie mich davon ablenken würde, dass ich dann meine ganze Lebenskraft zur Verfügung hätte, um ihre Sehnsucht zu erfüllen, ein musikalisches Wunderkind zu werden.«

Insofern sind der stolze Blick des Vaters auf seine Tochter und seine Eifersucht auf die Männer, die sich ihr zuwenden, wesentliche Lebensgeschenke auf dem Weg zur sexuellen Verwirklichung.

Mütter in traditionellen Kulturen haben, ebenso wie die Mütter in unserer Kultur vor zwei bis drei Generationen, ein klar definiertes Set an weiblichen Entwicklungsstufen mit entsprechenden Rollenzuweisungen zur Verfügung. Sie haben die Macht, diese Rollen durchzusetzen, und scheuen dabei oft nicht vor heftigsten Schuldzuweisungen zurück, wenn das betroffene Mädchen von diesen Wegen abzuweichen droht. Insofern weiß jede Mutter, was ein gutes Mädchen ist, und jedes gute Mädchen weiß, was es zu tun und zu denken hat und was es seiner Mutter schuldig ist.

Diese rigiden Wege haben sich in den letzten Jahrzehnten zunehmend verändert. Das bedeutet, dass sich für junge Frauen ein fast unbegrenzter Ozean potenzieller Entwicklungsmöglichkeiten öffnet. Dies ist verbunden mit der Notwendigkeit, sich im Kreis der Peergroup immer aufs Neue selbst zu erfinden. Damit verlieren junge Frauen gleichzeitig aber auch die Möglichkeit, sich auf das klare Rollenvorbild der Mutter berufen zu dürfen. Ein sehr interessantes Phänomen ist dabei, dass viele der auf diese Art machtentkleideten Mütter aus der Mutterrolle hinausgehen, um aus der Frauenrolle heraus manchmal neidisch und ungeheuer destruktiv mit ihren Töchtern zu rivalisieren. Das hat für die betroffenen Töchter teilweise katastrophale Folgen, ebenso wie für die Mütter, die bisweilen von den Liebhabern ihrer Töchter verschmäht und damit in die Position der alten Frau verstoßen werden. Umgekehrt können Mütter sich auch mit ihrer erblühenden Tochter und deren existenziellen Möglichkeiten identifizieren und ihr ergebnisoffen über lange Strecken zur Seite stehen.

Analog zu den Männern brauchen auch Frauen auf dem Weg zu ihrer Identität die Peergroup der Frauen. Im Idealfall steht ihnen eine mütterliche Frau zur Verfügung, die ihnen vorzuleben vermag, dass sich Weiblichkeit aus den Schuldzuschreibungen traditioneller Gesellschaftssysteme befreien kann. Dazu ist nötig, dass die weibliche Mentorin in ihrer Verwirklichung als Frau zeigen kann, dass sie selbst die traditionellen Rollen überwunden hat.

Ein gutes Beispiel hierfür ist eine Managerin, die Mitglied im Vorstand eines Konzerns ist. An ihrem Beispiel können Frauen sehen, dass für eine entsprechend fähige Frau ein solcher beruflicher Weg auch heute schon möglich ist. Gleichzeitig wird sichtbar, welche zeitlichen, fachlichen und menschlichen Ansprüche von einer solchen Position ausgehen.

Analog gibt es unzählige Frauen, die den jüngeren Frauen vorleben, dass sich Beruf und Familie keineswegs ausschließen, dass die Machtverhältnisse in Beziehungen variabel sind und dass Frauen heute je nach Neigung praktisch alle möglichen Lebensentwürfe offenstehen. Psychodynamisch gesehen kann man sagen, dass früher die einzige Identifikationsmöglichkeit eines Mädchens mit seiner Mutter in der klassischen Frauenrolle bestand, was zumindest in unserer Kultur inzwischen fast vollständig überwunden wurde. Für viele gegenwärtige Frauen ist der Zwiespalt zwischen Beruf und Muttersein sehr quälend. Diese beiden Wege verlangen, jeder für sich genommen, eine eigene Schwellenbiografie. Die Kombination der beiden Wege lässt manche Entwicklungen gar nicht erst zu, und deshalb sind sie in gewisser Weise immer mit Verzicht verbunden. Wer wirklich Karriere machen will, hat wenig Zeit für seine Kinder, entwickelt also Defizite auf der Elternseite, während die umfassende Übernahme der Mutterrolle die Karrieremöglichkeiten immer begrenzt. Das alte Frauenbild war klar, während die gegenwärtigen Frauen in Bezug auf ihre Rollen immer noch Pioniere sind. Umso wichtiger ist es, dass Frauen jede denkbare Unterstützung bei der Entwicklung ihrer Identität in Anspruch nehmen, weil sie, wenn sie sich selbst stärker verwirklicht haben, eine große Hilfe für ihre Töchter sein werden. Hier sei nur am Rande erwähnt, wie über Jahrtausende und bis heute Gesellschaften und Religionen das Weibliche verteufeln und damit für die Frauen oft vergiften, manchmal sogar, wie beispielsweise bei der Beschneidung, für immer zerstören.

FREUD sprach im Zusammenhang mit der Befreiung aus den kulturellen Zuschreibungen von der Notwendigkeit des Vatermordes.[39] Um ein vollständiger Mann oder eine vollständige Frau zu werden, muss der Vater – und natürlich auch die Mutter – getötet werden. Allerdings muss der »Vater- beziehungsweise Muttermord« zur rechten Zeit erfolgen. Es ist wichtig, sich klarzumachen, dass die Schwelle, von der wir hier sprechen, nicht dadurch leichter zu überwinden ist, dass ein liebevoller, freundlicher und eben gerade darum verantwortungsloser Meister seinen Sohn, Schüler oder Adepten vorzeitig an die Macht lässt. Dieses Thema spielt eine gewaltige Rolle zum Beispiel beim Generationswechsel in Unternehmen.

Gerold war ein größerer Spediteur, der gerade jenem seiner beiden Söhne das Unternehmen überschrieb, der schulisch versagte und um dessen Zukunft er sich Sorgen machte. Er hoffte, die Aufgabe würde ihn fordern, fördern und erwachsen machen. Er irrte. Der mit dieser

39 FREUD, SIGMUND: *Totem und Tabu. Einige Übereinstimmungen im Seelenlebender Wilden und der Neurotiker*, S. Fischer, Frankfurt am Main, 1991.

Aufgabe intellektuell und charakterlich völlig überforderte Sohn lenkte das Unternehmen innerhalb von zwei Jahren in die Insolvenz. Der jüngere, deutlich intelligentere und verantwortungsvollere Sohn musste fassungslos zusehen, wie das Familienunternehmen in den Ruin glitt. Die Eltern hatten es gut gemeint, wollten den Schwächeren stützen und gefährdeten damit die Existenzgrundlage beider Söhne. Ein guter Vater vertraut seinem Sohn den Staffelstab der Macht erst dann an, wenn er weiß, dass der Sohn in der Lage ist, ihn auch zu halten. Ebenso wichtig ist natürlich, rechtzeitig loszulassen, ohne zu klammern.

Oft laufen die initiatischen Prozesse auf der Liebesachse und der Machtachse relativ synchron. Viele Paare bilden in dieser Zeit eine gute und stabile Partnerschaft, in der sie auch als erwachsene Menschen den Anforderungen der beruflichen und gesellschaftlichen Welt gewachsen sind. Wie früher einst auf dem Lande findet die Hochzeit gleichzeitig mit der Übernahme des Hofes statt. Insofern ist die Hochzeit auch der nächste initiatische Schritt.

Bitte halten Sie, bevor wir weitergehen, erneut inne. Vielleicht konnten Sie auf den letzten Seiten einige Dynamiken wiedererkennen, die in Ihrem Leben eine Rolle gespielt haben, noch spielen oder vielleicht später spielen werden. Nehmen Sie sich Zeit, nochmals die grafische Darstellung Ihrer Selbstwirksamkeit, der Verwirklichung der Macht und Ihres Potenzials anzuschauen, und vergleichen Sie den Verlauf dieser Kurven mit jener, die Sie für die Liebe gezeichnet haben. Wenn Sie verheiratet sind oder waren, schauen Sie einmal auf der Zeitachse nach, wie die Linien zum Zeitpunkt Ihrer Hochzeit aussahen. Vielleicht gibt es den einen oder anderen Gedanken zu der Frage, welchen Einfluss die erwähnten beiden Kräfte darauf genommen haben, wie, wann und wen Sie geheiratet haben und welchen Lauf Ihre Ehe genommen hat beziehungsweise, wenn sie noch vor Ihnen liegen sollte, nehmen könnte.

DIE HOCHZEIT

DA FAST ALLEN MENSCHEN AUF IRGENDEINER EBENE bewusst ist, dass die Vereinigung von Mann und Frau in der Hochzeit eine der mächtigsten Wandlungsschwellen überhaupt ist, erscheint es verständlich, dass alle Kulturen über die Jahrtausende versucht haben, dieses Phänomen in Ritualen zu kanalisieren und damit zu beherrschen.

In der Symbolik der Archetypen bedeutet die Hochzeit jenen Prozess, bei dem sowohl der Mann als auch die Frau ihre Identität opfern, in gewisser Weise gemeinsam einzeln sterben, um dann als fruchtbares Paar wiedergeboren zu werden. Der darin enthaltene Mythos von Tod und Wiedergeburt drückt sich in den vielfältigsten Ritualen aus. In der christlichen Welt, und nicht nur dort, stirbt die Frau in ihrer Jungfräulichkeit, verliert ihre alte Identität ebenso wie ihren Namen. Sie ist ab dann die Frau ihres Gatten, und er ist ihr Mann. Auch der Bräutigam stirbt, er verlässt die Junggesellenwelt, wird der neue Herrscher einer Familie, was auch im Vatermord gipfelt, indem er, symbolisch gesprochen, den Hof übernimmt und den Vater beziehungsweise seine Eltern aufs Altenteil schickt. Eine neue Generation übernimmt die Macht, das Mädchen wird zur Frau, der Knabe zum Mann.

Die Scheidungsstatistiken und auch die Singlebewegung lassen uns ahnen, dass heute viele Menschen diesen initiatischen Prozess von Tod und Wiedergeburt nur unvollständig durchlaufen. Im Gegensatz zu früher wird er auch nicht durch die soziale Kontrolle erzwungen. Die Erfahrung des spirituellen Prozesses von Tod und Wiedergeburt bleibt den meisten daher vorenthalten.

Wirklich persönliche Beziehungen spielen zwar als Sehnsucht eine bedeutende Rolle, erfordern jedoch die psychodynamische Reife dafür, das Gegenüber hinter all den Fantasien und Hoffnungen zu erkennen. Die Geschichten der großen Liebespaare enden meist, bevor dieser Prozess beginnt. Die Liebe von Romeo und Julia vollendet sich im Tod und musste sich im Leben nicht beweisen. Das Wesen des Minnegesangs besteht darin, zu schwärmen – in der Gewissheit, nicht erhört zu werden. Die Mädchen träumen von dem Prinzen, während die Jungen von der Geborgenheit an der Seite einer mütterlichen Königin fantasieren. Während also das narzisstische Universum Visionen von der Liebe erzeugt, erfüllen sich diese in der Realität bestenfalls teilweise.

Es ist in vielen Kulturen auch gar nicht das Ziel, Menschen auf der persönlichen Ebene aneinander zu binden. Die Rolle der Intimität in Paarbeziehungen hat in den letzten 100 bis 150 Jahren wesentliche Wandlungen durchgemacht. Während früher – indes in vielen Kulturen auch heute noch – die persönliche Identität einem traditionellen Diktat unterworfen war, lernten immer mehr Menschen gegen Ende des 19. Jahrhunderts zunächst vor allem den Blick nach innen. Dies zeigte sich beispielsweise in der Entwicklung der Psychoanalyse, die zwar nicht als Erste die persönliche Emotionalität als wesentliche Kraft im menschlichen Leben verstand, sie aber doch deutlicher als zuvor anerkannte.

Damit ging auch einher, dass sich die Beziehung der Geschlechter von der Rollenbezogenheit in Richtung auf persönliche Beziehungen weiterentwickelte. Dieses Faszinosum der Innenschau beschäftigte die Psychologen zunächst in der Weise, dass die Triebwelt in ihrer Bedeutung für menschliche Krankheiten erkannt wurde. Insbesondere wurden die Konflikte zwischen Gewissen und Sexualität und auch Aggression zum vorherrschenden Thema. Die damals definierten Über-Ich-/Es-Konflikte erfuhren durch die Befreiung der Sexualität in der westlichen Welt, nicht zuletzt durch die Empfängnisverhütung, eine deutliche Entschärfung. Gleichberechtigte Beziehungen von Männern und Frauen wurden vorstellbarer und als erstrebenswert erkannt. Nun verschob sich der Fokus auf persönliches Wachstum. In gewisser Weise könnte man sagen, es folgte das Jahrhundert des Narzissmus. Die Hauptorientierungsmaßstäbe in Beziehungen waren nicht mehr Triebkonflikte wie früher, sondern Themen wie Selbstverwirklichung, Autonomie, Abgrenzung und Selbstfürsorge. Die ursprünglichen strengen gesellschaftlichen Normen und Bahnen von Paarbeziehungen wurden frei. Beziehungen bestanden immer häufiger aus Personen, die gelernt hatten, sich ihrer eigenen Bedürfnisse bewusst zu sein. Auch die Analyse der

Metaebene rückte bei vielen ins Bewusstsein. Es ist vorstellbar, dass der Anspruch der persönlichen Verwirklichung und des persönlichen Glücks die Frustrationstoleranz durch den unvermeidlichen Alltag einer Beziehung drastisch reduzierte. Bei vielen entwickelte sich die Illusion, Beziehungen seien mühelos austauschbar, was einen großen Beitrag zur Entstehung der Single-Kultur leistete. In manchen zeitgenössischen Strömungen ist spürbar, dass, wie einst die Trieblehre, jetzt die narzisstische Stufe von Selbstverwirklichung an ihre Grenzen stößt und durch die im Singledasein unabdingbare Einsamkeit relativiert wird. Positiv ausgedrückt könnte man sagen, dass viele Menschen auf deutlich höherem Bewusstseinsniveau als zu FREUDS Zeiten die Sehnsucht in sich spüren, jenseits ihres Egos einem wirklichen Du zu begegnen.

Hier schließt sich der Kreis zur im kollektiven Unbewussten tief verankerten Vision der Hingabe. Im narzisstischen Denken, das den Schutz der Identität und die absolute Selbstfürsorge zum verbindlichen Ziel erklärt, gilt Hingabe verständlicherweise als bedrohlich, wenn nicht sogar als Fehler. Ausgerechnet Hingabe wird nun erkennbar als unabdingbare Voraussetzung einer tiefen Liebesbeziehung. Das mühsam aufgebaute Ich steht erneut an der Schwelle seiner Selbstvernichtung, um in der Beziehung mit dem Du auferstehen zu können. Insofern ist Hochzeit im archaischen Sinne, nach einer langen Vorbereitungsphase im kollektiven Narzissmus, in der Gegenwart erstmals wieder vorstellbar. Unnötig zu sagen, dass ein solches Privileg nur solchen Kulturen zur Verfügung steht, die den psychodynamischen Weg der Befreiung von Männern und Frauen aus ihren sozial verankerten Rollen gehen konnten.

Aus der Sicht der traditionellen Kulturen geht diese Entwicklung mit dem Niedergang ihrer Rollen einher. Dadurch entsteht die Angst vor der Auflösung der Familienstrukturen. Auch unsere Kultur musste lernen, persönlicher Selbstverwirklichung so viel Raum zu geben, dass sie sich erfüllen kann – etwas, das in manch anderen Kulturen als völlig verrückt angesehen wird.

In unserer Kultur ist es von großer Bedeutung, dass die Fortpflanzungsbereitschaft in vielen Fällen der Fähigkeit zu einer reifen Liebesbeziehung vorauseilt. Es entstehen also häufig Beziehungen dadurch, dass die Paare im jeweils anderen aus ihrer Sicht nützliche Eigenschaften identifizieren, ohne auf persönlichem Niveau zu begreifen, wer denn der andere sonst noch ist. Der Partner wird somit auf das für eine Familie nützliche Set an Eigenschaften reduziert, in der Hoffnung, dass sich alles Weitere schon noch ergeben wird.

Mann und Frau zeugen ein Kind, auf der Grundlage einer formal geschlossenen Ehe. Der daran anschließende Prozess, einander kennenzulernen, wird häufig als Überforderung erlebt und die Frage der Trennung stellt sich. Viele junge alleinerziehende Mütter sind Beispiele für Frauen, die geboren haben, ohne erwachsen zu sein, ohne erfahren zu haben, wirklich geliebt zu werden, aber auch ohne geliebt zu haben. Die zugeordneten Männer sind häufig unreife Jungen, die in der Zeugung ihren Narzissmus bestätigt haben, aber weit davon entfernt sind, Verantwortung für Frau und Kind zu übernehmen. Inzwischen besteht ein breiter gesellschaftlicher Konsens darüber, dass das Strandgut dieser wenig tragfähigen Bindungen, nämlich die alleinerziehenden Mütter und deren Kinder, staatlich zu alimentieren sind.

Elke ist auch noch mit 40 ein süßes Mädchen mit strahlend blauen Augen, einer Top-Figur und einer kindlichen Stimme. Paul, ein Jahr älter, ist der sportliche Jüngling, der Traumprinz mit dem Sixpack. Beide verliebten sich ineinander, als Elke gerade mal 14 war. Elkes Eltern stellten dem Paar ein Haus zur Verfügung und genossen es zu sehen, wie die beiden drei Kinder bekamen. Und Elke lebte in der unverrückbaren Überzeugung, dass ihr Leben so weitergehen würde, dass sich nie irgendetwas ändern würde, dass ihre Kinderwelt, die eindrucksvoll an Barbie und Ken erinnert, ewig halten würde. Da sie im Betrieb ihres Vaters arbeitete, wurde sie auch im Berufsleben in keiner Weise damit konfrontiert, dass die Welt größer ist, als sie immer dachte. Auch Paul, der angesichts der schwiegerelterlichen Verwöhnung als Mann nie gefordert wurde, blieb ein Supersportler in der Peergroup der Jungs. In der Freizeit wurde trainiert, und am Wochenende feierte man Partys in immer der gleichen Zusammensetzung. Und dann geschah es doch: Nachdem Paul schon längere Zeit begonnen hatte zu ahnen, dass Mannsein eben auch bedeutet, eine berufliche Karriere zu verfolgen, machte er die Erfahrung, dass es Menschen gab, mit denen man auf eine erwachsenere und damit auch faszinierendere Weise kommunizieren konnte als mit Elke. Schließlich lernte er auf einer Dienstreise eine deutlich erwachsenere Businessfrau kennen. Sie half ihm über die Schwelle zum Erwachsenwerden, wodurch die Welt mit Elke völlig zerstört wurde.

Im Nachhinein wissen beide, dass das, was sie für ihre Ehe hielten, nicht mehr war als eine Verlängerung ihrer Kindheit. Paul hatte es leicht, denn seine neue Frau hatte das Potenzial, ihn als erwachsenen Mann zu fordern. Elke aber fiel in ein tiefes Loch. Ihre

Welt lag in Trümmern. Sie konnte es nicht fassen, sehnte sich noch drei Jahre lang danach, dass Paul doch noch zurückkehren würde. Zahllose Männer, denen sie sich zuwandte, lösten immer die gleiche Enttäuschung aus, nämlich die, dass sie ihr mit genauso wenig Substanz begegnen konnten, wie sie selbst einzubringen in der Lage war. Ihr prügelnder Vater hatte sie gelehrt, dass sie nie diejenige sein könne, die ihr Leben selbst definiert. Sie hatte gelernt, dass die Männer ihre Welt definieren, und so war ihr nie in den Sinn gekommen, dass es für sie möglich sein könnte, verpflichtend die Verantwortung für ihr Leben und ihr Tun selbst zu übernehmen. Eindrucksvollerweise gelang ihr das als Mutter ihrer Kinder sehr gut. Nach einer langen Höllenfahrt begriff sie endlich, dass die Antwort auf ihre Sehnsüchte in ihr selbst liegt, dass sie unabdingbar erwachsen werden muss, wenn sie eine Beziehung eingehen will, in der sie mit einem differenzierten Mann auf Augenhöhe verbunden ist.

Elkes Geschichte beweist außerordentlich deutlich, wie sehr das Gelingen der existenziellen Hochzeit davon abhängig ist, ob jemand über Reife und Kraft verfügt, wenn er an diese Schwelle tritt.

Als Elke und Paul mit 20 entschieden zu heiraten, waren sie noch nicht genug Person, um ihren Partner zu erkennen. Insofern trafen beide eine Beziehungsentscheidung, die der Dynamik von Beziehungsentscheidungen archaischer Kulturen nicht unähnlich ist. So, wie archaische Kulturen noch nicht über die Bewusstseinsmöglichkeit verfügen, die persönliche Psychodynamik des Individuums zu würdigen, so haben unreife Menschen noch nicht die Fähigkeit, auf einer tiefen Ebene ihre eigenen Prozesse zu begreifen. Entsprechend sind sie auch noch nicht in der Lage, die analogen Prozesse in ihrem Partner adäquat einzuschätzen.

Bislang sprachen wir von Beziehungen zwischen Menschen mit unreifen, kindlichen Ich-Strukturen. Die nächsthöhere Stufe der Verbindung findet auf einer formalen Ebene statt. Hier geht es vorwiegend um die Erfüllung sozialer Rollenerwartungen.

Christiane fühlt sich geschmeichelt, dass der wohlhabende Geschäftsmann Roman sie in sein Leben bittet. Er wiederum bedient sich ihrer als weiteres Emblem seines sozialen Erfolges – mein Haus, mein Auto, meine bildschöne Frau, später die bildschönen Kinder. Die bewussteren Opfer dieser Strategie wissen um die Lüge, wenn sie ihr Jawort sprechen. Nicht »Ich liebe dich« stimmt, sondern »Ich behaupte, dich zu lieben«, weil dies zu dem Idealbild gehört, das ich als Lebensentwurf in mir trage. Ich sage auch, »Ich liebe dich«, weil die Umwelt findet, dass ich guten Grund dazu habe, dich zu lieben. Du bist reich, du bist mächtig, und du bist zuverlässig, also ist meine Liebe die logische Folge. Alles andere wäre befremdlich.

In einem unserer Seminare findet stets ein Dialog statt, bei dem die Teilnehmer über die größte Beziehungslüge des persönlichen Lebens sprechen. Wir sind selbst überrascht, wie oft sie ihr Jawort als genau diesen größten Betrug bezeichnen, und jeder, der ihn beging, musste diese Lüge teuer bezahlen.

Um in dem Schwellenbild zu bleiben, kann man sagen, dass diese Paare nie wirklich in der oben geschilderten Weise zueinanderfinden. Das narzisstisch geprägte Selbstbild überlebt, und ohne dessen Tod ist keine Auferstehung möglich. Fast immer ist es so, dass in solchen Beziehungen mindestens einer von beiden auf Dauer unglücklich wird. Keiner von außen versteht das. »Was will die Frau eigentlich, die hat doch alles!« »Ach ja, der Typ ist 50, das ist die Midlife-Crisis.«

Diese entwertenden, im sozialen Klischee verankerten Zuschreibungen führen oft zu einer existenziellen Einsamkeit, die bis ins Burnout und in die Depression reichen kann. Die Vitaleren reagieren dann mit Suchbewegungen, in denen sie getrieben sind von ihrer Sehnsucht nach tiefer persönlicher Liebe – oft leider hin zu blind torkelndem Fremdgehen. Viele machen allerdings auch die Erfahrung, dass ihre Suchbewegungen, die sie selbst auch haben reifer werden lassen, in der Begegnung mit einem deutlich geeigneteren Partner gipfeln. Die daraus hervorgehenden Beziehungen sind selten einfacher, dafür aber deutlich persönlicher und damit befriedigender.

Neulich sprach ich, Wolfgang, mit Petra über ihre Beziehungsbiografie. Nach häufigen frustrierenden Versuchen zweifelte sie an ihrer Beziehungsfähigkeit. Ich fragte sie: »Hast du je geliebt?« Sie schüttelte traurig den Kopf. »Wenn, dann allenfalls meinen ersten Freund. Ich weiß nicht, ob das Liebe war, aber eins ist sicher: Wir hatten viel Freude zusammen, und wir waren glücklich. Schade, dass meine Eltern ihn nicht standesgemäß fanden und die Beziehung zerstört haben. Bei ihm weiß ich nicht, ob ich ihn geliebt habe. Bei allen späteren Männern weiß ich, dass ich sie nicht geliebt habe.«

Petras Eltern waren völlig mit der formellen Bewertung ihrer Mitwelt identifiziert: »Wer nicht standesgemäß ist, darf unsere Tochter nicht lieben.« Auch wenn Petra die Trennung von ihrem ersten Partner als äußerst schmerzlich empfand, konnte sie ihre Identifikation mit ihren Eltern nicht überwinden. Trotz ihrer Sehnsucht nach einer neuerlichen tiefen Liebesbeziehung wagte sie es nie wieder, sich wirklich auf einen Partner einzulassen und in der Liebe das Formale zu überwinden. Letztendlich scheiterten alle ihre späteren Beziehungen daran, dass sie zwar autonom, aber unverbindlich blieb, womit ihre Sehnsüchte nach Hingabe unerfüllt blieben. Die Hochzeit ist aufgrund der mit ihr einhergehenden Rituale eine ausgesprochen öffentliche Schwellensituation, und sie findet in der Regel im Beisein der mehr oder minder großen Gemeinde des Paares statt.

In unserer alltäglichen Arbeit analysieren wir Ereignisse gerne auf der Grundlage unseres Modells der drei Brücken.[40] Dieses sei hier kurz geschildert:

Mit der ersten Brücke ist die Brücke zum eigenen Selbst gemeint. Hier geht es, bezogen auf unser Schwellenthema, um die Frage, wieweit eben jener Selbstbezug bei einer initiatischen Schwelle eine Veränderung erfährt. Beispielsweise führt die Hochzeit bei vielen Menschen auf dieser Ebene zu einer Stärkung des Selbstwertgefühls, zumal sich wichtige gesellschaftliche Pforten öffnen, die vorher verschlossen waren. Man könnte also sagen, der Fluss der Lebensenergie auf dieser ersten Brücke wird im Rahmen einer Hochzeit verstärkt und ist damit oft kräftig genug, alte Verstrickungen und Traumata aufzulösen.

---

40 KRAHÉ, WOLFGANG, WEIGT, HEINZ-JÜRGEN: *Mein erschöpftes Ich*. J. Kamphausen, Bielefeld, 2013, Seite 31 ff.

Die zweite Brücke, die Brücke zum Du, bezieht sich auf die Beziehungsfähigkeit. Hier hängt vieles davon ab, inwieweit der Heiratskandidat eine ausreichende Reife erreichen konnte, die es ihm erlaubt, sich zu relativieren und sich so dafür öffnen zu können, seinen Partner/seine Partnerin als eigenständiges Wesen zu erkennen. Dies ist die Voraussetzung dafür, dass auf der Beziehungsebene Lebensenergie zwischen beiden Individuen ausgetauscht werden kann. Letztendlich entscheidet diese Brücke über das Schicksal einer Ehe. Ohne diesen Flow ist Liebe auf Dauer nicht denkbar.

Individuen, die gut in sich verankert und in stabilen Beziehungen verbunden sind, erreichen schließlich mit der dritten Brücke auf einem reifen Niveau den Bezug zu einem größeren Ganzen. Gemeint ist hiermit im Falle eines Paares die Familie, die Gemeinde, der Staat, die Firma, für manche auch das Kollektive, das Kosmische und Spirituelle bis hin zu Gott.

Wir werden einige der im Folgenden beschriebenen Schwellensituationen nach diesem Modell analysieren, weil wir glauben, dass es sehr stark zu einem besseren Verständnis beitragen kann. Das trifft besonders auf die Hochzeit zu, weil sie auf allen drei Entwicklungsebenen intensive Prozesse in Gang setzt.

Besonders auf der ersten Brücke bedeutet die Hochzeit, wie oben bereits angedeutet, für viele Menschen eine ausgesprochen starke Veränderung der Selbstzuschreibung. »Ich bin jetzt eine verheiratete Frau, nicht mehr, wie es früher hieß, ein Fräulein. Ich bin nicht ›übrig geblieben‹, ich wurde erwählt. Ich bin jetzt ein Mitglied der Gruppe der erwachsenen, gebärfähigen Frauen.« Entsprechend bedeutet Hochzeit auf der ersten Brücke für viele einen Zuwachs an Selbstwert, die Hochzeit drückt die Erfüllung eines Entwicklungsprozesses aus. Auf der männlichen Seite bedeutet Hochzeit oft die Überwindung der Unverbindlichkeit in Bezug auf Liebesbeziehungen. Damit geht das Opfer einher, nicht mehr der Gruppe der Junggesellen anzugehören. Diese Gruppe setzt dem Prozess der Bindung an eine Frau häufig energischen Widerstand entgegen, bis dahin, dass sie zu erreichen versucht, dass die Peergroup für den Bräutigam wichtiger bleibt als seine Frau. Nicht wenige Ehen scheitern daran, dass Sport und Stammtisch einen so großen Raum einnehmen, dass für die neu gegründete Familie, speziell für die Ehefrau, keine Zeit bleibt.

Im positiven Fall steht der Mann jetzt zu seiner Frau, verlässt seine Jungs, mindestens vorübergehend, und wagt sich vor in die Welt des Weiblichen. Themen wie Verantwortung, Achtsamkeit und Fürsorge bekommen eine ganz neue Dimension. Bei diesem Prozess sind die männlichen und die weiblichen Wege wieder weitgehend identisch.

Auf der zweiten Brücke hängt nun alles davon ab, inwieweit die oben geschilderten Prozesse wirklich durchlaufen wurden. Wieweit bin ich wirklich in der Lage, beziehungsstiftendem Verhalten Vorrang zu geben gegenüber beziehungsschädigenden Anspruchshaltungen, Vorwürfen und Blindheit? Der schon im Kapitel über die Liebe beschriebene Prozess der Umkehr vom Habenwollen zum Geben als Erfüllung ist ein wesentliches Kennzeichen der Beziehung und entscheidet über ihre Zukunftsaussicht.

Auf der dritten Brücke erscheint es besonders wichtig, dass fast alle Gesellschaften dem Paar besonderen Schutz und auch besondere Anerkennung gewähren. Das sieht man schon an der Steuer (Ehegattensplitting), aber auch an den kollektiven Klischees, die die Verheirateten als den gesunden Normalfall interpretieren, während Singles Fantasien von Unattraktivität oder aber auch Gescheitertsein ertragen müssen. Verheiratetsein bedeutet auf kollektiver Ebene: »Ich habe es geschafft, ich wurde öffentlich legimitiert als Mann oder Frau, ich bin heterosexuell und in absehbarer Zeit jemand, der für die Fortpflanzung zur Verfügung steht.«

Erfreulicherweise genießen inzwischen auch gleichgeschlechtliche Partnerschaften heute weitgehend eine gesellschaftliche Legitimation. Bei den beteiligten Personen finden ähnliche Wandlungsprozesse statt.

Warum aber durchlaufen viele Menschen den initiatischen Prozess der Hochzeit nicht? Was lässt sie vor der Schwelle verharren? Da gibt es zum einen den ganz alten Mechanismus, dass ein Teil in uns versucht, aus Angst vor der Wandlung den Wandlungsprozess zu vermeiden. Die Familie, aber besonders die Peergroup, ermutigt zu diesem Verhalten.

Schon in der bereits zitierten Erzählung »Amor und Psyche« von APULEIUS wird dieser Mechanismus eingehend beschrieben: Psyche erkennt Amor, kann ihn aber noch nicht sehen. Gleichwohl kommt sie in unmittelbare Nähe der Schwelle, buchstäblich in diese Liebe hineinzufallen. Dies löst die Eifersucht und die Verlustängste der gleichaltrigen Frauen aus, die sie dazu verführen, Amor in Zweifel zu ziehen und ihn zu analysieren. Kaum lässt Psyche sich auf diese Mädchen ein, ist der Geliebte weg und verloren.

Wir Autoren haben unzählige Geschichten gehört, in denen der tiefe Fluss von Liebesgefühlen am Beginn einer Beziehung so lange für alle sichtbar existierte, bis eine wohlmeinende beste

Freundin sagte: »Seit du mit Peter zusammen bist, bist du nicht mehr du selbst. Du erweckst den Eindruck, als würdest du deine Persönlichkeit verlieren. Ich, deine beste Freundin, mache mir große Sorgen um dich. Du solltest mal innerlich auf Abstand gehen, und dann wirst du merken, dass er dich nur ausnutzt.«

Ich, Wolfgang, habe einige junge Frauen kennengelernt, die mit all ihrer Kraft gegen diesen Fluch des Zweifels wüteten und sich nach der Unschuld ihrer vorherigen Hingabe sehnten. Leider traf ich keine, die – hatte sie die Zweifel erst einmal an sich herangelassen – es geschafft hätte, die Unschuld ihrer primären Liebe gegen ihre Freundin zu verteidigen. Natürlich gibt es starke Frauen, die gegenüber solchen Übergriffen primär dichtmachen. Die eigentliche Virulenz dieser Flüche zeigt sich erst dann, wenn eine relativ unsichere Frau ihrer Freundin oder auch ihrer Mutter gestattet, die Zweifel in den Innenraum ihrer Seele zu tragen. Natürlich geht das nur, wenn es in der Seele dieser Frau ein Element gibt, das in der Lage ist, mit dem Zweifel der Mutter oder der Freundin in Resonanz zu gehen. Dieser Anteil kann ein eigenes Misstrauen gegenüber anderen Menschen, speziell Männern sein. Häufig ist es aber auch der Zweifel daran, ob es möglich ist, geliebt zu werden, ob man das überhaupt verdient.

Eine Variante dieses Problems zeigt sich bei Manuela: Sie stammt aus einer dünkelhaften Familie, und besonders die Mutter war immer hingerissen von ihrer wunderschönen Tochter. Sie riet Manuela, die Männer daraufhin zu überprüfen, ob sie ihrer denn würdig seien. Manuela lieferte. Sie verhielt sich zickig, verweigernd und anspruchsvoll, verlangte nach Rücksprache mit ihrer Mutter immer neue Liebesbeweise und zerstörte damit eine Beziehung nach der anderen. Erst mit Mitte 40 erkannte sie, dass sie ihre triste Beziehungsbiografie nicht auf die Minderwertigkeit der Männer zurückführen konnte, die ihr begegnet waren. Vielmehr lag ihr Scheitern fast immer daran, dass sie ihre Beziehungen aufgrund der mütterlichen Flüche selbst vergiftete. Auch den Mann, mit dem sie schließlich verheiratet war, hatte sie nur genommen, weil er reich war und den mütterlichen Klischees entsprach. Sie liebte ihn nie und verließ ihn zu guter Letzt, trotz der beiden Kinder, um endlich Raum für eine leidenschaftliche Beziehung in ihrem Leben zu schaffen.

Wenn Hingabe dämonisiert wird, dann kann die Lösung anscheinend nur darin liegen, in der sicheren Burg des Narzissmus zu verharren. Es geht darum, gerade so viel und eben auch so wenig zu lieben, dass wir die Angst, uns selbst zu verlieren, im Griff haben. Alles ist sicher, dafür aber auch verschlossen. Die viel zitierte beste Freundin behält ihre Macht, und die Sehnsucht nach Wandlung und Hingabe wird auf dem Altar der Selbstbewahrung traurig und trotzig geopfert.

Hier findet der Gedanke des Psychotherapeuten HENNING VON DER OSTEN seine Bestätigung, den er während eines Seminares äußerte, an dem ich, Wolfgang, in den 1970er Jahren teilnahm: Eine Beziehung funktioniert nur dann, wenn beide Beteiligten 100 Prozent geben – also nicht jeder nur 50 Prozent. Unbefriedigende Beziehungen sind oft der Preis für den vermiedenen Sprung ins Uferlose einer großen Leidenschaft. An dieser Stelle werden viele aufschreien und sagen: »Wir haben manchen springen sehen, und da wartete nicht die Liebe, sondern der Abgrund.« Das ist wahr.

Deshalb ist es sinnvoll, an dieser Stelle nochmals darauf hinzuweisen, dass wir hier beim Besprechen der Schwellen von einem initiatischen Weg reden. Das heißt: Wer springt, ohne vorbereitet zu sein und ohne das dafür nötige Bewusstsein, ist genauso gefährdet wie jemand, der zum ersten Mal auf Skiern steht und die schwarze Piste herunterfährt. Sie werden jetzt fragen: »Was muss ich denn wissen, wie kann ich mich denn orientieren, wie kann ich sicher sein?« – Diese Frage kann Ihnen niemand auf der Welt beantworten. Es geht nicht um konkrete Inhalte von Erkenntnis. Da ist keine Roadmap. Alles, was wir Menschen tun können, ist achtsam und wachsam unseren Weg entlangzugehen, um dabei bereit zu werden, zu spüren, dass wir uns einer Lebensschwelle nähern. Wenn wir dann vor der Schwelle stehen, fühlen wir meist, dass wir bereit sind, und dann ist es an der Zeit zu springen. Erst hinter der Schwelle wissen wir, ob wir den Zeitpunkt wirklich richtig gewählt haben.

Eine Ehe kann nur den Raum zur persönlichen Entwicklung bereitstellen, der auch der persönlichen Reife beider Beteiligten entspricht. Manchmal treffen wir als Coaches und Therapeuten ältere Menschen, die nach mehreren gescheiterten Ehen noch einmal heiraten, nunmehr in der festen und erfreulicherweise berechtigten Überzeugung, dass sie endlich dahingehend gereift sind, ihren Partner wirklich wahrnehmen zu können. Dann wird es möglich, sehenden Auges endlich den Schritt zu wagen, der sagen lässt: »Ich erkenne dich als meine Frau/meinen Mann.«

Die Verunsicherung durch Freundinnen oder Schwestern ist nur eines von zahlreichen Beispielen dafür, dass der Prozess des Liebens an der Schwelle unterbunden werden kann. Es ist eine alte Erfahrung, dass Kollektive sowohl der Individuation als der höchsten Verwirklichung eines persönlichen Potenzials wie auch der Paarbildung heftige Widerstände entgegensetzen, bis hin zu Fluch und Verdammnis. Aus der Sicht von C. G. JUNG ist der höchste mögliche Mensch der Künstler, das höchste sexuelle Entwicklungsziel das göttliche Paar. Genau dieser Prozess der Individuation wird also im unmittelbaren Umfeld von Menschen oft als wenig wünschenswert eingestuft. Es soll immer so bleiben, wie es war, jede Entwicklung ist gefährlich. Lasst uns die Schwelle erkennen, sie tabuisieren und vor ihr verharren. So werden wir unsterblich, ohne je lebendig gewesen zu sein …

Diesen Aspekt, der wiederum besonders charakteristisch ist für die männliche Individuation, wenngleich nicht nur für diese, arbeitete der österreichische Psychoanalytiker JOSEF SHAKED in seiner Arbeit mit Großgruppen immer wieder eindrucksvoll heraus.[41] Er betont, dass die Großgruppe versucht, das Paar zu verhindern, weil sie im Moment der gelungenen Paarbildung oft instabil wird und zerfällt. Die Erkenntnis der individuellen Einzigartigkeit ist unvereinbar mit der Gleichheitssehnsucht des Kollektivs. Indem wir einander erkennen, ist der oder die Eine das Absolute, und der Rest verschwimmt im Flachland der Indifferenz. Das Kollektiv schreit, dies sei unso-

41 SHAKED, JOSEF: *Die analytische Großgruppe. Festschrift zu Ehren von Josef Shaked*, Facultas Universitätsverlag, Wien, 2010.

zial, unsolidarisch und ein Tabubruch. Gleichzeitig ist der junge Ehemann für immer für die Peergroup der Junggesellen verloren, ebenso wie die junge Frau auch ihre Mädchenwelt hinter sich lässt.

Viele Jugendcliquen spüren in dieser Phase intuitiv, dass sie an das Ende ihrer Zeit gekommen sind, und lösen sich auf. Dies geschieht oft mit durchaus sentimentalen Gefühlen und der Hoffnung auf ein Wiedersehen in einer anderen Lebensphase. Die Clique geht durch die Paarbildung mindestens in die Latenz. Ehe, Familie und Beruf gewinnen die erste Priorität, und trotzdem leben die Jugendfreundschaften oft im Inneren fort, um viele Jahre später wieder ins Bewusstsein zu dringen. Diesem Phänomen ist der wunderbare Song *Altes Fieber* von der Band DIE TOTEN HOSEN gewidmet:

> Und immer wieder
> Sind es dieselben Lieder
> Die sich anfühlen
> Als würde die Zeit stillstehen
> Denn es geht nie vorüber
> Dieses alte Fieber
> Das immer dann hochkommt
> Wenn wir zusammen sind [42]

Die Hochzeit ist eine initiatische Schwelle, die überschritten wird oder auch nicht. Ebenso wenig, wie man ein bisschen schwanger sein kann, kann man sich nur ein bisschen wandeln.

---

42 DIE TOTEN HOSEN: CD, *Ballast der Republik*, Titel: *Altes Fieber*, JPK/WM, Düsseldorf/Hamburg, 2012.

Es ist verständlich, dass diese Konfrontation mit einer hundertprozentigen Entscheidung gerade intelligente Menschen dazu verführt, über Kompromissbildungen nachzudenken, etwa im Sinne der Fragestellung: »Wo bleibt mein Ich im Wir?« Aus initiatischer Sicht ist die Antwort darauf ganz einfach: Das Ich stirbt, um dann auf einer neuen Ebene in einer neuen Form auf der Grundlage der dann erreichten Identität wiedergeboren zu werden. Natürlich gibt es an dieser Schwelle ein Leben nach dem Tod, und doch ist es ein erkennbar so sehr anderes Leben, dass das alte Ich zwar als Erinnerung fortbesteht, im neuen Leben aber keinen Platz mehr hat.

Isa hatte nach ihrer Heirat den Kontakt zu ihrer Clique weitgehend verloren. Sie fühlte sich schuldig, wie eine Verräterin an der alten Gemeinde, und sehnte sich gleichzeitig nach dem unbeschwerten Lebensgefühl als freie, ungebundene junge Frau. Noch einmal feiern im alten Kreis, so als gäbe es kein Morgen. Sie schloss sich ihren weiter unverheirateten Freundinnen bei einer Tour nach Mallorca an: Schon morgens Alkohol, Styling, Männer suchen, flirten, im Rausch alles vergessen, Ekstase. Traurig und erleichtert zugleich ging sie um zehn Uhr abends auf ihr Zimmer – es war einfach nicht mehr ihr Leben. Voller Schuldgefühle musste sie dann feststellen, wie sehr sie ihre Freundinnen enttäuschte. Für sie selbst war aber eindeutig, dass ihr diese Form des jugendlichen Glücks nicht mehr zur Verfügung stand. Sie fühlte sich reich beschenkt durch ihr Dasein als eine wesentlich bewusstere Frau, die im Leben und in der Liebe angekommen ist, und sie fühlte sich bis in die Tiefe ihrer Seele gewappnet dafür, Mutter zu werden, was auch ein Jahr später geschah.

Diese Geschichte zeigt uns am Beispiel einer weiblichen Biografie, wie der initiatische Prozess der Hochzeit ganz natürlich das nächste initiatische Geschehen antriggern kann. Es war Isa selbst, die auf das Bild kam, dass sie sich wie eine Pflanze fühlte, die die schillernde Zeit des Frühlings in vollen Zügen erlebt hatte. Sie trat nunmehr als eine kräftigere Pflanze in den Sommer ein. Sie hatte den Frühling hinter sich, und sie war voller schöner Erinnerungen daran. Und welchen Sinn hätte eine Blüte, wäre sie nicht der Startpunkt in die Fruchtbarkeit? Den entsprechenden männlichen Prozess, der deutlich anders verläuft, werden wir im nächsten Kapitel nachtragen.

Lassen Sie uns abschließend gemeinsam darüber nachdenken, was wohl auf unseren drei energetischen Brücken im Umfeld der Hochzeitsschwelle geschieht. Im Folgenden ist es möglich, das Geschehen auf den Brücken nochmals eindeutiger zu konkretisieren.

Auf der ersten Brücke trifft das Bild von Isa den Nagel auf den Kopf. Im Selbsterleben begreifen wir, dass wir von der Frühlingsform in die Sommerform übergehen, und dieses Begreifen ist so, als würde sich der Aggregatzustand unserer Seele und damit der Bezug zu uns selbst ändern. Vermutlich ist die Quelle dieser Veränderung sehr stark hormonell, das heißt somatisch determiniert. Vorstellungen von Ankommenwollen, von Fruchtbarkeit und Dauerhaftigkeit prägen das Selbsterleben ebenso wie neue Visionen von Erfüllung, von Potenzial und der Rolle, die man möglicherweise einnimmt.

Entsprechend treten unsere Hochzeitskandidaten häufig noch torkelnd, unsicher und ambivalent auf die zweite Brücke. Sie torkeln und schwanken deshalb, weil der Prozess des Einander-Erkennens, der das entscheidende Merkmal auf der zweiten Brücke ist, noch oszilliert. Teilweise verwechsele ich den anderen noch mit meinen Projektionen und Sehnsüchten, teilweise kann ich den Blick in sein Herz schon wagen und mich von seinem eigenen Sosein berühren lassen. Die sich entwickelnde Qualität des Berührtseins ist bei einer guten Beziehung einer der wichtigsten roten Fäden, an denen entlang die Beziehung tiefer wird und vertrauter. Das aus dem Herzen kommende Gefühl, einander zu kennen, entspricht im Lauf der Jahre mehr und mehr der Wahrheit.

Es ist oft sehr ergreifend zu sehen, wenn ein Partner nach Jahrzehnten überrascht, oft begeistert feststellt, dass er, obwohl er schon so vieles begriffen zu haben glaubte, eine neue und wesentliche Dimension in der Person des anderen erkennt. In diesen Momenten wird deutlich, wie sinnvoll und wesentlich lange Ehen sind. Manche zentralen Erkenntnisse müssen in Jahrzehnten reifen.

In der Öffentlichkeit, also auf der dritten Brücke, ändern verheiratete Paare häufig ihr Aussehen und auch die Resonanz, in die sie mit den anderen treten. Wie bei Tieren kann man auch bei Menschen oft beobachten, wie sie nach der Hochzeit ihr Paarungskleid ablegen, um in den Modus der verheirateten Frau und den des verheirateten Mannes überzuwechseln. Meist werden die beiden weniger bunt, weniger grell, funktionaler. Oft werden auch die Haare kürzer, und der heißgeliebte Sportwagen weicht einem familienfreundlichen Kombi. In vielen Fällen kann man feststellen, dass die Beteiligten die idealistische Position der Jugend verändern, hin zu der deutlich pragmatischeren des Erwachsenenlebens. Es ist immer noch eine schöne

Idee, die Dritte Welt zu retten, aber die Tilgung des Hauskredits rückt auf der Prioritätenliste deutlich weiter nach oben. Die persönliche Sprache ist oft wesentlich weniger flirtend, die Paare ziehen sich mehr auf sich selbst zurück, sind mit der Bewältigung ihrer phasenadäquaten Aufgaben, Kinder und Karriere, mehr als ausgelastet.

Für Sie, liebe Leserin, lieber Leser, ergibt sich hier wieder die Möglichkeit, einen Blick auf Ihr eigenes Leben zu werfen. Sie haben gesehen, wie die verschiedenen Linien Ihres Lebens verliefen, als Sie geheiratet haben. Sie haben eine Vision dafür entwickelt, wo Ihr Leben einst stand, als Sie heirateten. Wenn Sie schon mehrfach geheiratet haben, ist es auch sehr spannend, einmal zu schauen, ob es immer die gleichen Konstellationen waren, die Sie zu einem solchen Schritt geführt haben, oder ob Ihre aktuelle Liebe vielleicht eine ganz neue, tiefere Schicht in Ihnen zum Klingen gebracht hat.

KINDERWUNSCH

FALLS SIE KINDER HABEN, SCHAUEN SIE Ihre Lebensgrafik einmal zum Zeitpunkt von deren Geburt an. Was sagt es über Sie selbst, aber auch über Ihre Partnerin/Ihren Partner und Ihrer beider Beziehung, dass Ihre Kinder gerade zu diesem Zeitpunkt geboren wurden? Kommt es Ihnen im Nachhinein so vor, dass der Zeitpunkt dieser Geburten richtig war? Oder haben die Kinder wie Extraschläge den normalen Herzrhythmus Ihres Lebens durcheinandergebracht? Wenn Sie eine Frau sind: Waren Sie einverstanden damit, schwanger zu werden, oder hatten Sie das Gefühl, dass Ihr Mann Sie geschwängert hat, um Sie zu blockieren, zu vereinnahmen oder sich davor zu schützen, Sie zu verlieren? Wenn Sie ein Mann sind: Waren Sie glücklich über die Schwangerschaft und das neue Kind in Ihrem Leben? Oder erlebten Sie dieses Kind als eine Art Schicksalsschlag? War es ein Klotz, den Ihre Frau Ihnen ans Bein gebunden hat, um Sie wiederum zu binden?

Wenn Sie noch keine Kinder haben, dann schauen Sie die Grafik Ihres Lebens an und stellen Sie sich vor, wann es sinnvoll wäre, ein Kind zu bekommen. Wenn Sie schon älter sind, blicken Sie einmal zurück in Ihrer Grafik, ob und wann und mit wem Sie gerne ein Kind gehabt hätten. Sollte es in Ihrer Biografie Abtreibungen geben, tragen Sie diese bitte deutlich in die Zeitachse ein. Wenn Sie den Mut dazu haben, kann es sehr erhellend sein, sich zu fragen, ob Sie diese Entscheidung nochmals in der gleichen Weise treffen würden. Ein sehr wichtiges biografisches Ereignis kann auch eine Fehlgeburt sein. Dies gilt besonders, wenn im Vorfeld der Schwangerschaft eine klare Entscheidung für dieses Kind getroffen wurde. Solche Ereignisse wirken oft lange nach, und die betroffenen Eltern, insbesondere Mütter, sind gut beraten, sich reichlich Raum für den Trauerprozess zu nehmen, der ihrer inneren Verbindung zu diesem Kind angemessen ist. Es kann faszinierend, spannend, allerdings manchmal auch sehr schmerzhaft sein, einmal zu fantasieren, wie es gewesen wäre, wenn diese Kinder geboren worden wären.

Vor allem aber versuchen Sie einmal, in sich selbst das Gefühl wachzurufen, das Sie einst hatten oder das Sie jetzt haben als jemand, der sich ein Kind wünscht.

VIELE JUNGE FRAUEN, meist im Alter zwischen 25 und 35 Jahren, aber auch jüngere und ältere, kommen in eine Lebensphase, in der sie erkennen, dass eine gewaltige Sehnsucht nach einem oder mehreren Kindern mit der unbezähmbaren Kraft einer Naturgewalt in ihr Bewusstsein dringt. Dies ist völlig unabhängig von der Frage, ob sie in einer hierfür geeigneten Beziehung leben oder nicht. Glücklicherweise sind die früheren Schrecknisse einer unehelichen Schwangerschaft im Sinne von Armut und Ächtung weitestgehend eliminiert.

In diesen Lebensphasen sind manche Frauen bereit, wenig tragfähige Affären einzugehen, um schwanger zu werden. Manche bitten gute Freunde darum, sie zu schwängern – auf der Grundlage der Unverbindlichkeit. In mehreren, mir, Wolfgang, bekannten Fällen boten liebevolle Ehefrauen ihren verzweifelten Freundinnen an, dies mit ihrem Ehemann zu bewerkstelligen. Einige Frauen wollen sich gar nicht erst auf eine solche sinnlose Beziehung einlassen und nehmen gleich das Angebot eines Zentrums für Insemination in Anspruch.

Auch Jahrzehnte später berichten diese Frauen in aller Regel, sie hätten da im Einklang mit ihrer Natur gefühlt und gehandelt. Die Kinder, die in dieser Lebensphase entstehen, sind und bleiben meist Wunschkinder. Von außen ist es manchmal sehr eindrucksvoll zu beobachten, wie beispielsweise für eine Karrierefrau, die durchaus schon einiges erreicht hat, eben diese Karriere quasi von heute auf morgen mindestens zweitrangig, wenn nicht sogar völlig nebensächlich wird.

Während Frauen den Wunsch nach einer Schwangerschaft oft wie einen unüberhörbaren Ruf der Natur spüren, ist der Kinderwunsch bei Männern meist deutlich weniger intensiv. An dieser Stelle scheitern auch viele Beziehungen. Entweder daran, dass die Männer sich bedrängt fühlen, oder dass die Frauen das Zögern ihrer Männer als hochgradig kränkend empfinden. Gar nicht so selten löst die gerührte und glückliche Botschaft ihrer Freundin, sie sei schwanger, bei den männlichen Partnern bares Entsetzen aus. »Ich brauche all meine Kraft für meinen Beruf. Ein Kind gerne, aber in drei, vier Jahren!« Die betroffenen Frauen fallen oft aus allen Wolken, erwägen die Trennung. Besonders schmerzvoll ist der männliche Rat oder gar die Forderung, sie mögen das Kind doch bitte abtreiben und ihre Fortpflanzungswünsche auf einen späteren Zeitpunkt verschieben. Die folgende Geschichte beschreibt diese Schwelle sehr deutlich:

Annette, eine junge Journalistin, 27 Jahre alt, musste sich zu ihrer eigenen Überraschung eingestehen, dass Karl mehr war als eine Affäre. Sie bewunderte den gut aussehenden, sportlichen Juristen, Star im Tennisclub und auf gutem Weg in eine Sozietät. Er sollte der Vater ihrer Kinder werden. Halb bewusst, halb manipulativ, auf alle Fälle aber unabgesprochen, wurde sie schwanger. Ihre Welt brach zusammen, als Karl ihr mitteilte, dass er das Kind auf keinen Fall wollte. Für ihn war klar: Ich brauche noch Zeit, ich will mit meiner jungen Frau reisen, und ich möchte noch Karriere machen, und da ist natürlich auch noch der Porsche, den ich gerne hätte. Er drängte Annette zur Abtreibung, was diese energisch verweigerte. Sie zog sich enttäuscht, gekränkt und verletzt zurück. Das verunsicherte Karl völlig. Für ihn war klar, dass er doch nur die voreilige Familienplanung zurückgewiesen hatte, was nichts daran geändert hatte, dass er sehr in Annette verliebt war. Diese wiederum geriet unter großen Stress. Schlaflose Nächte, hunderte Stunden Gespräche mit Freundinnen, mit Alkohol und Zigaretten – es kam zur Fehlgeburt. Sie war zutiefst traurig, aber auch erleichtert, während Karl völlig entsetzt war. Seine größte Angst war, schuld am Tode dieses Kindes zu sein und die großartige gemeinsame Zukunft mit Annette durch seinen Egoismus und, wie er selbst sagte, durch seine Blödheit zerstört zu haben. Diese Fehlgeburt fegte ihn mit Brachialgewalt über die Schwelle vom ewigen Jüngling und Playboy zum verantwortungsvollen Mann und Vater. In völliger Unambivalenz bat er Annette, nun auf der Grundlage ihrer Liebe und gemeinsamen Entscheidung das gemeinsame Kind zu zeugen, für das er sich nunmehr persönlich reif fühlte. Fast 20 Jahre später erzählte Annette, dass sie immer wieder glücklich und überrascht darüber gewesen war, dass ausgerechnet Karl, der anfangs so gar nicht wollte, der wunderbarste Vater der gemeinsamen Kinder wurde, den sie sich vorstellen konnte.

Vielleicht spiegelt diese Geschichte die Analogie in der männlichen Seele zu jenen Frauen, die kurz nach der Geburt ihr erstes Kind nicht lieben können. Vielleicht ist es bei Männern und Frauen so, dass das Programm für väterliche oder mütterliche Gefühle erst hochgefahren werden muss. Damit es starten kann, muss zuerst die Schwelle zur Elternschaft überschritten werden.

Zu Beginn sind beide noch gefangen in ihrem narzisstischen Universum: Annette will, überschwemmt von Östrogenen und Oxytocin, ihr biologisches Fruchtbarkeitsziel umsetzen und macht zunächst die Rechnung ohne Karl. Dabei wird sie jedoch in der Intensität ihres Soseins für Karl zum Katalysator: Sie spült ihn über die Schwelle seiner narzisstischen Fantasie einer ewigen Jugend mit Karriere, Tennis und Porsche hinein in eine Vision von Vaterschaft. Während dies geschieht, gelingt es auch Annette, ihren Partner zu erkennen. Dadurch ist sie in der Lage, ihm auf der zweiten Brücke real und liebevoll zu begegnen. Diese Begegnung hat das Potenzial zur Wandlung.

So ermöglicht der beschriebene Prozess Annette und Karl nach heftigen Turbulenzen am Anfang eine tiefe Begegnung im Rahmen von Hochzeit und Fruchtbarkeit. Die beiden sind ein gutes Beispiel dafür, dass eine Beziehung im Sturm des Lebens auf der zweiten Brücke manchmal zunächst verdient werden muss. Beide haben in der Begegnung auf der Brücke eine Bewusstseinsschwelle bewältigt und damit eine Liebesbeziehung geschmiedet, die bis heute hält.

Nach dieser Schwelle fühlen wir uns nun also in der Lage, die nächste Generation auf die Welt zu bringen. Es muss hier sicher nicht extra erwähnt werden, wie viele Kinder auch gezeugt werden, bevor ihre Eltern die besagte Schwelle überwunden haben. Wenn wir aber diese Schwelle überschritten haben und menschlich wirklich bereit sind, Eltern zu sein, fühlen wir uns auf einem guten existenziellen Boden auf dem Weg zu einer Familie. Und das heißt natürlich auch auf dem Weg zu neuen Schwellensituationen.

Immer vorausgesetzt, dass wir gesund bleiben und in Frieden leben dürfen, drehen sich die kommenden Schwellen meist vor allem um zwei Bereiche: zum einen um die Welt des Berufs, zum anderen, wiederum vorausgesetzt, dass wir trotz Kindern und Beruf dafür Energie übrig haben, um den gesellschaftlichen Bereich. Das Gleichgewicht zwischen dem beruflichen, dem privaten und gesellschaftlichen Feld beschreibt die in den letzten Jahrzehnten viel diskutierte Work-Life-Balance.

Naturgemäß gibt es zwischen dem oben beschriebenen Pol der vaterlosen Schwangerschaft und jenem der erwachenden Liebe eines jungen Mannes zu seinen Kindern noch eine Fülle von anderen Konstellationen, in welchen Kinder vielleicht locker, vielleicht auch rumpelnd die Schwelle ins Leben ihrer Eltern überschreiten. Diesen Kindern geht es ähnlich, wie Sie vielleicht zu Beginn des Buches schon für sich selbst reflektiert haben: Sie werden mehr oder weniger sanft in ihr Leben geworfen, das von nun an darin besteht, sich unausgesetzt auf das einzustellen, was sie vorfinden. Von Anfang dieses Lebens an, für die Dauer von Kindheit, Pubertät und Jugend, sind die wichtigsten Begleiter ihres Lebens ihre Eltern oder deren Stellvertreter. Wie wir bereits in den ersten Kapiteln beschrieben haben, hängt die Beantwortung der Frage, wie glücklich dieses Leben sein wird, entscheidend davon ab, wie klar oder eben nicht klar das Ja dieser Eltern zu ihrem Kinde ist. Ist dieses Ja klar und liebevoll, bedeutet das eine große Unterstützung für das Kind. Ganz anders liegen die Dinge, wenn die Aussage der Eltern ist: »Mal schauen, ob du dich meiner würdig erweist« oder wenn sie ihrem Kind ein klares Nein entgegenbringen. Auf dieser Grundlage treffen wir bewusst oder unbewusst wesentliche Lebensentscheidungen, zum Beispiel zu der Frage: »Wen will/kann ich lieben und mit wem will ich mein Leben teilen?« Hierzu haben wir in den vorangegangenen Kapiteln schon einiges gesagt. Im folgenden Kapitel diskutieren wir die nächste fundamentale Frage: Wovon will ich leben?

DIE BERUFLICHEN SCHWELLEN: WACHSEN – WERDEN – LOSLASSEN

BITTE SCHAUEN SIE SICH IHRE LEBENSGRAFIK AN und nehmen Sie einen weiteren Stift, dessen Farbe sich gut von den bisher verwendeten abhebt. Beginnen Sie nun, so früh wie möglich in Ihrem Leben eine Kurve Ihres beruflichen Lebenslaufs, die auch die Lehr – und Wanderjahre beinhalten, zu zeichnen. Fangen Sie bei der Grundschule an. Nehmen Sie sich Zeit für diese Kurve, lassen Sie das Diagramm Ihrer beruflichen Erfolge und Misserfolge deutlich sichtbar werden. Zeichnen Sie es weiter für den Rest Ihres Lebens, wie Sie sich Ihren beruflichen Werdegang in Zukunft vorstellen. Bei vielen wird die Kurve mit 65 Jahren die Grundlinie berühren, weil der Beruf dann endet, bei anderen verläuft sie noch deutlich länger. Unser Freund WERNER ARNET[43] entwickelte sich mit fast 90 Jahren beruflich immer noch weiter, und er ist uns über seinen Tod hinaus eine große Quelle der In-

43 WERNER ARNET: D. C., N. D., Gestalttherapeut, Schwerpunkt Gruppendynamische Prozesse und Teambildung, Seminare zum Thema Entwicklung emotionaler Kompetenzen, Selfness Forschung und -Entwicklung, gest. 2017 in Berlin.

spiration. Vielleicht können Sie, wenn Sie jetzt das Diagramm Ihrer beruflichen Biografie anschauen, Zusammenhänge mit den anderen Kurven sehen. Vielleicht fallen Ihnen auch Zäsuren auf. Manchmal verläuft eine Phase, zum Beispiel ein Studium, bis kurz vor dem Ende erfolgreich, stürzt dann jedoch ab und kann bestenfalls Jahre später vollendet werden. Genauso gibt es bei manchen Menschen Abstürze in die Insolvenz, aus der sie dann wie Phönix aus der Asche wiederauferstehen.

Wie ist es bei Ihnen? Vielleicht ist für Sie der Beruf ein wichtiger Aspekt Ihrer Stabilität. Vielleicht machen Sie seit Jahren das Gleiche ohne Höhen und Tiefen. Vielleicht bietet der Beruf nur das wirtschaftliche Fundament eines ansonsten faszinierenden Lebens. Wie auch immer, es ist Ihr ganz persönliches Leben. Die Kurve spiegelt exakt die Bedeutung wider, die der Beruf in Ihrem Leben im Vergleich zu den anderen Lebensbereichen hatte und hat. Wenn Sie die Zeichnung über Ihr aktuelles Lebensjahr hinausführen, wird Ihre Vision von sich selbst als professionellem Menschen deutlich sichtbar. Vielleicht erleben Sie das gerade jetzt, wo Sie tiefer und bewusster über Ihren Beruf nachdenken. Sollte dies so sein, empfehlen wir Ihnen dringend, sich jetzt für sich selbst und Ihre Vision von Ihrem weiteren Berufsleben Zeit zu nehmen. Schreiben Sie Ihre Gedanken auf und skizzieren Sie die Bilder, die in Ihnen aufsteigen.

Der Beruf spielt im Leben sehr vieler Menschen, sicher der meisten Männer, in Deutschland gewiss auch bei den meisten Frauen, eine so große Rolle, dass man ihn als eine der entscheidenden Lebensbühnen im Gesamtleben auffassen kann. In gewisser Weise entspricht die berufliche Biografie einem eigenen initiatischen Weg mit entsprechenden Entwicklungsstufen.

Dabei spielt es natürlich eine Rolle, welche Talente jemand mitbringt. Wichtig ist aber auch, in welche Kultur er hineingeboren wurde. Konnte seine Familie ihn fördern? Oder gab es andere Personen, mit denen er oder sie sich schon früh identifizieren konnte? Manche spüren schon im Grundschulalter die Berufung für einen Beruf. Entsprechend wichtig sind die wirtschaftlichen Verhältnisse und das Netzwerk, in das jemand eingebettet ist. In diesem Kapitel werden wir uns den beruflichen Entwicklungsprozessen als Wege, die über Schwellen führen, widmen.

Die erste dieser Schwellen kann man als die Schwelle des Sich-auf-den-Weg-Machens bezeichnen. Es geht um den Aufbruch auf einen langen, anstrengenden, aber auch faszinierenden Weg. Er verlangt von den meisten Menschen Disziplin, Entschlossenheit und Durchhaltevermögen. Mit diesen Ressourcen können wir Zeiten intensiven Lernens und Suchens ertragen.

Dieser Aufbruch ist keineswegs selbstverständlich. Es gibt durchaus viele Menschen, für die der Beruf nicht das Lebenswerk ist, auf das sie irgendwann tief befriedigt im Gefühl überstandener Kämpfe zurückblicken wollen. Für sie dient der Beruf ganz einfach nur dem Erwerb des Lebensunterhaltes. Der Beruf wird wie ein Joch und nicht ohne zu klagen auf sich genommen. Ohne Ehrgeiz und ohne Freude, aber durchaus in der demütigen Erkenntnis der Notwendigkeit verbringen diese Menschen den beruflich aktiven Teil ihrer Biografie mit einem sehnsüchtigen Blick auf die Rente.

Auf dem Weg dahin ist der Blick ebenfalls fest auf die Work-Life-Balance gerichtet, wobei als »Life« jener Teil des Lebens verstanden wird, der mit dem Beruf nichts zu tun hat. Da es bei diesen Menschen für die berufliche Tätigkeit kein inneres Ja gibt, müssen sie im Grunde immer gegen sich selbst anarbeiten. Sie sind angespannt, oft voller Misstrauen, bis hin zur Abneigung gegenüber ihren vorgesetzten Instanzen. Die unterschwellige Angst, ebenso wie die unterschwellige Wut, führen leicht zu Stresserkrankungen, insbesondere oft auch zu orthopädischen Erkrankungen im Bereich der Wirbelsäule. Diese Krankheiten werden dann im späteren Lebensalter zum Tor der Erlösung, weil die zugeordneten Behinderungen Entlastungen ermöglichen und bei manchen das Renteneintrittsalter nach vorne verschieben. Der Eintritt in die Rente ist in dieser Sichtweise der Beginn des eigentlichen Lebens: »Endlich muss ich nicht mehr arbeiten, endlich kann ich mich den Dingen widmen, die mich wirklich interessieren.« Leider sind viele so auf das Ende des beruflichen Weges fixiert, dass sie erst rückblickend erkennen, wie sehr sie vor lauter Abwehr das Schöne in dieser Zeit versäumt haben und wie viel von ihrem Potenzial brachlag, weil sie sich immer weigerten, es zu erschließen.

Immerhin sind diese Menschen über die Schwelle gegangen, und sie haben einen Beruf ausgeübt. Ihr Problem war, dass sie es nach der Schwelle nicht wagten, mit einem lauten Ja in den Fluss zu springen.

Für manche wäre dieses laute Ja aber auch gar nicht richtig gewesen. Manche haben, durchaus zu Recht, früh erkannt, dass sie nur bedingt belastbar sind und achtsam mit sich selbst umgehen müssen, wenn sie den langen Weg überhaupt durchhalten wollen. Diese Menschen verweigern sich keineswegs dem beruflichen Leben. In gewisser Weise gibt es in dieser Gruppe sehr weise Menschen, die sich voller Respekt und Liebe zu ihrem ei-

genen Leben im beruflichen Feld so dosieren, dass sie durchaus schaffen, was ihnen möglich ist, ohne den Rest ihres Lebens nur noch in leidvoller Erschöpfung zu verbringen.
Manchmal gelangen Menschen auch erst nach einer Phase der Überforderung zu diesem achtsamen Steuerungsverhalten für ihr Leben. Das sind dann Burnout-Biografien, die gut ausgegangen sind.

Gisela ist eine Frau mit einer solchen Biografie. Sie ist das zweite von drei Kindern in einer ehrgeizigen Handwerkerfamilie, und sie litt schon früh darunter, dass ihr älterer Bruder in jeglicher Hinsicht der privilegierte Kronprinz der Eltern war. Ihre kleine Schwester lief unter dem Radar und spielte überhaupt keine Rolle. Während Gisela spürte, dass ihr die zugedachte weibliche Rolle nur Nachteile brachte, merkte sie gleichzeitig, dass sie wesentlich intelligenter war als ihr Bruder. Sie begann zu kämpfen. Dahinter stand die Illusion: Wenn ich meinen Eltern beweise, dass ich das beste ihrer Kinder bin, dann bin ich von all dem Druck erlöst, der mich jetzt so sehr quält. Sie rang um jede Note. In ihrem BWL-Studium gönnte sie sich keine Pausen. In ihrem Leben war kein Raum für eine Liebesbeziehung, denn sie fürchtete, von der weiblichen Rolle ebenso verschlungen zu werden wie ihre kleine Schwester. Es gab Affären, teilweise mit mächtigen Männern, von denen sie Bestätigung und damit Erlösung ersehnte. Von all diesen Partnern wurde sie enttäuscht. Ihre mütterlichen Anteile brachte sie in die Versorgung der Kinder ihrer Geschwister und in die aufopfernde Fürsorge für ihre beiden Pferde ein. Sie war gut in ihrem Job, erreichte als Führungskraft eine hohe Position. Aber auch hier blieb der ultimative Triumph aus, der ursprünglich der Motor für ihren Ehrgeiz gewesen war. Gisela schaffte es zeitlebens nicht, jenen Kampf um die Anerkennung der Eltern aufzugeben, den sie schon als Kind verloren hatte. Der berufliche Weg ist lang. Gisela wurde älter und begann zu ahnen, dass ihr genau jene Niederlage, die sie als Kind schon erlitten hatte, erneut blühen würde. Die Eltern, inzwischen an der Schwelle zur Demenz, achteten sie immer noch nicht. Ihre Geschwister, besonders ihr Bruder, um dessen Anerkennung sie intensiv rang, waren genervt von ihrer ehrgeizigen und überheblichen Art. Sie fürchteten, Gisela würde ihre Nichten und Neffen vereinnahmen und einen Keil zwischen die Kinder und ihre Eltern treiben. Auch im Beruf wurde es enger. Der Bonus der jungen Frau, der aufgrund ihrer Attraktivität vieles verziehen wird, war aufgebraucht, und sie kämpfte wütend gegen den altersbedingten und damit unaufhaltsamen Verfall ihrer weiblichen Ressourcen an. Eines Tages brach sie vollkommen zusammen. Ihr Burnout-Syndrom ging so weit, dass sie kaum noch in der Lage war, ihre Wohnung zu verlassen und sich selbst zu versorgen. Diese katastrophal erscheinende berufliche Krise wurde für Gisela dann die erste reale Chance ihres Lebens, den Teufelskreis, in dem sie 40 Jahre gefangen war, zu verlassen. Sie lernte, sich selbst liebevoll anzunehmen und für sich konstruktiv und fürsorglich einzustehen. Sie nahm sich auch an als die Frau, die immer gekämpft hatte. Wie eine gute Mutter konnte sie dieser Frau sagen, wie viel Respekt sie für sie empfand, eben auch für jene Leidenschaft, mit der sie all die Jahre um die liebende Anerkennung anderer Menschen gekämpft hatte. Sie konnte sehen, wie viel Intelligenz, Kompetenz und Kraft ihr zu eigen war, und sie begriff, dass sie ohne diese Ressourcen nie so weit gekommen wäre. Sie nahm sich an in ihrer Liebe zu ihrer Familie und als das kleine Mädchen, das auf einem mühsamen Weg im Spiel mit den Pferden ein bisschen Glück gefunden hatte. Kurz, Gisela schaffte es in dieser Krise, sich selbst jene Sehnsucht zu erfüllen, deren Erfüllung sie jahrzehntelang von außen erwartet hatte. So wurde es ihr möglich, mit deutlich besserer Selbstfürsorge in ihren Beruf zurückzukehren und sich selbst und anderen klarzumachen, wie weit sie belastbar war und wo die Grenzen ihrer Belastbarkeit lagen. Da verschwanden auch praktisch alle Fronten aus ihrem Leben. Die alten Eltern verstanden sie zwar immer noch nicht, aber sie reagierten auf ihre Abgrenzungen. Wichtiger war, dass Gisela mit ihren Geschwistern, insbesondere mit ihrem Bruder, Frieden schließen konnte. Die drei Geschwister wurden regelrecht Freunde, und Gisela geht mit ihnen in diesem Jahr zum dritten Mal auf eine Weltreise. Ihre Fähigkeit, dosierter zu arbeiten, schuf sogar Freiräume für neue Freundschaften. Was sehr wichtig für Gisela war: Ihr Leben wurde deutlich angstfreier. Sie bestand mehrere Konfrontationen mit ihrem Chef, ohne zusammenzubrechen. Gisela hat noch acht Jahre bis zur Pensionierung vor sich. Sie erfährt Achtung und Anerkennung für ihre Kompetenz, und sie schaut diesen Jahren mutig entgegen, in dem Wissen, dass sie gut auf sich aufpassen wird.

Giselas Geschichte soll zeigen, dass an der Schwelle zur beruflichen Karriere manchmal narzisstische Dämonen warten, die erst sterben müssen, bevor die Schwelle zu einem wirklich konstruktiven beruflichen Weg überschritten werden kann. Diese Dämonen müssen sich keineswegs immer, wie es bei Gisela der Fall war, als irrationaler Ehrgeiz ausleben. Hier können auch jene Geister wohnen, die dem Kind aus reichem Hause empfehlen, gar nicht erst loszugehen und stattdessen lieber zu feiern und zu kiffen und immer jung zu bleiben. Andere gar nicht so seltene Dämonen an dieser Schwelle sind die Regelwerke jener Familien, die zum Teil seit Generationen von Sozialhilfe leben und die berufliches Engagement im regulären Sinne geradezu als illoyal diffamieren.

Will man Gisela gerecht werden, muss man natürlich auch klarstellen, dass neben aller neurotischer Getriebenheit auch ein gefühlter, bewusstseinsnaher Kern guten und kraftvollen Talentes da war. Ein Teil ihres Ehrgeizes bestand einfach in dem glückvollen Gefühl, die Talente, mit denen sie beschenkt war, so gut wie möglich zu verwirklichen. Sie teilt dieses mit vielen erfolgreichen Menschen, die durchaus mal freudig, manchmal aber auch angstvoll einen anspruchsvollen beruflichen Weg auf sich nehmen.

Gisela zeigt uns sehr deutlich, wie sehr die Erfahrungen in Kindheit und Jugend bestimmen, welchen Weg ein Individuum geht. Über Jahrzehnte war Gisela im Grunde genommen mit jenen Themen beschäftigt, die in ihrer Kindheit angelegt waren: Sehnsucht nach der Anerkennung der Eltern, Rivalität mit dem Bruder, brennender Ehrgeiz, Perfektionismus auf der Grundlage der Befürchtung, zu scheitern. Und schließlich: Zusammenbruch angesichts ihrer Illusionen. Zu guter Letzt jedoch gelang es ihr, Frieden zu schließen mit den eigenen Möglichkeiten, vor allem aber auch mit den eigenen Grenzen.

Kindheit und Jugend, Lehr- und Wanderjahre

MIT DEM ERREICHEN DER BERUFLICHEN IDENTITÄT endet ein langer Entwicklungs- und Lernprozess, der bereits in der Kindheit beginnt. Man könnte diesen Prozess auch als einen Parcours von Trennungssituationen beschreiben. Jeder Trennung folgt ein Neubeginn, der ein höheres Maß an Bewusstheit und Kompetenz verlangt. Er stellt wesentliche neue Lernaufgaben bereit, die gelöst werden müssen, um konstruktiv die jeweils nächste Aufgabe angehen zu können. Wichtig ist dabei zu verstehen, dass dieser Prozess nicht nur die Kinder beziehungsweise die Lernenden immer wieder vor die Aufgabe stellt, Abschied zu nehmen. Das Gleiche gilt auch für die Erziehungspersonen, später die Freunde und zu guter Letzt für die Kollegen, Meister, Lehrer und Vorgesetzten.

Eine erste initiatische Erweiterung im kindlichen Leben findet statt, wenn die Betreuung nicht mehr allein durch die Mutter oder den Vater erfolgt. Tagesmütter oder Kindergärtnerinnen stellen Kinder und Mütter vor die Notwendigkeit eines dosierten Abschieds. In diesem Zusammenhang sammelt das Kind erste Erfahrungen mit seiner Stellung in einer Gruppe und hinsichtlich der Betreuungspersonen mit seiner Bereitschaft zur adäquaten Auseinandersetzung mit Führungskräften. Wichtig ist auch die Erkenntnis der eigenen sportlichen und intellektuellen Fähigkeiten im Vergleich zu den anderen Kindern. Vom traumatischen Erlebnis des Außenseiters bis zum Glücksgefühl, ein Prinz oder eine Prinzessin zu sein, erleben Kinder hier das ganze Spektrum menschlicher Erfahrungen. Häufig sind diese Erlebnisse besonders dramatisch und prägend, weil die Kinder sonst zwar unter dem Schutz ihrer Eltern und Betreuer stehen, untereinander aber keine Schonung geübt wird.

Diese frühen Erfahrungen sind fundamental für die Entwicklung des Selbstwertgefühls und des Selbstbildes. Das gilt ganz besonders für das eigene Selbstbild in Leistungssituationen. Manche Kinder gehen an die nächste Schwelle, nämlich die Einschulung, mit dem Selbstbild: »Die meisten mögen mich nicht, und ich bin wahrscheinlich dumm.« Wie sehr unterscheidet sich ein solcher Schulanfang von einem, der mit dem Selbstbild »Ich bin eine blitzgescheite kleine Prinzessin, die alle Kinder, meine Eltern, Kindergärtnerinnen und natürlich auch meine Lehrer um den Finger wickeln kann« erfolgt?

An der zweiten großen Schwelle der Einschulung spielen die Schwellenhelfer gerade für die weniger privilegierten Kinder eine große Rolle.

Schwellenhelfer gibt es praktisch an jeder Schwelle. Manche sprechen bei ihnen von Engeln, andere von schicksalhaften Begegnungen. Oft sind die Schwellenhelfer auch einfach die vertrauten Bezugspersonen wie die Eltern. Es spielt eine große Rolle, was diese den Kindern im Vorfeld der Einschulung vermitteln. Viele Eltern fangen mit dieser Vorbereitung schon früh an, unterstützen es, wenn ihre Kinder schon mit drei Jahren anfangen zu lesen, zu schreiben und zu rechnen. Gerade gebildete Eltern mit interessanten Berufen führen schon kleine Kinder in ihre berufliche Welt ein. Sie unterstützen ihre Kinder mit den entsprechenden Belegen ihrer sozialen Identität. Kinder hören, wenn die Mutter des Nachbarkindes zu ihrer Freundin sagt: »Das ist der kleine Sohn von Dr. Mayer. Weißt du, das sind die

Leute, die in der tollen Villa wohnen. Sehr nette Leute.« Kinder hören auch, wenn die Mütter oder Väter ihrer Freunde über andere Dinge reden, wie zum Beispiel: »Das ist ein armes Kind, die Eltern haben sich immer geprügelt, und neulich hat der Vater die Familie verlassen.« Zwischen diesen Polen gibt es natürlich wieder alle erdenklichen Graustufen. Sehr unterstützend ist es, wenn die Einschulung damit einhergeht, dass mehrere Nachbarskinder gemeinsam in die Schule und dann noch in dieselbe Klasse gehen.

Neben diesen sozialen Zuschreibungen, Netzwerken, Privilegien etc. spielt es natürlich die entscheidende Rolle, wie ein Elternteil dem Kind glaubhaft vermittelt: »Ich freue mich, dass du in die Schule kommst. Die Schule ist sehr wichtig. Ich weiß, dass du es nicht immer sehr leicht haben wirst, aber ich stehe immer hinter dir. Ich will, dass du die Lehrer ehrst und achtest. In gewisser Weise sind sie die Fortsetzung meiner Rolle in deinem neuen Leben. Ich bin aber auch da und wachsam und werde mich, falls es Konflikte mit den Lehrern gibt, für dich einsetzen. Du bist niemals verlassen, auch wenn ich gerade nicht da bin.«

So kommt ein Kind gut über die Schwelle in die Schule und die jeweiligen Lehrer, die Schwellenhelfer auf der anderen Seite der Schwelle, finden Kinder vor, die eine gute intellektuelle Grundförderung haben und sozial kompetent sind. Diese Kinder sind respektvoll, ohne unterwürfig zu sein. Sie erkennen die Lehrer als positive Autorität an und wissen diese gleichzeitig auf Augenhöhe mit ihren Eltern. Gerade in den letzten Jahrzehnten verläuft dieser Übergang häufig anders. Viele Eltern vergiften auf vielerlei Arten diese Schwelle, indem sie den Kindern zum Beispiel vermitteln: »Lehrer sind schlecht bezahlte Akademiker, die eine Dienstleistung für dich erbringen, und ich werde, egal was passiert, deine Interessen ihnen gegenüber durchsetzen. Lass dir ja nichts gefallen. Die Zeit der Autoritäten ist für immer vorbei.« Ein anderes häufiges Phänomen sind Kinder, die von ihren muslimischen Eltern hören: »Diese Lehrerin ist eine Ungläubige, du darfst sie weder anschauen noch mit den Händen berühren, und sie hat dir nichts zu sagen. Wenn sie dich attackiert, werde ich sofort eingreifen.« Es gibt noch eine Fülle von anderen derartigen Störungen, die im Ergebnis aber alle bewirken, dass die Kinder nicht die geringste Chance haben, die Schwelle der Einschulung konstruktiv zu überschreiten. Dies würde bedeuten, sich den real vorhandenen Lehrern freundlich und selbstbewusst, aber auch in Demut anzuvertrauen, und so auf dem Weg durch die Grundschule zur Ruhe zu kommen und lernen zu können. Stattdessen bleiben die Kinder gefangen in Trotz, Auflehnung und Verweigerung, die dann allesamt zu Ausreden für Faulheit werden, und die Lerneffekte sind entsprechend.

Auf der Seite der Lehrer führen solche Schüler zu einem enormen Anstieg des Stresslevels und zu Situationen pädagogischer Hilflosigkeit, die keineswegs der pädagogischen Inkompetenz der Lehrer attribuiert werden dürfen. Im Gegenteil hat die Depotenzierung der Lehrer als Personen, die mit disziplinarischer Macht ausgestattet sind, dazu geführt, dass der Lehrerberuf gerade für die schwächeren Lehrer, die nicht mit charismatischer Autorität ausgestattet sind, immer unbefriedigender wird. Es kommt zu heftigen Burnout-Erkrankungen mit einer Fülle von Frühpensionierungen.

Natürlich hat neben dem mehr oder weniger gestörten Überschreiten der Schwelle zur Schule, neben den konstruktiveren oder weniger konstruktiven Beiträgen der Eltern, Lehrer und der Gesellschaft auch das genetisch vorgegebene Intelligenzlevel eine große Bedeutung für den Schulerfolg.

Circa im zehnten Lebensjahr spült der Strom des Lebens die Kinder der nächsten Schwelle entgegen, nämlich der Entscheidung, welche Schulform sich weiter als geeignet erweist. Oft spielt an diesen Schwellen die manchmal enorme Diskrepanz zwischen elterlichen Sehnsüchten, kindlichen Selbstattribuierungen, tatsächlichen Leistungen und vorhandenem Talent eine ebenso große Rolle wie die manchmal grotesken Fehleinschätzungen mancher Lehrer in Bezug auf das Potenzial ihrer Schüler.

Bei den klassischen Schulformen legt die Entscheidung für einen Schultyp die spätere berufliche Konstellation schon sehr früh, sehr oft zu früh, fest. Hier gibt es natürlich große Ausnahmen. Die Gesamtschulen versuchen, diese Weggabelung hinauszuschieben, was für manche Schüler eine große Hilfe ist. Anderen eröffnet sich aber auch die Möglichkeit, sich langfristig schulischem Engagement zu verweigern. Um das 16. Lebensjahr herum wird dann auch an einer Gesamtschule der Entscheidungsprozess für einen bestimmten Schulabschluss unumgänglich. Ganz gleich, welchen schulischen Weg man geht, für viele wird unübersehbar, dass manche getroffenen Entscheidungen von heftigen Konsequenzen begleitet sind. Sie führen einfach an unterschiedliche Schwellen, die am Beginn unterschiedlicher Wege liegen.

Die Schwelle der endenden Schulpflicht erleben Jugendliche ohne Schulabschluss dann oft zunächst als einen Gewinn an Freiheit, der sich später als ein Sturz ins Nichts erweist. Jugendliche mit Schulabschluss kommen meist an die nächste Schwelle, nämlich die Berufswahl und den Beginn einer entsprechenden Lehre. An dieser Schwelle unterscheiden sich die Jugendlichen erheblich, besonders in der Hinsicht, ob sie schon eine Vision davon haben, welchen Beruf sie denn eigentlich ausüben wollen – und qua intellektuellem Potenzial und sozialer Kompetenz auch können. Kein Wunder, dass viele ihre Lehre abbrechen, weil der gewählte Beruf geradezu beliebig war. Auf diese Art ist es schwierig, ein ernsthaftes Interesse zu entwickeln. Hinzu kommt, dass die Einübung von Durchhaltevermögen und Disziplin oft im Vorfeld dieser Schwelle vernachlässigt wurde.

Eine der wichtigsten Aufgaben an dieser Entwicklungsschwelle besteht also darin, sich wirklich auf den Beruf einzulassen, den man lernen will. Das bedeutet, die Mühsal auf sich zu nehmen, ihn zu erlernen, und dann zu überprüfen, ob die eigenen Interessen und Talente tatsächlich geeignet sind, um ihm gerecht werden zu können.

Jene Schüler, die die Schule bis zur Hochschulreife besuchen, erreichen die Schwelle zur Berufswahl, respektive zur Auswahl des Studienfaches, natürlich entsprechend später. Es ist ein großes Privileg, dass sie die Möglichkeit haben, im Schutz ihres Elternhauses erheblich reifer zu werden. Auf der Grundlage der nun erreichten Kompetenz haben sie deutlich bessere Möglichkeiten, ihre Lebensvision zu entwickeln. Geförderte Jugendliche sind in diesem Alter schon erstaunlich gut in der Lage, die Berufswelt und den Anspruch einer akademischen Ausbildung in der Fantasie vorwegzunehmen. Wichtig ist die Frage, wie realistisch sie ihr eigenes Potenzial einschätzen können, um einen Beruf zu wählen, der ihren Talenten entspricht, ohne sie zu überfordern.

Manche Schüler müssen auch gar nicht über die Schwelle der Berufswahl gehen, weil schon sehr früh in ihrem Leben klar ist, was sie denn machen werden. Hier erweisen sich elterliche Attribuierungen als sehr mächtig. Manchmal ist es aber auch ein kraftvolles Talent, das früh seinen Raum fordert.

Beispiel hierfür ist Thekla, die mit fünf Jahren mit ungeheurer Verve darauf bestand, Geige zu spielen. Zur größten Überraschung ihrer Eltern und keinesfalls als Ausdruck von deren Ehrgeiz begann Thekla, täglich leidenschaftlich zu üben. Schon als Jugendliche war sie eine absolute Virtuosin, gewann Wettbewerbe, und natürlich spielt sie heute die erste Geige in einem bedeutenden Symphonieorchester.

Mit dem Eintritt ins Studium, genauso wie mit dem Beginn einer anderen Ausbildung, ergibt sich in vielen Biografien durch den Auszug aus dem Elternhaus eine weitere wesentliche Entwicklungsschwelle. Gerade solche Studenten und Auszubildenden, die eher kindlich geblieben sind, können in dieser Zeit in heftige Krisen gelangen und sie brauchen oft Jahre, um über diese Schwelle zu kommen.

Ein gutes Beispiel hierfür ist Jessica, ein wohlbehütetes, ausgesprochen intelligentes und hübsches Lehrerkind, dem qua elterlicher Förderung und persönlicher Begabung der Erwerb von Disziplin erspart geblieben ist. Es war ihr einfach alles in den Schoß gefallen, und sie hatte nie gelernt, anhand von Frustration nachhaltig anstrengende Dinge auf sich zu nehmen. Aufgrund dieser behütenden Eltern war sie zum Zeitpunkt des Abiturs weitgehend unreif und noch nicht wirklich lebenstüchtig. Ihr spezifischer Studienwunsch machte es notwendig, ihr Studium ins Ausland zu verlegen, sodass zwischen dem Elternhaus und dem Studienplatz abrupt eine Distanz von über 1.000 Kilometern entstand. Ohne die elterliche Versorgung war sie nicht in der Lage, eine tragfähige Tages- und Lernstruktur zu entwickeln.

Jessica versuchte dann als Frau, erwachsener zu werden. Sie rang darum, in sozialen Gruppen Boden unter die Füße zu bekommen. Erstmals im Leben verdiente sie selbst Geld. Sehr wichtig für sie war die Frage ihrer Attraktivität. Diesem existenziellen Thema ordnete sie alles unter. Sie schlief lange, lebte nachts und vernachlässigte ihr recht verschultes Studium weitgehend. Den Eltern gegenüber heuchelte sie Engagement vor, und sie bemerkte gleichzeitig, wie ihr Lerndefizit immer größer wurde, der Studienerfolg in immer weitere Ferne rückte. Verzweifelt beichtete sie schließlich ihren Eltern ihr völliges Versagen im Studium und verlangte von ihnen die Zustimmung, in ein aus ihrer Sicht weniger anspruchsvolles Studienfach zu wechseln. Zunächst geschockt, begriffen die Eltern rasch, wie verheerend es für Jessica gewesen wäre, wenn sie ihr ermöglicht hätten, in ihrer verantwortungslosen Strukturlosigkeit unterzugehen. Sie bestanden auf der Fortsetzung des Studiums, und ihr Vater zog vorübergehend an ihren Studienort, wo er sie lehrte, zu lernen und diszipliniert zu studieren. Er arbeitete ihre Fachliteratur auf, studierte quasi mit. Er leitete sie dabei an, ein tägliches Lernpensum auf sich zu nehmen, was er dann kontrollierte. Kurz, er lebte ihr vor, wie man ein Studium so organisiert, dass man es erfolgreich vollenden kann. Jessica hatte Glück. Ihr Vater hatte die

Zeit, denn er war schon pensioniert und verfügte gleichzeitig über die Erfahrung in mehreren akademischen Studien. Nach anfänglich heftigem Protest unterwarf sich Jessica schließlich dieser Lehrzeit, um zuletzt erleichtert und glücklich festzustellen, dass sie selbst gut lernen kann, dass es lustvoll ist, um Lerninhalte zu ringen, und dass ihr Selbstbewusstsein wesentlich besser ist, wenn sie sich den Anforderungen ihres Lebens stellt. Diese väterliche Intervention dauerte zehn Wochen. Nun war Jessica in der Lage, die Schwelle zum Studium zu überschreiten, ihr Studium ernsthaft zu betreiben und damit zunehmend die Rolle einer erwachsenen und verantwortungsvollen Frau zu übernehmen. Sie wurde eine brillante Studentin. Ohne ihre Schwellenhelfer, in dem Fall vor allem dem Vater, hätte sie keine Chance gehabt.

Sicher wird bei dieser Geschichte mancher Leser die Stirn kräuseln, die Geschichte grotesk finden, an hyperversorgende Helikopter-Eltern denken. Natürlich hätte sich Jessica in diesem Alter längst abgenabelt haben müssen – hatte sie aber nicht. Schon in der Grundschule werden Kinder dazu angeleitet, ihre Aufgaben selbst zu lösen, und im Rahmen dessen, was Grundschule und Gymnasium von ihr verlangten, war Jessica aufgrund ihrer hohen Intelligenz nicht auf ihre Eltern angewiesen. An Jessicas Fall wird deutlich, dass Studieren lernen in vielen Fällen im wahrsten Sinne des Wortes einer Schwellensituation entspricht. Jessica wurde praktisch im selben Moment unabhängig von ihrem Vater, in dem sie begriff, dass sie selbst lernen kann und dass Disziplin für sie möglich ist. Kürzlich absolvierte sie mit sehr gutem Erfolg ihr Bachelorexamen. Es ist gerade nicht so, dass sie aufgrund der elterlichen Intervention in chronische Abhängigkeit verfiel. Hinter der Schwelle wurde sie eine kompetente, bei ihren Kommilitonen, insbesondere aber auch bei ihren Professoren geachtete Studentin, die ihre berufliche Zukunft nun glaubwürdig in der Hand hat.

Alle diese Schwellen müssen erfolgreich bewältigt werden auf dem Weg zur beruflichen Identität. Wahrscheinlich haben Sie sich an Ihre eigene Kindheit und Jugend, an Ihre Schwellensituationen, die Sie schon passiert haben, erinnert. Vielleicht sind Sie aber auch selbst Vater oder Mutter und erleben jetzt gerade Ihr eigenes Kind an einer solchen Schwelle. Es berührt Sie, wie Ihr Kind mit diesen Schwellen ringt und leidet, und Sie erinnern sich, wie Sie selbst gerungen und gelitten haben. Vielleicht haben Sie sich auch an Ihre Schwellenhelfer erinnert und gespürt, wie viel Sie diesen Menschen verdanken. Vielleicht kennen Sie einige davon noch, und vielleicht möchten Sie sich an sie wenden und sich als gereifte Menschen von Herzen bei ihnen bedanken. So ein aufrichtiger Dank löst auch bei Ihren Helfern viel Freude aus. Oder Sie sind gerade selbst in der Rolle des Schwellenhelfers und fühlen sich manchmal ratlos und überfordert. Natürlich darf auch ein Schwellenhelfer Hilfe beanspruchen, zumal er vielleicht gerade selbst wiederum an einer Schwelle in seinem Leben steht. Mindestens genauso wichtig ist aber der Umstand, dass es nicht Ihre Aufgabe als Schwellenhelfer ist, stellvertretend für die Ihnen anvertrauten Menschen, Kinder, Lehrlinge, Partner, Kollegen oder wen auch immer über die Schwelle zu gehen. Ihre Aufgabe besteht lediglich darin, den anderen achtsam und liebevoll zu begleiten und ihm möglichst zu vermitteln, dass Sie an ihn glauben.

Wie oben geschildert, kann es dabei durchaus vorkommen, dass ein Schwellenhelfer vorübergehend in seiner Strenge gefordert ist. Dann ist es wichtig zu merken, wann es genug ist, und immer wieder loszulassen.

Wichtig ist auch der Hinweis, dass ich nur jemandem über eine Schwelle helfen kann, wenn ich selbst mit dem Ziel, die Schwelle zu überwinden, ausreichend identifiziert bin. Ein Schwellenhelfer, der sich mit den Widerständen des anderen zu sehr identifiziert, wird ihn eher schwächen. Sätze wie »Von mir aus musst du gar nicht studieren. Leistung hat mein Leben so sehr belastet, dass ich dir wünsche, davor bewahrt zu bleiben. Ich habe meinen Beruf immer gehasst, und alles, was ich in der Schule gelernt habe, war aus meiner heutigen Erwachsenensicht überflüssiger Quatsch!« können eine fatale und kontraproduktive Wirkung entfalten. Eltern, die so etwas sagen, versetzen ihre Kinder mit ihrem persönlichen Autoritätskonflikt und ihren Ressentiments häufig in eine völlige Lähmung.

Richard ist so ein Fall: Zeitlebens hat sein Vater ihn, den hochehrgeizigen und hochbegabten Sohn, mit der enormen Abneigung konfrontiert, die er selbst gegen seinen Beruf hegte. Er war als Jurist zwar Ministerialbeamter, arbeitete aber gemessen an seiner Ausbildung auf einer unterprivilegierten Position. Seine ganze Lebensvision war darauf fokussiert, endlich das Alter zu erreichen, in dem er sich pensionieren lassen konnte. Richards Mutter war eine bildungsferne Frau, deren existenzielle Interessen sich in Styling und Make-up erschöpften. Beide Eltern versagten völlig dabei, ihrem Sohn glaubhaftes Interesse, Wohlwollen, Präsenz und Liebe zu signalisieren.

Dies traf besonders dann zu, wenn er das Bedürfnis hatte, seinen Eltern zu zeigen, was er konnte. So erinnerte sich Richard an ein beispielhaftes Tennisspiel. Er war im Endspiel, es war der entscheidende letzte Satz, er hatte seine Eltern angefleht, auf der Zuschauertribüne zu sitzen. Er beobachtete im Augenwinkel, wie sein Vater im letzten Satz die Bühne verließ, um der Mutter, der es zu warm war, Wasser zu holen, wie er später erfuhr. Nach dem Spiel wussten die Eltern nicht einmal, dass er gewonnen hatte. Diese Eltern waren wahrhaft keine Schwellenhelfer. Sie behinderten Richard eher, weil sie weder achtsam noch liebevoll seinen Weg begleiten wollten. Sie versagten als Eltern, deren Aufgabe es gewesen wäre, ihrem Sohn ihren Segen für sein Studium mit auf den Weg zu geben. Was ihn bis zum Abitur trug, war seine Peergroup, die er mit dem Beginn des Studiums verlor. Natürlich waren Richards Eltern praktisch während seiner gesamten Kindheit und Jugend so wenig engagiert wie bei dem beschriebenen Tennisturnier. Psychodynamisch ausgedrückt könnte man sagen, dass er angesichts dieser Eltern nicht in der Lage war, glaubhafte, tragfähige und unterstützende Elternbilder zu verinnerlichen, aus denen er dann die innere Kraft hätte schöpfen können, ins erwachsene Leben zu treten. Sein Selbstbild war geprägt von dem Zweifel, ob er wichtig, fähig und vor allem auch liebenswert sei. Ohne ein solches konstruktives Backup durch die Eltern war er mit dem VWL-Studium überfordert und vereinsamte im Studentenheim. Er zog zurück zu den ungeliebten Eltern und versank in Computerspielen. Hier allerdings machte er die Karriere, die ihm im wahren Leben versagt geblieben war: Er wurde einer von Deutschlands besten Spielern in einem bestimmten Spiel. Während er in dieser Traumwelt in einer Art chronischem Koma stagnierte, absolvierten seine Freunde ihr Studium, und er versank in Isolation und Scham. Ohne einen langen Aufenthalt in einer psychosomatischen Klinik wäre Richard dieser Hölle nie entkommen. Das Wichtigste, das er in dieser Klinik bekam, war ein neues soziales Netz in Form von Mitpatienten, die sein Leiden aus eigener Erfahrung kannten. Hier fand er Empathie und Unterstützung. Einige dieser Menschen kannten sein Problem. Er war nicht mehr allein, und er fand tatsächlich Anschluss an seine Kraft. Er absolvierte sein VWL-Studium und arbeitet inzwischen als junger Familienvater bei einem Konzern.

An dieser Stelle erscheint es wichtig, auf ein wesentliches Phänomen dieser Lehr- und Wanderjahre hinzuweisen: auf eine Lebenshaltung, die die gesamte weitere berufliche Biografie, und nicht nur diese, maßgeblich beeinflussen wird. Gemeint ist eine konstruktive Demut, die bedeutet, dass ich mich, egal wie weit ich komme, immer als Lernender begreife.

Ein Zen-Lehrer drückte es einmal so aus: »Ein Meister ist jemand, der begriffen hat, dass er immer ein Anfänger ist.« Das spielt an dieser Stelle eine besondere Rolle, weil wir uns nunmehr der nächsten Schwelle nähern, nämlich jener, an der die Lehr- und Wanderjahre enden.

Das Berufsleben

VIELE DURCHLAUFEN ZU BEGINN IHRES BERUFSLEBENS eine Art Erprobungsphase. Diese besteht aus Praktika, vorläufigen Anstellungen und dergleichen mehr. Man könnte diese Erprobungsphase mit dem Noviziat der Nonnen und Mönche vergleichen, bei dem diese ihren Orden, in dieser Analogie ihren Beruf, kennenlernen. Am Ende steht dann das Gelübde als der wirklich ernsthafte Eintritt in den erlernten Beruf. Hier wiederholen sich einige der oben beschriebenen Schwellen, vor denen erneut Lehr- und Wanderjahre stattfinden. Diese beinhalten neben der permanenten Konfrontation mit den Kollegen und der entsprechenden Rangordnung auch das mehr oder weniger konstruktive Ausgeliefertsein an wechselnde Führungskräfte. Deren persönliche und sachliche Kompetenz prägt den beruflichen Alltag und auch das gesamte Lebensgefühl.

Oft erst nach einiger Zeit, bei manchen aber auch von Anfang an, kommt dann eine Entscheidungsschwelle in Gestalt einer Weggabelung. Die eine Strecke führt dazu, sich immer stärker als Sachbearbeiter zu qualifizieren, Führungsverantwortung aber zu vermeiden. Viele sagen über sich: »Ich bin kein Mann/keine Frau für die Bühne, meine Stärken liegen Backstage.« Wenn dies die Wahrheit ist, bedeutet die Entscheidung für diesen Weg eine große Erleichterung. Diese Entscheidung ist dann Ausdruck von Weisheit.

Die andere Weggabelung führt auf den oft langen, wechselvollen und mit immer neuen Konfrontationen verbundenen Weg, eine Führungskraft zu werden. Diesem Weg sind die folgenden zwei Kapitel weitgehend gewidmet. Doch lassen Sie uns an jener Schwelle beginnen, die wir weiter vorne schon einmal beschrieben haben: Ein junger Manager sieht sich zum ersten Mal im Organigramm seiner Firma als Vorgesetzter, und der erfahrene Mentor sagt: »Jetzt nennst du dich so, aber du musst es noch werden.«

Halten Sie erneut kurz inne und werfen Sie einen Blick auf jenen Teil Ihrer Grafik, in der Sie Ihren beruflichen Werdegang mit den Lehr- und Wanderjahren dargestellt haben. Wie war das während Ihrer Schulzeit, wann wurde Ihnen bewusst, was Sie im Leben tun wollen? Wer hat Ihnen Ihre Talente gespiegelt beziehungsweise Sie entmutigt? War Ihnen nach der Schule klar, wohin die Reise geht, oder sind Sie mehr oder weniger unbewusst in etwas hineingestolpert, was sich im Nachhinein bewährt hat oder auch nicht? Hatten Sie je die Fantasie, Vorgesetztenrollen zu übernehmen, oder war für Sie immer klar: »Ich bin gut im Team, eventuell als zweiter Mann oder zweite Frau, aber die Führungsrolle ist nichts für mich?« Nehmen Sie sich einen Moment Zeit und lassen Sie einmal Ihre Lehrerinnen und Lehrer, Mentoren, aber auch Mitschüler und Kommilitonen, die Kolleginnen und Kollegen Ihrer ersten Arbeitsjahre an sich vorbeiziehen. Und spüren Sie einmal hin, ob da jemand dabei ist, dem Sie für das, was Sie von ihm gelernt haben, inhaltlich und oder menschlich von Herzen dankbar sind. Wenn dies der Fall sein sollte, und es gibt sie fast in jeder Lebensphase, jene anderen, die uns in irgendeiner Weise helfen, dann stellen Sie sich einen inneren Dialog vor, in dem Sie diesen Dank aussprechen. An dieser Stelle kann es sehr hilfreich sein, wenn Sie sich die Zeit nehmen, das eben Erlebte und besonders den Dankesdialog schriftlich festzuhalten.

Und jetzt bitten wir Sie erneut, auf der Grundlage dessen, was Sie gerade über Ihre Lehr- und Wanderjahre überlegt haben, den Blick mit der Frage auf Ihre Berufskurve zu richten, ob Sie dort in irgendeiner Weise jene Schwelle, an der Sie zur Führungskraft wurden oder sich dagegen entschieden haben, erkennen können. Markieren Sie sie deutlich und schauen Sie sich einmal an, wo die anderen Kurven Macht und Liebe zu diesem Zeitpunkt gerade standen. Nehmen Sie sich reichlich Zeit, um sich in Ihr Gedächtnis zu rufen, was Sie damals erlebt haben. Vielleicht waren Sie erstaunt und ein wenig erschrocken, weil ein Angebot aus heiterem Himmel kam? Vielleicht haben Sie lange darauf hingearbeitet und voller ängstlichem Bangen Ihrer Berufung entgegengefiebert? Vielleicht würden Sie heute sagen: »Ich hatte gar keine Ahnung, was da auf mich zukam, und es begann eine ganz neue Lehrzeit?« Haben Sie die Anerkennung genossen, waren Sie stolz oder wären Sie am liebsten im Boden versunken, weil Sie Angst hatten zu versagen? Angst vor der Verantwortung Ihrem Unternehmen oder auch Ihren Mitarbeitern gegenüber?

Unsere Erfahrung mit Führungskräften hat uns immer wieder gezeigt, dass diese Schwelle maßgeblich die komplette weitere Biografie prägt. Hier ist ein großer Pool an Themen, die in späteren Phasen problematisch sein können und auf die ein erfahrener Coach und/oder Psychotherapeut besonders achtet. Wer sind Sie am Anfang Ihrer Laufbahn als Führungskraft? Auch hierzu lohnt es sich, ein paar Gedanken aufzuschreiben.

Falls Sie entschieden haben, oder auch in Demut zur Kenntnis nehmen mussten, keine Führungskraft zu sein, schauen Sie bitte von diesem Standpunkt aus einmal auf Ihre berufliche Biografie. Wann war diese Wegscheide? Wann wollten Sie oder mussten Sie verstehen? Betrachten Sie bitte einmal Ihre berufliche Biografie als jemand, der zeitlebens zwar keine Führung ausübt, aber Führung ausgesetzt ist. Wer waren Ihre Chefs? Und wer die Chefs Ihrer Chefs? Wer war von wann bis wann Ihr Vorgesetzter, wer folgte ihm, und wie änderte das Ihr Leben? Mochten oder hassten Sie den jeweiligen Chef, und fühlten Sie sich geachtet oder unterdrückt oder ausgebeutet?

Gab es mal Situationen, in denen Sie neu überlegt haben, doch noch in der Hierarchie aufsteigen zu wollen? Gab es Misserfolge? Wie war es damals, als jemand anderes die Stelle als Gruppenleiter, als Abteilungsleiter oder als was auch immer bekam, um die Sie sich beworben haben? Wie änderte das Ihr Verhältnis zu Ihrem Kollegen? Schauen Sie in Ruhe nach Innen! Sie sind der einzige Mensch auf dieser Welt, der die Antwort auf diese Fragen kennt.

Wir wissen, dass manche sich fragen, wieso in unserem Schwellenbuch der Themenkreis um Führungsverantwortung einen vergleichsweise breiten Raum einnimmt. Das liegt auch daran, dass die Prozesse um Reifung, Karriere und Identität so tief mit unserer Seele verwoben sind, dass wir die damit einhergehenden initiatischen Wege oft traumwandlerisch, torkelnd, geführt von psychodynamischen Kräften weitgehend unbewusst gehen. Da diese Wege aber im tiefsten Sinne unser Selbst berühren, erweist sich deren Verdrängung ins Unbewusste oft als ein wichtiger Quell von Burnout. Wir empfehlen Ihnen daher, die Lektüre dieses Schwellenparcours mit Geduld auf sich zu nehmen, verbunden mit der Neugier, einen neuen tiefen Blick darauf zu werfen, wie die Themen Führung und Macht ebenso wie Hingabe und Hilflosigkeit Ihr bisheriges Leben geprägt haben.

Führungsverantwortung

DIE MEISTEN, DIE ES ERLEBT HABEN, WERDEN WISSEN, wovon im Folgenden die Rede ist, während die anderen es vermutlich für übertrieben halten. Gemeint ist die Aussage, dass die Schwelle zur Führungskraft eine der großen Schwellen im menschlichen Leben ist. Hier geht es im übertragenen Sinne um Leben und Tod. Wer stirbt, ist der Kollege, der dann als Chef wiederaufersteht. Dieser nicht zu bestreitende Tatbestand ist die Ursache der meisten relevanten Komplikationen in diesem beruflichen Stadium. Der Umstand, dass es schwer ist, einen Kollegen aus dem Team sterben zu lassen, macht es verständlich, dass die Hausberufung eines Vorgesetzten in aller Regel schwieriger ist, als einem Team eine Führungskraft von außen zu präsentieren. Das betrifft beide Seiten, und beide Seiten müssen diese Herausforderung bewältigen.

In vielen Ministerien kann man beobachten, dass Referatsleiter nach ihrem Aufstieg in diese Position lange brauchen, um zu begreifen, dass sie keine Referenten und erst recht keine Sachbearbeiter mehr sind. Gerade die besonders gewissenhaften unter diesen Führungskräften wirtschaften sich immer wieder in Überforderungssituationen, die der irrigen Auffassung entspringen, sie müssten alles selber machen, nur dann würde es gut. Manchmal beweisen sie ihre dunklen Ahnungen dadurch, dass ihr Referat angesichts dieser wenig effektiven Führungsstrategie tatsächlich den Bach runtergeht. Sie müssen lernen, dass ein Referatsleiter jemand ist, der Arbeit erkennt, verteilt, supervidiert und weiterleitet. Sie müssen erkennen, dass Personalverantwortung durchaus bedeuten kann, Ansprüche zu stellen, dass dies aber nur so gut gelingen wird, wie diese Haltung mit Empathie und Wertschätzung für die Mitarbeiter verbunden ist.

Dieser Prozess, in eine Führungsrolle hineinzuwachsen und dann wirklich eine Führungskraft zu sein, kann je nach Primärpersönlichkeit lange Zeit dauern. In dieser Zeit werden sowohl die Führungskraft als auch, und das darf man nicht vergessen, jene, für die sie verantwortlich ist, auf eine harte Probe gestellt. Auf diesem Weg spielt zunächst eine große Rolle, was der junge Vorgesetzte an Ressourcen im Gepäck hat, um seine Aufgabe zu erfüllen. Natürlich ist es unerlässlich, dass er über die nötigen fachlichen und sozialen Kompetenzen verfügt, die man für eine solche Position braucht. Zumal es in der heutigen Zeit immer mehr berufliche Situationen gibt, in denen die Geführten keineswegs in Demut zur Kenntnis nehmen, dass ihnen jemand vorgesetzt wird. Es kann durchaus passieren, dass ein edles Pferd seinen unfähigen Reiter in den Sand buckelt, und das ist gut so. Vielleicht kann jeder Trommler eine Galeere anpeitschen. Mit steigendem Anspruch an die Tätigkeit aber steigt die Kompetenz der Mitarbeiter, und damit steigen auch deren berechtigte Ansprüche an eine Führung, mit der sie sich positiv identifizieren können.

Gerade also, wenn eine junge Führungskraft aus den Reihen der Kollegen berufen werden soll, ist es wichtig zu verstehen, dass dies nur dann Aussicht auf Erfolg hat, wenn die Kollegen zustimmen. Zur Veranschaulichung des Gesagten soll folgendes Beispiel dienen.

Bernhard, der langjährige charismatische Leiter einer Versicherungsagentur mit 20 Mitarbeitern, den alle verehrten und bewunderten, aber auch als strengen Gebieter fürchteten, ging in den Ruhestand. Er hatte versäumt, rechtzeitig einen Nachfolger aufzubauen. Seine engsten Mitarbeiter waren immer solche, die seine Anordnungen vertraten und ihm ergeben waren, ohne ihn je zu gefährden. Insofern ist verständlich, dass es in der Mitarbeiterschaft zwar vier Personen gab, denen von allen Seiten die Leitung theoretisch zugetraut wurde, dass jedoch alle vier aus den unterschiedlichsten Gründen ablehnten. Das bedeutete in diesem Fall eigentlich nur, dass das Tabu, den Meister zu stürzen, so groß war, dass keiner sich vorwagte. Zugleich hieß das aber auch, dass jemand, der die Führung übernehmen sollte, nicht nur vom Meister, sondern auch vom Team anerkannt werden musste.

Da keiner die Macht übernehmen wollte, bestimmte die Konzernspitze eine neue Leiterin. Clarissa, eine junge Frau, promoviert in VWL, mit vielen Jahren Erfahrung im Innendienst, jedoch ohne Führungserfahrung. Hinzu kam, dass sie sehr ängstlich war und ihre Schüchternheit hinter einer aggressiven Fassade zu verbergen versuchte. Das Team schaute sich das, was dann kam, eine Zeit lang an. Die neue Chefin wirkte angespannt, in der Begegnung mit Mitarbeitern und Kunden vermied sie Blickkontakt. Sie baute keine persönlichen Beziehungen auf, auch nicht zu den Kunden. Ausgesprochen schnippisch beharrte sie auf der Einhaltung aller denkbaren Vorschriften, die zuvor recht großzügig gehandhabt worden waren. Clarissa selbst fühlte sich während der ganzen Zeit fehl am Platz, ängstlich und einsam. Nach einem halben Jahr bat sie das Team um

Feedback. Hier kam klar und ehrlich, aber auch schonungslos das ganze Ausmaß der Unzufriedenheit der Mitarbeiter zum Ausdruck. Und auch Clarissas Unglück in dieser Position, für die sie in keiner Weise vorbereitet gewesen war, wurde sichtbar. In der Erkenntnis, dass sie menschlich auch nicht reif dafür war, gab sie die Leitung auf und ging zurück in die Konzernzentrale.

Als Fazit kann man sagen: Diese Frau war nicht vorbereitet für ihre Aufgabe, und sie verfügte nicht über die sozialen Fähigkeiten, um eine Versicherungsagentur zu leiten, weder nach innen noch nach außen. Man kann der jungen Dame nur gratulieren, dass sie rechtzeitig die Reißleine zog, um ihre Überforderungssituation zu verlassen. Gleichzeitig jedoch begriffen jene vier, die sich geweigert hatten, die Nachfolge anzutreten, dass sie auf Dauer nicht damit glücklich werden konnten, sich nicht der Verantwortung zu stellen. Schließlich gab einer von ihnen zu erkennen, dass er bereit war, die Führungsaufgabe zu übernehmen. Es war eindrucksvoll zu erleben, wie sehr sich das Team nach dieser Entscheidung entspannte. Es kam ein sehr konstruktiver Prozess in Gang, in welchem der ehemalige Mitarbeiter Schritt für Schritt seine alte Identität aufgab, um in die Rolle des Vorgesetzten hineinzuwachsen.

Kommen wir zurück auf das Kernthema: Leben und Tod beziehungsweise Veränderung an der Schwelle zur Führungsposition. Nachdem wir gerade ein paar jener Dynamiken betrachtet haben, wie sie sich aus der Interaktion von Führungskraft und Team ergeben, kommen wir nun auf jene, die intrapsychisch in einer Führungskraft selbst angelegt sind. Natürlich gibt es in jeder Führungskraft, da sie nun mal ein Mensch ist, eine Reihe von Grundkonflikten. Über-Ich-, Trieb-, Nähe-, Distanz-, Autonomie-, Abhängigkeits-Konflikt und vieles andere mehr. Der erste, der sich bei vielen Führungskräften meldet, ist der Konflikt zwischen Über-Ich und Trieb. Das ergibt sich daraus, dass der Rollenwechsel aus der Linie in die Führung ein Wechsel aus der Kind-Position in eine Über-Ich-, also Eltern-Position ist. Egal, wie demokratisch ein Führungsstil auch sein mag, die Führungskraft steht in der Hierarchie über dem Team, und das Team erwartet dies nicht nur, sondern fordert es auch, weil es sich ohne eine Führungskraft, die diese Rolle auch ausfüllt, instabil und unsicher fühlt. Ist eine junge Führungskraft nun diesem innerpsychischen Positionswechsel ausgesetzt, bedeutet dies eine Konfrontation mit dem eigenen inneren Drama, mit der eigenen Inszenierung der inneren Triebwelt und mit dem eigenen Autoritätskonflikt. Hier könnte man eine Fülle von individuellen Schicksalen darstellen. Ihre gemeinsame basale Frage indes lautet immer: Wie war die Beziehung dieser Führungskraft bisher – als Kind, als Jugendlicher, als Mitarbeiter – zu jenen, die Macht über sie hatten?

An dieser Stelle soll das Schicksal von Klaus, einem begabten Physiker, dargestellt werden. Als Kind eines prügelnden Alkoholikers und einer leidenden Mutter verwahrloste er als Jugendlicher, und es ist nur seiner Hochbegabung zu verdanken, dass er es bis zur Promotion und zum Hochschulassistenten schaffte. Sein eigentliches Herz gehörte der Punk- und Gothic-Szene, die auch sein Aussehen prägte: Klaus war ein düsterer, großer und hagerer Mann mit wilden Augen und langen schwarzen Haaren. Er ist ein gutes Beispiel dafür, dass wissenschaftliche Exzellenz auch in der freien Wirtschaft dazu führen kann, dass Äußerlichkeiten bei der Stellenbesetzung in den Hintergrund treten. Es war klar, dass dieser Mann, der nicht nur fachlich ausgezeichnet, sondern auch extrem fleißig und effizient war, mittelfristig Führungsverantwortung übernehmen sollte. Das tat er auch und er machte es gut, jedoch zu einem hohen Preis. Als Punk war er ein Linker, er hasste alle Autoritäten und sah in ihnen seinen bedrohlichen und verachteten Vater. Jetzt selbst eine Autorität zu sein – es handelte sich um eine Stelle als Abteilungsleiter –, kam ihm wie ein Frevel an seinen Mitarbeitern vor. Er hasste sich in seinen Führungsfunktionen und verteidigte in seinen Mitarbeitern seine geliebte und geknechtete Mutter. Sein komplettes Innenleben war geprägt von Panik, zumal er fürchtete, wie früher, als hilfloses Kind, von einer übermächtigen, gnadenlosen Autorität, das heißt vom Vorstand, wegen seiner Loyalität zu seiner Mutter (Team) geschlagen und verstoßen zu werden.

Klaus' direkter Vorgesetzter starb unerwartet, und es kam, wie es kommen musste: Zu der fachlichen Verantwortung trat auch noch die wirtschaftliche Verantwortung für die Abteilung hinzu. Er durfte einen weiteren Physiker einstellen, der ihn entlastete. Klaus war nunmehr für das Management seiner Abteilung zuständig, mit Berichtspflicht an einen desinteressierten Vorstand und mit Personalverantwortung für ein größeres Team. Er musste Budgets erstellen, Strategien vorschreiben, Personalkonflikte mit hohem Aggressionspotenzial bewältigen und eine Reihe von ineffizienten Mitarbeitern entlassen. Er brauchte sieben Jahre, um einigermaßen in seiner Führungsposition anzukommen, die er jetzt zur Zufriedenheit aller Ebenen so ausübt, dass er wenigstens einigermaßen ruhig schlafen kann. Die Gefahr, wie sein Vater Alkoholiker zu werden, was zwischenzeitlich durchaus drohte, ist gebannt, weil er sein Kind und seine Frau sehr liebt. Er kann mit seiner Position leben, doch wenn man ihn fragt, würde er auch heute noch sagen, dass er lieber einer von mehreren Forschern an einer Uni geworden wäre. Klaus hatte das Glück, dass er relativ früh einen Coach zur Seite bekam, den eine verantwortungsvolle Miteigentümerin seiner Firma beauftragte. Während der gewaltigen Turbulenzen seiner Karriere war er offen genug, auf eine Fülle von Hilfsangeboten zurückzugreifen, und er würde sicher bestätigen, dass er ohne derartige Hilfestellungen an seiner Aufgabe gescheitert wäre.

Natürlich sind die wenigsten Biografien von leitenden Führungskräften so dramatisch wie die von Klaus, aber vielleicht hilft dieses heftige Beispiel, das Prinzip zu verstehen. Eine ideale Führungskraft ist jemand, der als Kind empathische Eltern hatte, die ihn kraftvoll, durchaus streng und konsequent, aber auch gütig und achtsam begleiteten, an deren Seite er erwachsen wurde, um dann zum richtigen Zeitpunkt deren Position zu übernehmen. Aber eine solche Idealbiografie ist relativ selten.

Da es einer gewissen Aggression bedarf, um überhaupt in eine Führungsposition zu kommen, kann bei der Mehrheit sowohl weiblicher als auch männlicher Führungskräfte davon ausgegangen werden, dass diese einen mehr oder minder heftigen Autoritätskonflikt in ihre Position einbringen. Sie werden ihn dort inszenieren, manchmal daran scheitern und ihn manchmal dort lösen. Hier sind sie wieder wichtig, die schon geschilderten Schwellenhelfer, die erfahrenen anderen Führungskräfte, manchmal auch kluge, reife Kollegen, oft aber auch ein Coach, der hilft, die Dynamik des Konfliktes zu begreifen, damit der Betroffene seine Führungsrolle bewusster und effizienter gestalten kann.

Doch neben der Dynamik des geschilderten Autoritätskonfliktes gibt es noch eine weitere Ebene, die in Klaus' Biografie involviert ist: der Nähe-Distanz-Konflikt.

Klaus war direkt von der Universität in die Firma gekommen, weil sie seinem Doktorvater gehörte, und auf diesen Mann hatten sich lange Zeit seine Nähe-Sehnsüchte gerichtet. Klaus hatte unbewusst gehofft, durch den gütigen, weisen Professor für seinen bösartigen und grausamen Vater entschädigt zu werden. Bereit zu aufopferungsvoller Arbeit, suchte er dessen Nähe, ersehnte Zugehörigkeit: »Ich bin dein akademischer Sohn.« Dieser Professor hatte aber drei Kinder, alle in dem gleichen Beruf tätig und alle Miteigentümer der Firma. Und wieder fühlte Klaus sich verstoßen. Wie im Elternhaus rettete er sich in die Distanzierung, klammerte an seiner Frau und suchte Halt im Alkohol. Auch dieser Konflikt bedurfte der Auflösung durch die Annahme der Realität: »Ich bin geachtet, aber ich bin nicht geliebt wie ein Kind.« Gerade diese Erkenntnis war ein wichtiger Meilenstein für Klaus, um aus seiner Kindrolle auszusteigen und eigenständig Führungsverantwortung zu übernehmen. So war es ihm möglich, seine trotzige Distanz aufzugeben und eine angemessene Distanz bei gleichzeitiger angemessener Identifikation in seine Tätigkeit als Abteilungsleiter zu integrieren.

Die nächste innere Konfliktebene, mit der Führungskräfte häufig konfrontiert sind, ist jene um Autonomie und Abhängigkeit, eine Ebene, die schon bei der Liebe, Seite 82, und der Macht und Verantwortung, Seite 97, Thema war. Sie ist von der Dynamik her ähnlich wie der Konflikt um Nähe und Distanz, findet aber auf einem reiferen Niveau statt. Die für den Nähe-Distanz-Konflikt typischen ozeanischen Sehnsüchte nach kollektiver Verschmelzung mit einem allgemeinen, eben nicht persönlich geprägten Ideal treten in den Hintergrund. Jetzt geht es darum, zu den real erkennbaren Personen ein ausgewogenes Verhältnis aufzubauen. Dabei ist ein Ausgleich zwischen der realen Abhängigkeit als Angestellter des Unternehmens einerseits und der authentischen Eigenständigkeit als Individuum anderseits herzustellen.

Hier stellen sich wesentliche, grundsätzliche Fragen:

- Wie sehr bin ich bereit, mich auf dieses Unternehmen einzulassen?
- Wie viel Unzuverlässigkeit seitens der Eigentümer finde ich gerade noch erträglich?
- Reichen meine inneren und äußeren Ressourcen für die Aufgabe als Geschäftsführer?
- Wie weit kann ich aus Loyalität gehen, und wann muss ich mich abgrenzen, wenn ich im Einklang mit meinen eigenen Werten bleiben will?

Darüber hinaus existiert eine Reihe weiterer intrapsychischer Konfliktebenen, die zusätzlich die Situation einer Führungskraft bestimmen können. Selbst eine Führungskraft mit überdurchschnittlicher Selbstexplorationsfähigkeit hat angesichts ihrer persönlichen Betroffenheit kaum eine Chance, die gesamte Komplexität ihrer Situation in ihr Bewusstsein zu lassen.

Wie keine andere Rolle bedarf die Rolle einer Führungskraft einer nie endenden, mutigen Reflexion. Der eigene Narzissmus ist dabei ein ebenso schlechter Ratgeber wie überzogene Harmoniebedürfnisse. Hier hat jeder seine persönlichen Schwellensituationen. Es muss immer neu verstanden werden, was wirklich und was richtig ist. Nur so ist authentische Führung möglich.

Coaches und Mentoren werden hier zu Schwellenhelfern, weil sie den Blick dafür öffnen können, dass jede Maßnahme einer Führungskraft das System, in dem sie tätig ist, verändert. Daher ist jede Intervention einer Führungskraft auch eine systemische Intervention. Das bedeutet natürlich, dass auch das ganz persönliche Funktionieren eines Einzelnen direkten Einfluss auf das gesamte System hat. So ist es eindeutig, dass jede Investition in die persönliche, fachliche, menschliche Entwicklung einer Führungskraft von hohem Nutzen ist, wenn sie dazu führt, dass diese Person reibungsloser im System existieren kann.

Neben ihrer Eingebundenheit in das äußerliche Gesamtsystem ist der innere seelische Raum oder auch das innere Drama einer Führungskraft von enormer Bedeutung. Dieses innere Drama, wie wir es hier mal nennen wollen, ist für jeden Menschen entscheidend bei der Frage, wie sich sein Bezug zur Umwelt gestaltet. Es besteht in der permanenten Auseinandersetzung innerer Selbst- und Objektbilder miteinander. Die Psychoanalyse spricht von Selbst- und Objektrepräsentanzen. Es handelt sich dabei um jene Bilder vom eigenen Selbst, der Welt und den wesentlichen Mitmenschen, die wir in unserem Inneren abspeichern. Diese Instanzen sind die Protagonisten unseres inneren Dialoges, der unsere Haltungen, Beziehungen und Entscheidungen permanent neu justiert.

Es macht einen großen Unterschied, ob zum Beispiel eine Führungskraft der Überzeugung ist, der Nabel der Welt zu sein, ob sie also einem grandiosen Selbst verfallen ist, oder ob sie in aller Bescheidenheit auf der Grundlage eines stabilen Selbstwertgefühls die eigenen Gedanken relativieren kann. Die inneren Bilder von anderen Menschen, die Objektrepräsentanzen, sind genauso wichtig wie das Selbstbild. Eine Führungskraft mit negativem Menschenbild – alle sind faul, inkompetent und intrigant – wird eine ganz andere Atmosphäre erzeugen als jemand, dessen Menschenbild positiv ist. Die Vorstellung »Jeder tut sein Bestes. Im Kern sind die meisten Menschen anständig, und fast alle haben Potenzial, das man wecken kann« erzeugt eine freundliche, entspannte und fast immer effektivere Arbeitssituation. Das darf aber nicht darüber hinwegtäuschen, dass eine blauäugige Haltung von Allvertrauen verheerende Folgen haben kann.

Die Besetzung dieses inneren Dramas aus Selbst- und Objektbildern ist wegweisend für die Lebensvision jedes Menschen. Bezogen auf eine Führungskraft ist ein wesentlicher Teil dieser Lebensvision die Frage: Wie wäre ich als verantwortliche Führungskraft optimal?

Natürlich ist eine wesentliche Quelle dieser Vision die eigene Erfahrung als jemand, der geführt wird. Bezogen auf die Objektrepräsentanzen erscheinen hier die Bilder der früheren Führungskräfte, der Eltern, der Lehrer, der früheren Chefs, vor dem Hintergrund der Fragen: Was würde ich genauso machen, womit kann ich mich also identifizieren, und wie will ich auf keinen Fall sein?

Diese Entwicklung der inneren Vision ist ein permanenter Prozess, der das Unbewusste gerade in Schwellensituationen sehr aufwühlen kann. Entsprechend haben Führungskräfte im Vorfeld solcher Situationen häufig sehr aufschlussreiche Träume, die sie mit ihren Ängsten und Idealen konfrontieren.

Thorstens Vater war selbst eine Führungskraft, auf den ersten Blick ein kraftvoller, selbstbewusster Mann. Er sprach voll Befriedigung darüber, wie er auf der Grundlage hoher ethischer Standards seine Führungsfunktion ausübte: mit einer herzlichen, aus seiner Sicht schon fast kumpelhaften Weise, aber ohne jemals zu dulden, dass von seinen Anordnungen abgewichen wurde. Er hatte sein Unternehmen vorangebracht und es erfolgreich durch turbulente Zeiten gesteuert. So wie als Chef war er auch als Vater. Er verbrachte viel Zeit mit Thorsten, spielte mit ihm Fußball und vermittelte ihm, dass er ihn aus ganzem Herzen liebte. Dabei ließ er nie einen Zweifel daran, dass bei aller Liebe die Regeln eingehalten werden mussten, notfalls mit drakonischen Mitteln. Er selbst war ein Kind gewesen, das durch seinen autoritären, emotional unreifen und in seiner Aggression unberechenbaren Vater massivste Gewalt erfahren hatte. Und wie viele Gewaltopfer identifizierte er sich mit seinem Vater, von dem er sich auch geliebt gefühlt hatte. Wenn Thorsten, der sich durchaus immer geliebt wusste, gegen wichtige Regeln des Vaters verstieß, triggerte dies im Vater pädagogisch verbrämte Gewaltfantasien, die mit seiner Kindheit zu tun hatten. Er zitierte Thorsten in den Keller, erklärte ihm sein Vergehen, betonte, dass das, was jetzt geschehen würde, aus Verantwortung und Liebe geschah, und dann verdrosch er ihn so brutal, dass Thorsten tagelang nicht richtig gehen konnte. Verständlich, dass Thorsten diesen traumatischen Situationen ein gespaltenes Vaterbild verdankt: der Vater als ultimativer Partner und Freund, dem er emotional verbunden war, und andererseits der Vater als Monster, der bei jenen Prügelorgien das Vertrauen seines Sohnes in die Welt immer aufs Neue vernichtete.

Dem entspricht Thorstens Biografie als Geschäftsführer. Wie sein Vater ist er ein attraktiver und sympathischer Mann. Er verfügt über eine gute Empathie, versteht schnell, was Mitarbeiter sich wünschen und was sie brauchen, und er vermittelt ihnen im Erstkontakt die Vision einer grandiosen gemeinsamen Zukunft. Doch schon bald merken seine Mitarbeiter, dass diese Vision nicht nachhaltig ist. Während Thorsten auf der sachlichen Ebene vieles gut macht, verspricht er auf der menschlichen Ebene einiges, was Optimismus erzeugt, aber was er im nächsten Moment schon wieder vergisst. Thorstens Hauptthema ist der Nähe-Distanz-Konflikt. Wie sein Vater baut auch er eine geradezu sentimentale, idealisierte Nähe auf, ohne als traumatisiertes Kind aus seiner inneren Distanz herauskommen zu können. Sein eigenes Näheerleben war immer trügerisch. In den vertrautesten Menschen lauerte der größte Feind. Eine entsprechende Erfahrung machen Thorstens Mitarbeiter: Wenn sie den Nähe-Versprechen glauben und ihrerseits Nähe anbieten, setzt das in Thorsten traumatische Erfahrungen in Gang, und die Mitarbeiter müssen zur Kenntnis nehmen, dass sie gerade aufgrund ihres ehrlichen Engagements aufs Heftigste zurückgewiesen und enttäuscht werden. In Thorstens Welt lauert im Verbündeten immer ein Monster. Viele Jahre seines Lebens verbrachte er damit, als Führungskraft immer wieder die Belegschaft verschiedener Firmen von sich zu überzeugen. Es folgten ein begeisterter Anfang und schließlich ein heftiger Absturz. Um Thorsten zu helfen, ist es nötig, eine Traumabearbeitung mit einer großen zeitlichen Perspektive zur Verfügung zu stellen. Dies ist hochanspruchsvoll, weil gerade die Schwelle zum Vertrauen, die für eine konstruktive Arbeit bewältigt werden muss, aufgrund der vergifteten Beziehung im Inneren schwer passierbar ist.

Ein wesentlicher Aspekt, in dem sich Führungskräfte unterscheiden, ist die Frage, ob jemand überhaupt willig ist, Führungsverantwortung zu übernehmen. Klaus wollte es gar nicht, aus seiner Sicht hat das Leben ihn gegen heftigsten Widerstand gezwungen, eine Führungsrolle zu übernehmen, die er nie wollte. Thorsten hingegen war schon als Jugendlicher der festen Überzeugung, dass er eines Tages ein Unternehmen führen wollte. Eine dritte Gruppe, die wir auch schon erwähnt haben, zeichnet sich dadurch aus, dass sie zwar Führungspositionen übernimmt, aber in ihrer Sachbearbeitertätigkeit hängenbleibt. Während sich Klaus, ebenso wie Thorsten, vor der grausamen Autorität fürchtet, sieht sich diese Gruppe erst gar nicht in der Lage, Autorität zu verkörpern. Bei Klaus und Thorsten handelt es sich um die Angst vor der Wiederbelebung ihrer grausamen, prügelnden und bedrohlichen Väter. Klaus hatte versucht, angesichts eines durch und durch negativ erlebten und im Alkoholismus gestorbenen Vaters diese Autorität komplett zu meiden, während Thorsten, dessen Vater genauso unberechenbar und brutal war, dennoch den Weg fand, sich mit der ebenfalls bestehenden liebenden Seite des Vaters zu identifizieren.

Die Befürchtung der dritten Gruppe besteht, wie erwähnt, letztendlich darin, aufgrund persönlicher Defizite als Autorität zu versagen. Ihr Albtraum ist, dass ihr Team zum Monster wird, das von ihnen die Erfüllung jener Rolle verlangt, zu der sie menschlich nicht in der Lage sind. Sie brauchen oft Jahre, um in ihre Führungsposition hineinzuwachsen. Gerade für jene Menschen kann es zu den erlösenden Erlebnissen gehören, in der Stunde der Not zu bemerken, dass ihr Team nicht nur fleißig ist, sondern dass es aus Menschen besteht, die ihrem Chef/ihrer Chefin freundlich zugetan sind. Sie sind bereit, in der Krise Verantwortung zu übernehmen und ihren Chef in Stunden der Schwäche zu tragen. Ein entsprechendes Fallbeispiel haben wir weiter oben bereits geschildert: Giselas Burnout und die Reaktion ihrer Mitarbeiter. An dieser Stelle reicht es zu betonen, dass diese Geschichte außerordentlich typisch ist.

Wir kommen nun zu einem weiteren wesentlichen Thema an der Schwelle zur Führungskraft: Führungsverantwortung ist auf der intrapersonellen Seite letztendlich ein Wechselspiel von Liebe und Macht. Wir haben schon darauf hingewiesen, dass es sinnvoll ist, die berufliche Biografie der Macht und die Biografie der Liebe miteinander zu vergleichen. Bei beiden Hauptkräften besteht die wesentliche Wendeschwelle darin, das eigene narzisstische Universum zu überwinden und zu begreifen, dass ein echtes persönliches und auch überpersönliches Du existiert. Übernimmt jemand Führungsverantwortung, sollte er darüber nachdenken, wie weit er diese Führungsposition vorwiegend dazu benutzt, um sich selbst, das eigene Ideal von sich selbst, zu bestätigen, oder wie weit er in der Lage ist, seine persönliche Kraft und Energie in einer dienenden Form seinem System zur

Verfügung zu stellen. Nur dann führt er weniger um der Selbstverwirklichung willen als vielmehr im Dienst am System. Um es gleich vorwegzusagen: Führungsfiguren, die rein narzisstisch sind, scheitern meist nach kurzer Zeit – es gibt sie, wir haben sie oft gesehen. Umgekehrt kann es Führungspersonen, die sich allein als Diener des Systems begreifen, nicht geben, weil ein solches Ich, ohne ein narzisstisches Gegengewicht nicht denkbar ist. Wir möchten an dieser Stelle alle Führungskräfte ermutigen, sich selbst freudig einzugestehen, dass bei dem, was sie machen, ein Anteil darin besteht, die eigene Eitelkeit zu bedienen. Das ist normal, das ist okay, und das kann auch gar nicht anders sein.

Problematisch wird es erst, wenn ein bestimmtes Maß überschritten wird, besonders dann, wenn die erlebte Macht als verheißene Wiedergutmachung für erlebtes Unrecht missverstanden wird. Führungsmacht ist keineswegs nur eine Erscheinung aus dem beruflichen Leben. Gerade Familienformen mit sehr strengen hierarchisch gegliederten Rollen leben von der Verheißung, dass mit dem Aufstieg in der Hierarchie eine größere Machtfülle erworben wird, wodurch Demütigungen von früher ausgeglichen, das heißt wiedergutgemacht werden sollen. Die daraus resultierende, oft ausgesprochen rigide Identifikation mit dieser Macht gründet sich praktisch stets auf solchen Verheißungen. Der unterdrückte Knabe wird zum Patriarchen, das gedemütigte Mädchen zur machtvollen Mutter hinter dem Sohn.

Als Beispiel für diese tröstende Machtfülle und für die Enttäuschung, wenn sie nicht gewährt wird, stellen wir im Folgenden Erlebnisse in einer türkischen Familie dar. Natürlich ist dies nicht in allen türkischen Familien so, aber es gilt kulturneutral für solche Familien, die derartige, in der modernen Welt schon meist überwundene Machtstrukturen aufweisen.

Ayse, eine ältere Türkin, sagte einmal: »Ich hasse meine Schwiegertochter, und ich werde ihr jeden Stein in den Weg legen, den ich finden kann, denn so stelle ich endlich Gerechtigkeit dafür her, was mir von meiner Schwiegermutter an Leid zugefügt wurde.« Ihr Ehemann Mohamed litt zur gleichen Zeit an einer ausgeprägten depressiven Symptomatik, die damit zusammenhing, dass er ein Leben lang gehofft hatte, in der Rolle des Patriarchen für die Demütigungen seiner früheren Jahre entschädigt zu werden. Angesichts einer kraftvollen, intelligenten und selbstbewussten Tochter fühlte er sich um diese Verheißung betrogen, und er wurde überschwemmt von tiefen Gefühlen der Wertlosigkeit und der Enttäuschung. Bei der Begegnung mit dieser Familie war ich, Wolfgang, sehr beeindruckt, wie drastisch die beiden Eltern ihre Positionen schilderten, und das, obwohl in anderer Hinsicht sehr deutlich wurde, dass alle auch in einer sehr liebevollen Weise miteinander verbunden waren. Dies erklärte auch, weshalb die erwähnte Tochter zwar einerseits unter ihren Eltern litt, sich andererseits aber nicht abwendete, weil es eben jenseits der Verpflichtung als Tochter eine tiefe Loyalität und Liebe gab, die sie mit ihren Eltern verband.

Was in dieser Familie so plakativ geschieht, kann man im Alltag in Tausenden Führungssituationen in unzähligen Firmen beobachten. Gerade unerfahrene Führungskräfte sind oft verleitet, Macht im Dienste ihrer narzisstischen Wunden auszuüben und weniger im Dienste des Systems. Wenn dies eintritt, besteht eine dringende Indikation dafür, diesen Menschen einen Coach an die Seite zu stellen, der sie dabei unterstützt, den Fokus ihrer Wahrnehmung von der eigenen Bedürftigkeit in die Empathie für ihre Mitarbeiter zu wandeln.

Die beschriebene egozentrische Führungskraft steht hier an einer fundamentalen Entwicklungsschwelle, die aus der narzisstischen Position »Es geht immer nur um mich« in eine zugewandte Position führt: »Ich sehe dich und bin bereit, dir aus meiner inneren Fülle heraus zu geben.« Hier geht es um das Gleiche, was ERICH FROMM[44] und BERT HELLINGER[45] beschrieben haben. Es geht um den Wechsel von einer kindlichen Position von Liebe, in der ich der Nehmende bin, in eine erwachsene Position, in der es das Wesentliche meiner Verwirklichung ist, zu geben. Ein wichtiges Merkmal dieser Position besteht auch noch darin, dass ich als der Gebende davon frei bin, Dank zu fordern. Der Dank eines Untergebenen besteht ebenso wie der Dank eines Kindes eben nicht darin, etwas zurückzugeben, sondern darin, das Empfangene zu nutzen, um zu wachsen.

An der Schwelle zum Erwachsensein kehrt sich der Fluss des Gebens und des Nehmens um. Jetzt bin ich also »oben«, und das Wesentliche meines Lebens besteht ab jetzt darin, jene, die hinter mir oder auch unter mir stehen, achtsam zu erkennen und ihnen das zu geben, wozu ich in der Lage bin, um sie zu unterstützen. Die Anerkennung, die ich durchaus erhalte, be-

---

44 FROMM, ERICH: *Die Kunst des Liebens.* Heyne, München, 2001.

45 HELLINGER, BERT: *Ordnungen der Liebe. Ein Kurs-Buch*, Carl Auer, Heidelberg, 2013.

steht gerade in der Wertschätzung der Empfangenden für mein Geschenk an sie. Hier gilt auch der Satz von SENECA: »Si vis amari, ama.« Wenn du geliebt werden willst, dann liebe.[46]

Letztendlich geht es darum zu erkennen, dass wir in unseren frühen Jahren permanent damit beschäftigt sind, bedürftig zu sein, möglichst vieles gierig aufzunehmen, es zu »verstoffwechseln« und so zu wachsen. Der Dank, den wir in diesen jungen Jahren der Existenz, unseren Eltern und anderen Wohltätern schulden, besteht wie erwähnt ausschließlich darin, das, was uns gegeben wird, zu nehmen und uns zu entwickeln. Auch in einer untergeordneten beruflichen Position ist es so, dass das System, meist in Form der Führungskraft, Richtung und Ressourcen zur Verfügung stellt, und der Dank darin besteht zu funktionieren, sich menschlich weiterzuentwickeln und letztendlich das zu tun, was erwartet wird.

Hier sei noch einmal explizit die Parallele zwischen dem professionellen Bereich und den Liebesbeziehungen gezogen. Als wir Autoren einmal mit einer gemeinsamen Freundin zusammen in einem Restaurant saßen, nahm am Nachbartisch ein Paar Platz. Er war ein gut gekleideter, offensichtlich wohlhabender Mann um die 60. Sie war 30 Jahre jünger, eine attraktive, junge Frau, die ihn aus großen blauen Augen erwartungsvoll und bedürftig anschaute. Es war klar, dass er sich in der Beziehung darüber definierte, der erfahrene und reiche Mann zu sein, der sie verwöhnte, und sie ernährte sich davon, in ihrem Wert durch seine Zuwendung auf allen existentiellen Ebenen bestä-

---

46 SENECA, LUCIUS ANNAEUS: *Epistulae morales ad Lucilium*, Teil 1, 1. Buch 9, Reclam, Dietzingen, 2018, Seite 46.

tigt zu werden. An unsere Bekannte gewandt sagte ich: »Diese junge Frau nimmt ganz schön viel für sich in dieser Beziehung.« Und sie antwortete: »Ja, du hast recht, sie ist hungrig, denn sie ist dabei zu wachsen. In dieser Phase braucht sie viel Nahrung.«

Was mich, Wolfgang, an dieser Bemerkung besonders berührte, war die Abwesenheit der üblichen Schuldzuweisung. Nein, diese junge Frau war kein Parasit. Sie war ganz einfach eine Frau in jenem Lebensstadium, in dem die Bedürftigkeit noch über das Mütterliche dominiert und daher völlig zu Recht nach Befriedigung sucht. Auch hier gilt, dass ihr Dank ausschließlich darin bestehen darf, zu nehmen und zu wachsen. Wenn sie genug gewachsen ist, also an die Schwelle kommt, an der sie auch mütterliche Dimensionen einnehmen kann, wird sich völlig neu entscheiden müssen, ob die Beziehung der beiden dann noch einen Sinn hat. Oft ist es so, dass der »ernährende« Mann seine Funktion an diesem Punkt verloren hat und die dann kraftvolle Frau ihm seine Liebe dadurch dankt, dass sie nunmehr an der Seite eines gleichberechtigten Mannes weitergeht. Wenn der ältere Mann tatsächlich weise sein sollte, wird er sie ohne zu klagen und in Liebe in ihren nächsten Lebensabschnitt entlassen.

Genau diese Bedürftigkeit ist es, die sich auch bei der Übernahme von Führungsverantwortung umkehrt. Die junge Chefin, der junge Chef sind weiter die Kinder ihrer Mentoren, eines Oberchefs oder wessen auch immer, der ihnen vorausging. Aber für diesen Bereich, den sie nun führen, müssen sie begreifen, dass sie nicht mehr in einer nehmenden, sondern in einer gebenden Position sind. Um dies wirklich zu können, müssen sie in der Lage sein, ihre Mitarbeiter adäquat zu erkennen. Sie sind es nun, die ihren Mitarbeitern Orientierung geben müssen, also für diese erkennbar am besten wissen, was nötig ist, um das System zum Erfolg zu führen. Dabei ist es unabdingbar, dass sie ihren Mitarbeitern zuhören können und dafür offen sind, von ihnen Rückmeldung zu erhalten. So können sie einschätzen, ob noch Ressourcen existieren oder ob ihre Leute im Grenzbereich belastet sind. Dann kann ihre wichtigste Aufgabe darin bestehen, sie vor Überforderung zu schützen.

Gerade eine unerfahrene Führungskraft merkt manchmal nicht, wie groß der Unterschied ist, ob ihr ein Kollege einen Gefallen tut oder aber ein Mitarbeiter sich intensiv bemüht, dem Chef optimal zuzuarbeiten. Beim Kollegen reicht es, »Danke, du hast etwas gut bei mir« zu sagen, während ein guter Chef das Engagement seines Mitarbeiters wahrnimmt, würdigt und in einer für diesen verständlichen Form annimmt. Genau dieser Aspekt ist es, dem fast alle Kommunikationstools für Mitarbeitergespräche gewidmet sind. Dabei ist bedrückend und gleichzeitig lustig zu sehen, wie vollkommen sinnlos diese Tools sind, wenn die geschulte Führungskraft nicht versteht, was damit wirklich gemeint ist.

Ein gutes Beispiel hierfür ist der 55-jährige Anton, Leiter der Filiale einer Möbelhauskette. Er ist Kaufmann durch und durch, hat eine hohe Budgetkompetenz. Umfassendes Controlling erledigt er nicht nur, es befriedigt ihn. Er ist ein Mann der Zahlen, und Mitarbeiter erlebt er in seiner inneren Welt eher als Einflussgrößen denn als lebende Menschen. Als intelligenter Mensch weiß er natürlich, dass zu seiner Tätigkeit Personalführung unabdingbar dazugehört. Er hat eine Menge an Führungsliteratur gelesen und eine Fülle von Trainings absolviert, die ihn darüber informierten, wie ein guter Filialleiter eine hohe Mitarbeiter- und Kundenzufriedenheit herstellen kann.

Anton ist jemand, der auch im Privatleben nicht wirklich an Menschen interessiert ist. Er lebt allein, und das tut er gern. Nun hat er aber gelernt, dass er als Chef nur dann eine Mitarbeiterbindung herstellen kann, wenn er nicht nur fordert, sondern auch fördert, und dazu gehört nun mal, Mitarbeitern auch ein Gefühl von Respekt und Wertschätzung entgegenzubringen. Rational versteht er das, aber emotional hat er hier eine völlig blinde Stelle. Und jetzt sieht man diesen Mann fleißig und engagiert auf Mitarbeiter zugehen, immer mit der gleichen angelernten Strategie: zunächst ein herzlich formulierter Willkommensgruß, gefolgt von einer Rückmeldung über das gute, gesunde Aussehen. Dann folgt die Konfrontationsphase mit den sachlich notwendigen Inhalten. Anschließend die Integrationsphase, in der bei Konflikten darauf hingewiesen wird, dass der gefundene, gemeinsame Konsens darunter nicht leiden dürfe. Anschließend Abschied an der Tür des Zimmers mit festem Händedruck. Neulich lernte er noch, die Choreografie durch Blickkontakt zu intensivieren. Jeder Mitarbeiter ist peinlich berührt, weil er spürt, dass die Augen ihn zwar ansehen, dahinter aber kein Herz wohnt. Keiner will mit diesem Mann gerne sprechen, obwohl er sich alle Mühe gibt. Alle kommunikativen Verhaltensweisen können nicht darüber hinwegtäuschen, dass sie nicht der kommunikativen Wahrheit dieses Vorgesetzten entsprechen. Diese Wahrheit ist, dass er zu seinen Mitarbeitern und Kunden keinen emotionalen Kontakt hat. Für ihn sind sie so etwas wie »Zellkulturen« mit einer Funktionalität in seinem sachlichen Universum. Die Filiale schreibt schwarze Zahlen, aber die Fluktuation der Mitarbeiter ist gewaltig.

Man kann sich durchaus darüber streiten, ob ein Mensch mit einer so ausgeprägten Beziehungsstörung wirklich für die Rolle eines Filialleiters geeignet ist. Es wird nie möglich sein, dass in der Einrichtung, die er leitet, ein wirklich gutes Betriebsklima herrscht. Für jene Menschen, die er führt, ist es tragisch. Doch auch für Anton selbst ist es traurig, denn er wird die Brücke, siehe unser Brückenmodell, Seite 115, zu anderen Menschen wahrscheinlich nie aufbauen können. Der Brücke zu seinem Selbst steht er ebenso ratlos gegenüber wie der Brücke zum Du. Psychodynamisch handelt es sich um eine schizoide Störung: Im Grunde ist er ein erschrecktes Kind, das sich angstvoll von den Objekten, den anderen Menschen, abgewendet hat und versucht, im Schutz seiner zurückgezogenen Position mit rationalen Mitteln die Welt zu begreifen, die ihm emotional absolut fremd bleibt. Er entwirft eine Welt aus Zahlen, Fakten und Sachlichkeit. Die im Kern lauernde Depression begründet eine Sehnsucht danach, Kontakt zu jenen herzustellen, die er sieht, aber nicht verstehen kann. So bleibt ihm auch der Zugang zu der dritten Brücke, zu der faszinierenden Welt der Möbel, versperrt, die er formal ästhetisch analysieren kann, ohne je die Freude seiner Kunden nachvollziehen zu können. So bleiben die Möbel für Anton letztendlich ein beliebiges Produkt zur Generierung von Umsätzen.

Diese Führungskraft ist keineswegs eine erfundene Karikatur. Wir kennen viele ähnliche Führungskräfte, die allesamt an einer »Déformation professionelle«[47] durch Schulungen leiden,

47 *Déformation professionelle* wird definiert als »Neigung (...), eine berufs- oder fachbedingte Methode oder Perspektive unbewusst über ihren Geltungsbereich hinaus anzuwenden. Auf fachfremde Themen oder Situationen angewendet, kann dies zu einer eingeengten Sichtweise, zu Fehlurteilen oder sozial unangemessenem Verhalten führen.« (https://de.wikipedia.org/wiki/D%C3%A9formation_professionnelle. Letzter Abruf 13.9.2018.)

deren Choreografie zutiefst im Gegensatz zu ihrer Primärpersönlichkeit steht. Manchmal fühlt man sich an den Zeichentrickfilm *Findet Nemo* erinnert, in dem eine Selbsthilfegruppe für Haie tagt, die angesichts ihres Wunsches, zu einer gewaltfreien Gesellschaft der Fische zu gelangen, über den Satz diskutiert: »Fische sind Freunde.« Ein wenig Blut im Wasser konfrontiert den Zuschauer mit der Sinnhaftigkeit dieser Veranstaltung.

Zum Thema der Authentizität, das hier angesprochen wird, gehört natürlich die Frage, inwieweit eine Führungskraft in der Lage ist, chirurgisch präzise und dosiert aggressiv zu sein. Gerade in diesem Bereich haben nicht nur junge Führungskräfte manchmal große Probleme. Hier tun erfahrene Vorbilder gut, wie zum Beispiel ein freundschaftlicher Mentor oder ein kompetenter Coach. Der Hintergrund der Thematik ergibt sich praktisch immer aus dem Zusammenspiel der oben beschriebenen initiatischen Stränge. Entscheidend ist die Frage, wie weit eine Führungskraft zur Empathie fähig ist, ohne sich im Gegenüber zu verlieren und damit in ihrem eigenen aggressiven Potenzial gelähmt zu sein. Deshalb ist auch wichtig, wie weit jemand in der Lage ist, sich unambivalent, also ohne zu große Schuldgefühle, mit seiner persönlichen Macht zu identifizieren. Dann kann er diese verantwortungsvoll, aber auch kraftvoll, in die Durchsetzung der für seine Aufgabe nötigen Struktur investieren.[48]

---

48 Gerade an dieser Stelle gibt es bei vielen Menschen einen inneren Zwiespalt, und sie neigen dazu, ihn in der Führungssituation bewältigen zu wollen. Dieser Zwiespalt speist sich aus meist unbewussten Schichten, in denen archaisch-sadistische Bilder ebenso zur Handlung drängen wie konfliktvermeidende Unterwerfungsfantasien. Dieser Aspekt, der in den seelischen Innenräumen der meisten von uns vorkommt, sollte einer Führungskraft bewusst sein. Auf diese Weise wird es möglich, das ganze Spektrum der eigenen inneren Motivation bei einer Führungsmaßnahme aus einer beobachtenden Position heraus zu begreifen und zu dosieren.

Oft bewältigen extrem autoritär erzogene Menschen eigene Erfahrungen von Qual, indem sie selbst zum Quäler werden. Selbstverständlich sind diese Kräfte gerade bei den Betroffenen in aller Regel verdrängt, wie zum Beispiel bei Thorstens Vater in der obigen Fallgeschichte, oder bei Birgit, wie die folgende Geschichte zeigt.

Birgit, eine junge Rechtsanwältin, die sich auf Mahnverfahren spezialisiert hatte, lebte ihre sadistische Seite lustvoll aus. Sie schilderte jedem, der es hören wollte, mit blitzenden Augen den Genuss, den es ihr bereitete, säumige Schuldner im Mark zu erschüttern. Das Elend, in das diese teilweise gestürzt wurden, führte nicht zu Mitgefühl und Hilfsbereitschaft, sondern stachelte sie weiter an. Kein Wunder, dass die Stimmung in ihrer Kanzlei trotz wirtschaftlicher Erfolge von Klienten und Mitarbeitern als unangenehm erlebt wurde, woran Birgit letztendlich scheiterte. Vor ihr lag eine Odyssee teilweise zweifelhafter anwaltlicher Tätigkeiten, an deren Ende sie im Burnout zusammenbrach und endlich ihr persönliches Leid, den sexuellen Missbrauch als Kind, als Kerndynamik ihres hasserfüllten Menschenbildes verstand. Es gehörte zu den schrecklichen Seiten von Birgits Schicksal, dass ihre menschenverachtende Fassade sie wie ein Zombie erscheinen ließ. Das leidende Wesen hinter dieser Fassade blieb dabei immer unsichtbar, daher auch unbeachtet und in letzter Konsequenz einsam auf der Strecke. Der Zusammenbruch im Burnout, so schmerzlich er war, bedeutete für sie eine Erlösung, indem ihr wahres Selbst endlich zum Vorschein kommen konnte. Das drückte sich nicht zuletzt dadurch aus, dass es ihr endlich möglich war, aus dem Herzen heraus eine Liebesbeziehung einzugehen.

Wohlgemerkt, die Fähigkeit zu kraftvollen, teilweise auch unpopulären, aggressiv getönten Interventionen im Dienste des Systems ist normalerweise keineswegs Ausdruck unverarbeiteter sadistischer Züge. Diese Interventionen sind vielmehr gelegentlich notwendig und zeichnen eine kompetente Führungskraft aus. Sie muss in der Lage sein, mit Achtsamkeit, Empathie und Respekt, ohne lähmende Schuldgefühle und auf der Grundlage integrierter Macht solche Maßnahmen klar im Dienste des Systems durchzusetzen. Manchmal sind drakonische Maßnahmen, wie zum Beispiel die Entlassung von Mitarbeitern, schlichtweg notwendig.

An der Schwelle, an der es darum geht, sich selbst die eigene Macht konstruktiv und als reifer Mensch zu eigen zu machen, werden viele von der ganzen Palette an Dämonen ihrer eigenen Eltern-Kind-Biografie heimgesucht. Die Anzahl möglicher Beispiele ist geradezu unendlich. Beim Coaching geht es dann ganz häufig darum, gemeinsam mit dem Klienten dessen persönlichen Weg im Umgang mit Macht aus seiner einzigartigen Biografie herauszudestillieren.

Hans zum Beispiel war in seinem Fußballverein ein beliebter Spielführer. Er konnte seine Kumpels fördern und konfrontieren. Er half ihnen auf, wenn sie strauchelten, konnte sie notfalls aber auch in den Hintern treten – welch eine Führungskraft für Männer! Aber Hans war ein Muttersöhnchen. Er hatte immer um die Liebe seiner depressiven Mutter gerungen, die ihn seit seiner Jugend verführerisch damit lockte, dass er ihr Traummann werden könnte. Wich er von ihren Forderungen ab, bestrafte sie ihn mit Liebesentzug, der in ihm starke Gefühle von Verzweiflung und Einsamkeit erzeugte. Er fühlte sich dann, als hätte seine Welt die Farbe verloren, und er fürchtete, für immer in dieser Dunkelheit bleiben zu müssen. Seine Schwester saß auf Mutters Schultern, ein cleveres Kind, das ihn in jede Falle locken konnte. Sie war drei Jahre älter, und er hatte keine Chance gegen sie. Wehrte er sich, war er der Schuldige. Sein Vater war vor seiner Frau, die ihm auch die Tochter entfremdet hatte, zu einer Geliebten geflohen.

Was macht eine junge männliche Führungskraft mit weiblichen Mitarbeitern auf der Grundlage eines derartigen Sets internalisierter Frauenbilder? Äußerlich um Höflichkeit bemüht, führte bei ihm jeder Konflikt mit seinen Mitarbeiterinnen, besonders mit jenen, die er eigentlich als die kompetenteren und attraktiveren betrachtete, zu einer malignen Mischung aus rasender Wut, altem Schmerz und völliger Hilflosigkeit, die ihn verstummen ließ. Nach mehreren Gesprächen mit einem Coach erkannte Hans, dass er seine Mitarbeiterinnen immer wieder mit Mutter und Schwester verwechselt hatte. Es brauchte lange, bis er verstand, dass er im Konflikt mit diesen Frauen kein kleiner Junge war, sondern hier der Chef. Schließlich gelang es ihm, zu differenzieren zwischen inadäquaten Rachebedürfnissen einerseits und ebenso inadäquaten Harmoniebedürfnissen andererseits. Letztendlich löste sich sein Dilemma in der Weise, dass er sich von seinen Mutter- und Schwesterprojektionen verabschieden konnte. Er war zunehmend in der Lage, seine Mitarbeiterinnen als die Personen zu erkennen, die sie wirklich waren. Dabei war ebenso wichtig für ihn, auf der Herzebene zu erkennen, dass praktisch alle seine Mitarbeiterinnen gutwillige und liebenswerte Menschen waren. Genauso wichtig war es aber, den Mut zu finden, in gerechtfertigten Situationen, notfalls mit aller nötigen Verve, auch mit Frauen Konflikte auszufechten und zu merken, dass davon die Welt nicht unterging.

Bislang sind wir natürlich davon ausgegangen, dass eine mögliche Führungskraft das Potenzial hat, sich notfalls auch über mehrere Schwellen in die Rolle einer Führungskraft hinein zu entwickeln. Dabei kommt es häufig vor, dass einem Menschen angesichts seiner hohen Kompetenz von vielen Seiten Führungsqualitäten zugeschrieben werden. Manchmal ist er der Einzige, der tief innen weiß, dass er diese nicht hat. Dennoch kann das schmeichelnde Echo der Welt so verführerisch sein, dass jemand wider besseres Wissen eine solche Position einnimmt. Die wenigsten sind stark und weise genug, angesichts dieser Erkenntnis auf die Führungsposition zu verzichten.

Wohlgemerkt, wenn er für die Führungsposition taugt, ist es gut. In allen anderen Fällen schlägt das in den 1970er-Jahren definierte Peter-Prinzip[49] zu – brillante Sachbearbeiter können lausige Chefs werden. LAURENCE J. PETER ging so weit, die These aufzustellen, dass im beruflichen Bereich jeder bis zur Stufe seiner persönlichen Unfähigkeit befördert wird. Das heißt: Jemand, der seinem Unternehmen bislang sehr nützlich war, wird jetzt zur Belastung. Erfahrene Unternehmensberater erkennen dies. Für unseren Zusammenhang erscheint es wichtiger, darauf hinzuweisen, dass die Erkenntnis, in eine Position

49 PETER, LAURENCE J.: *Das Peter-Prinzip oder: Die Hierarchie der Unfähigen.* Rowohlt, Reinbek, 2001.

aufgestiegen zu sein, die einen völlig überfordert, für die betroffenen Menschen persönlich eine absolute Katastrophe darstellen kann. Ohne Hilfestellung entwickeln sie das ganze Spektrum der bekannten Stress-Erkrankungen.

Konrad ist als Diplom-Informatiker eine absolute Koryphäe. Er selbst diagnostizierte bei sich ein abortives Asperger-Syndrom, also eine sozial integrierbare Form von Autismus. Er ist ein freundlicher Mensch, der um Empathie ringt, weil er um sie weiß, ohne sie je entwickeln zu können. Zweimal, im Abstand von sieben Jahren, wurde er in eine Führungsposition befördert, zweimal entwickelte er heftigste Angstzustände wegen des bedrohlichen »Menschenmaterials« (sein Ausdruck). Zweimal brachte er jene, die ihn durchaus achteten und seine skurrile Art auch mochten, in kürzester Zeit dazu, ihn in seiner Rolle als Führungskraft zu hassen und zu mobben. Als er zum zweiten Mal Führungsverantwortung übernommen hatte, lernte ich, Wolfgang, ihn kennen. Ich erinnere mich gut an seine Erleichterung, als er entschied, diese Position nunmehr in dem lebenslang verankerten Wissen aufzugeben, dass er zwar unbestreitbar in seiner Firma der begnadetste Fachmann für die dort relevanten IT-Fragen war, dass es aber überhaupt nicht zu seinen Fähigkeiten gehörte, eine Führungskraft zu sein. So residiert er nun seit Jahren in einer »ökologischen« Nische als letzte Instanz für anspruchsvolle IT-Fragen. In dieser Backstage-Rolle fühlt er sich anerkannt, in gewisser Weise sogar im Rahmen seiner emotionalen Möglichkeiten geliebt.

In Konrads Fall bestand die eigentliche Entwicklungsschwelle nicht darin, eine Leistung zu erbringen, zu der er nicht in der Lage war. Vielmehr musste er endlich begreifen, was seine eigentliche Natur war, und sich für eine Situation entscheiden, die seiner Natur angemessen war.

Wir haben Ihnen nun schon eine ganze Menge darüber erzählt, was Führungskräfte auf ihrem Weg über die Schwelle zu ihrer Führungstätigkeit manchmal erleben. Welche inneren Dynamiken sie beuteln können, woran sie häufig scheitern und was sie lernen müssen, um erfolgreich zu sein. Das Wichtigste ist jedoch für jeden, jenen Platz zu finden, der wirklich zu ihm passt. Schauen Sie sich nun die Kurve Ihrer beruflichen Biografie an und lassen Sie sich darüber nachdenken, wann Sie am ehesten in Ihrem Tun authentisch waren, und vielleicht auch darüber, was in jenen Zeiten passierte, in denen Sie den Draht zu Ihrer wahren Berufung entweder teilweise oder ganz verloren haben.

In diesem Kapitel gehen wir ganz bewusst sehr weit in die Tiefen der Persönlichkeitsstrukturen, die eine gute Führungskraft ausmachen. Dies ist uns wichtig, um aufzuschlüsseln, welche inneren Erkenntnisräume letztendlich zusammenwirken, wenn jemand an genau diese Schwelle kommt und sich für den Weg der Führungsverantwortung entscheiden muss – oder eben auch dagegen.

Lassen Sie uns daher noch auf eine Fähigkeit eingehen, die in fast allen Führungsbiografien eine schicksalhafte Rolle spielt und deren Vorhandensein oder Fehlen für den Werdegang einer Führungskraft häufig wegweisend ist. Die Rede ist hier von dem, was der britische Psychoanalytiker WILFRED BION[50] »Containing« nennt. Demnach erkennt man eine gute Führungskraft daran, dass in ihrer Persönlichkeit ein großer seelischer Raum besteht. Dieser definiert sich unter anderem durch

---

50 BION, WILFRED R.: *Aufmerksamkeit und Deutung*. Brandes & Apsel, Tübingen, 2006.

Wissen, Kompetenz, emotionale Tragfähigkeit und persönliche Reife. Sehr entscheidend ist weiterhin, dass dieser innere Raum auch die Folge eines grundsätzlichen menschlichen Talentes ist. Das Volumen dieses Raumes muss ausreichen, um alle denkbaren Anforderungen, Dynamiken und Strukturen, insbesondere aber auch menschliche Prozesse, so angstfrei wie möglich aufnehmen und integrieren zu können.

Eine Führungskraft, die diesen weiten Raum zur Verfügung stellen kann, wird von ihren Mitarbeitern wie ein Fels in der Brandung erlebt. Im Schutz dieser Führungsperson können sie ihre Ängste beschwichtigen. Sie fühlen sich aufgehoben und wertschätzend akzeptiert. In diesem Raum finden sie Trost und Sicherheit. In seinem Schutz gewinnen sie den Mut, ihre visionären Fähigkeiten zu entwickeln. Eine Führungskraft mit einem engen seelischen Raum dagegen erzeugt keine Gefühle der Geborgenheit, sondern jene des Ausgeliefertseins an eine unberechenbare Macht – alles Menschliche ist ihr fremd. Diese Führungskraft steht ihrem eigenen Tun, sofern sie sich selbst überhaupt reflektieren kann, verständnislos und ängstlich gegenüber. Oftmals flieht sie in eine aus der Vermeidung des Menschen geborene Sachlichkeit oder in die Aggression.

Der Bezug zu unserem Schwellenthema ergibt sich hier in doppelter Weise: Zum einen gehört es zu den wesentlichen Erkenntnisschwellen einer Führungskraft, die Bewusstheit zu erlangen, wie es bei ihr persönlich um diesen Container bestellt ist. Gerade begnadete Führungskräfte ahnen oft gar nicht, wie groß ihr Talent zum Containing ist und wie sehr gerade dieses Talent ihren eigentlichen Wert ausmacht. In dem Moment, wo sie diese Fähigkeit in ihr Bewusstsein lassen, sind solche Führungskräfte oft wesentlich entspannter und freudiger in der Lage, eine tragende und unterstützende Rolle im Leben ihrer Mitarbeiter einzunehmen. Die meisten erkennen dann auch, dass diese Fähigkeit in praktisch allen Lebensbereichen von großem Wert ist. An der Schwelle steht die Selbsterkenntnis, hinter der Schwelle die Integration dieses Talentes in eine dann reifere Persönlichkeit. Das Gegenteil trifft auf Führungskräfte zu, die feststellen müssen, dass ihre Tragfähigkeit für ihre Mitarbeiter endlich ist. Sie sind gut beraten, Personalverantwortung möglichst zu delegieren und die Interaktion mit ihren Mitarbeitern auf sachliche Themen zu fokussieren.

Neben diesem intrapsychischen Aspekt ist es natürlich eindeutig, dass es gerade bei guten Führungskräften zu deren wesentlichen und befriedigendsten Aufgaben gehört, Schwellenhelfer für ihre Mitarbeiter zu sein. Gutes Containing stellt dabei eine der wesentlichsten Hilfestellungen dar. Es ist erleichternd, wenn eine Führungskraft verstanden hat, dass ihr Containing dem Kollegen den Mut und die Kraft gibt, an seine Schwelle zu gehen, die er dann, wie erwähnt, aus eigener Kraft überschreiten muss.

Wir wollen an dieser Stelle unterstreichen, dass wir oft die Erfahrung machen mussten, dass Sachgerechtigkeit, bei aller objektiven Wichtigkeit, die ihr zukommt, die vielleicht häufigste Ausrede für vermiedene und doch unbedingt notwendige Kommunikation ist.

Ein gutes Beispiel hierfür ist Per, ein ITler, der als Mitglied einer Unternehmerfamilie nach erfolgreicher Tätigkeit in einer anderen Firma in sein Familienunternehmen zurückkehrte. Schon als junger Mann hatte er sich aus der vom Vater dominierten Atmosphäre in seine Zahlen und Strukturen zurückgezogen. Seine mathematische Begabung ließ ihn das Informatikstudium locker bewältigen. Er war eigentlich sehr zufrieden mit der Position, die er erreicht hatte. Dann kam der Ruf der Familie, und es wurde seine Aufgabe, die teilweise von ihm mitentwickelte Software im Familienunternehmen zu etablieren. Er engagierte sich bis zur Selbstaufgabe, bekam aber kein Bein auf den Boden. Seinen Mitarbeitern gegenüber konnte er seinen Rückzug von den Menschen, der tief in seiner Vergangenheit verankert war, nie wirklich zugeben. Er verstand die Menschen nicht, er begriff nicht deren Widerstände, auch nicht deren Hoffnungen und Wünsche. Bei den Mitarbeitern entstand zunehmend Ratlosigkeit bis hin zu heftiger Verärgerung, die ihn zu immer neuen Kontrollbedürfnissen und immer weiterem Rückzug in seine innere Welt veranlassten. Es dauerte lange, bis er begriff, dass er die Position des COO, des Chief Operation Officers, nicht füllen konnte, da er zwar sachlich über optimales Know-how verfügte, aber völlig unfähig war, dieses ins Unternehmen einzubringen. Es hat ihn sehr erleichtert, in der Position des IT-Leiters seine Fähigkeiten zum Segen aller einzusetzen und die mit dem COO assoziierten Führungsaufgaben an eine diesbezüglich kompetente Kollegin abzutreten.

Per wurde also vom Leben gezwungen, an die Schwelle der Erkenntnis seiner eigenen persönlichen Fähigkeiten und Grenzen zu gehen. Nur so gelang es ihm, die einzig mögliche, für ihn und sein Unternehmen sinnvolle Entscheidung zu treffen. Endlich konnte er das Ringen aufgeben, eine Position zu bekleiden, die im Portfolio seiner Persönlichkeit nicht vorgesehen war.

Große Unternehmerpersönlichkeiten werden von ihren Mitarbeitern oft im positiven Sinne als gütige patriarchale Vaterfiguren oder auch als gütige matriarchale Mutterfiguren wahrgenommen. Sie erfahren dann fast schon göttliche Zuschreibungen: Der Chef sieht alles, der Chef weiß alles, der Chef versteht alles, er hat den Überblick, er weist den Weg ins Heil, und er ist persönlich engagiert für jedes einzelne Wesen seines Unternehmens – von seinem Stellvertreter bis zum Hilfsarbeiter. Man liest heute noch von manchen Firmen, deren begnadete Gründer glaubhaft eine derartige Funktion für ihr Unternehmen ausübten. Natürlich ist der Anspruch an einen Gruppenleiter bei weitem nicht so hoch, und doch haben wir immer wieder feststellen müssen, dass jene in dieser Position am erfolgreichsten waren, denen es am besten gelang, die Gruppenziele für ihre Mitarbeiter zu kommunizieren sowie die unterschiedlichsten Fähigkeiten dieser Mitarbeiter zu identifizieren, zu würdigen und zu integrieren. Sie können dem einzelnen Mitarbeiter existenziell spürbar vermitteln, dass sie ihn wahrnehmen, dass sie ihn würdigen und im Zweifel persönlich dafür engagiert sind, dass er an Bord bleiben kann. So werden Unternehmer und Führungskräfte zu Schwellenhelfern.

Wie gesagt, es gibt wahrscheinlich nichts, was Menschen mehr motiviert, als sich wahrgenommen zu fühlen und dabei angenommen zu sein.

Ein solches Talent ist nach unserer Auffassung die Grundlage dafür, dass es überhaupt sinnvoll ist, dass jemand eine Führungsposition übernimmt. Dies immer optimaler zu beherrschen, ist eines der wichtigsten diesbezüglichen Entwicklungsziele.

In diesem Kapitel wollten wir unter anderem zeigen, dass die Persönlichkeitsentwicklung von Führungskräften in vielfältiger Weise mit jener der Mitarbeiter verwoben ist. So stellt es zum Beispiel auch für ein Team einen erheblichen Fortschritt dar – man könnte sagen, ein Team hat eine Schwelle bewältigt –, wenn es bei allem berechtigten Anspruch an die Führungskraft bereit ist, seinerseits auch für die Führungskraft zum Schwellenhelfer zu werden. Das Team trägt dann zum Vorteil aller dazu bei, dass eine Führungskraft ihre Rolle immer besser füllen kann. Im positiven Falle erkennt es, dass Führungskräfte ihm nicht nur vor die Nase gesetzt werden, dass sie keine Naturereignisse sind, denen man ausgeliefert ist. Im Gegenteil, fast immer reifen Führungskräfte in der Interaktion mit ihren Teams. Gleichzeitig sind die Teams und die einzelnen Mitarbeiter in ihrer Entwicklung natürlich stark davon beeinflusst, wie weit die Führungskraft in der Lage ist, ihre Rolle als Lehrer, Meister und Schwellenhelfer einzunehmen.

IM FOLGENDEN WOLLEN WIR die dunkle Seite der Führungsverantwortung ansprechen. Hier geht es um die Integration der dunklen Seiten von Führungskräften und ihren Mitarbeitern. Wir widmen dieser Thematik viel Raum, weil gerade jene Führungspersönlichkeiten, die mit einem hohen Ethos versehen sind, oft Schwierigkeiten haben, über die Schwelle zur Integration ihrer Schattenanteile zu gehen. Dies wird aber insbesondere in schwierigen wirtschaftlichen Zeiten unabdingbar von ihnen gefordert. Hier integer zu bleiben, ohne Absturz in Sadismus, aber auch ohne Konfliktvermeidung, stellt immer wieder eine große Herausforderung dar.

Wir haben weiter oben schon erwähnt, wie wichtig es für eine Führungskraft ist, in der Lage zu sein, auch unpopuläre Maßnahmen im Dienste des Gesamtsystems umsetzen zu können. Von dieser Seite der Führungsaufgaben, die man auch die dunkle Seite der Führungsverantwortung (Schatten) nennen könnte, soll jetzt die Rede sein.

Lassen Sie uns an dieser Stelle noch einmal innehalten. Werfen Sie einen Blick auf Ihre berufliche Biografie. Nehmen Sie sich einen Moment Zeit für Erinnerungen daran, wann Sie selbst in der Position waren, zum Beispiel Kündigungen auszusprechen oder disziplinarische Maßnahmen durchführen zu müssen, oder wo Sie selbst derartigen Maßnahmen ausgesetzt waren. Falls es diesbezüglich markante Augenblicke in Ihrer Biografie gibt, schauen Sie diese jetzt gründlich an. Vielleicht heben Sie sie auch hervor, und schauen Sie auch hin, ob und gegebenenfalls welche Konsequenzen diese Ereignisse auf die anderen Biografiekurven hatten. Vielleicht lassen Sie sich auch ein wenig darüber nachdenken, ob es da noch etwas gibt, das Sie einem Mitarbeiter, den Sie entlassen haben, noch sagen möchten, oder einem Vorgesetzten, dessen Machtausübung Sie ausgesetzt waren. Gerade diese Situationen sind oft von der Art, die in der Gestalttherapie »unfinished business« genannt werden. Besonders der emotionale Anteil dieser Interaktionen wird oft verdrängt, geistert dann im Unbewussten herum und prägt unser Bild von der Welt und von unseren Beziehungen zu den Mitmenschen. Deshalb kann es sich lohnen, den Dialog mit diesen wichtigen Partnern unseres Lebens innerlich zu Ende zu führen. An dieser Stelle ist es besonders sinnvoll, wenn Sie diese inneren Dialoge schriftlich festhalten. Falls Sie die Gelegenheit haben sollten, kann es sogar ausgesprochen erlösend sein, den realen Dialog mit diesen Menschen zu suchen, um das, was damals unvollständig blieb, abzuschließen. Analog wie bei den Liebesbeziehungen geht es hier unter anderem auch darum, das wie auch immer Unverziehene im Nachhinein zu erlösen.

Die folgenden Beispiele beschreiben Situationen, in denen Führungskräfte gefordert waren, schwierige, unpopuläre Maßnahmen in ihrem Unternehmen durchzusetzen: Sie mussten die Macht ihrer Position nicht nur wie sonst gegen Rivalen richten, was den meisten gar nicht so schwerfällt. So geht es in den folgenden Geschichten beispielsweise darum, was Führungskräfte erleben und wie sie es bewältigen, wenn sie eigene Mitarbeiter freistellen müssen. Die meisten Führungskräfte stoßen in diesen Situationen an emotionale Grenzen, was heißt, dass sie sich mit den einhergehenden Schwellensituationen auseinandersetzen müssen. Gerade bei disziplinarischen Maßnahmen und bei Kündigungen kommen viele in Konflikt mit teilweise durchaus berechtigten Tabus. Die entscheidende Schwelle besteht darin, diese Tabus in der Regel vorübergehend und mit Augenmaß zu relativieren. Dabei hängt viel davon ab, ob beide Seiten einander respektvoll und achtsam in die Augen schauen können.

John ist ein Abteilungsleiter für Controlling, ein seit Jahrzehnten erfahrener Manager. Er hatte vom Vorstand die Order erhalten, zwei seiner 15 Mitarbeiter zu entlassen. Er sollte selbst entscheiden, wen. Der Grund dafür wurde John nicht genannt. Seine Vorgesetzten bestanden auf rascher Umsetzung ihrer Anordnung. Sie drohten damit, ihn zu degradieren, falls er dazu nicht in der Lage wäre. Daraufhin entschied er sich, wenn auch mit sehr unguten Gefühlen, jene beiden Mitarbeiter zu entlassen, von denen er vermutete, dass sie am leichtesten eine neue Stelle finden würden. In den Gesprächen bemühte er sich in beiden Fällen um Wertschätzung und Sachlichkeit: »Ich bin angewiesen worden, diese Maßnahme zu ergreifen, es ist nicht persönlich gemeint, als Mensch hätte ich unsere Zusammenarbeit niemals beendet.« Dennoch waren beide Mitarbeiter verletzt und verängstigt. Ihr Leid berührte John zutiefst. Einer der beiden, ein junger Familienvater, hatte gerade begonnen, ein Haus zu bauen. Wegen des dritten Kindes wollte seine Frau zu Hause bleiben. John spürte, wie seine Entscheidung den zumindest vorübergehenden Kollaps der Lebensplanung eines Menschen verursachte, der ihm nie etwas getan hatte, den er schätzte und den er lieber gefördert hätte, statt ihn ins Unglück zu stoßen. Seine Schuldgefühle bereiteten ihm buchstäblich schlaflose Nächte. Die Situation erreichte ihren Höhepunkt, als ihn schließlich die Frau des Betroffenen im Supermarkt entdeckte und in aller Öffentlichkeit schrie: »Da ist das Schwein, das unser Leben zerstört hat.«

John ist ein verantwortungsvoller, verlässlicher und liebevoller Mann. Er hat ein starkes soziales Gewissen, sodass er dazu neigt, Kündigung als Schuld zu verarbeiten. Er wird sicher lange Zeit brauchen, um diese für ihn traumatische Situation zu bewältigen. Für diese Bewältigung indes ist die Auseinandersetzung damit nötig, dass er selbst ausgeliefert war und keine Wahl hatte.

Unpopuläre Maßnahmen gehören zum selbstverständlichen Aufgabenrepertoire einer Führungskraft. Manche können sie nach Art einer Selbstabstraktion scheinbar weitgehend emotionslos umsetzen. »Die Sachlage ist, wie sie ist. Es ist für den anderen bedauerlich, aber nicht zu ändern, und mich geht es nichts an.« Es gibt regelrechte Spezialisten, die im Dienste größerer Unternehmen solche Kündigungswellen vollstrecken, ähnlich wie in der Tragikomödie »Up in the Air« mit GEORGE CLOONEY, der dort einen solchen Spezialisten spielt.

Karlsfried, ein Manager, den ich, Wolfgang, seit längerer Zeit kannte, fühlte sich in der akuten Situation – er reiste wie ein Held beziehungsweise Vollstrecker von Unternehmen zu Unternehmen, mit der einzigen Aufgabe, Kündigungsgespräche zu führen – keineswegs überfordert. Die Macht über seine »Opfer« war ihm durchaus ein narzisstischer Gewinn. Er war in gewisser Weise stolz, einer der wenigen zu sein, die die menschliche Kraft hatten zu vollstrecken, was betriebswirtschaftlich nottat, ohne sich von sentimentalen humanitären Aspekten lähmen zu lassen. Interessant ist, dass er einige Jahre später an einer Depression erkrankte, die mit lähmenden Angstzuständen einherging. Es war so, als dränge all das verdrängte Leid der Menschen, die er entlassen hatte, jenes Leid, auf das er jegliche Resonanz vermieden hatte, plötzlich mit Macht in sein Bewusstsein. Im Nachhinein konnte er durchaus sehen, dass die Auferstehung seiner Empathie in seiner Depression eine Erlösung für ihn war. Zwar musste er vieles betrauern, wofür er sich im Nachhinein schämte, dennoch gab ihm langfristig sogar diese Trauer die Chance, als Mensch vollständiger und gesünder zu sein.

Wie in vielen Managerbiografien inszenierte sich bei ihm die Schwellensituation als Burnout. Das Burnout zwang ihn zum Stillstand und lieferte ihn so den Dämonen seiner Schuldgefühle aus. Hier erwiesen sich die Dämonen als Verbündete, die sein verschlossenes Herz mit Macht öffneten und ihm so ermöglichten, eine integriertere und reifere Persönlichkeit zu werden.

Bis hierher haben wir über unpopuläre Maßnahmen gesprochen, die sich aus der Notwendigkeit für ein Unternehmen sinnvoll ergaben. Die folgende Geschichte soll zeigen, dass es auch wirkliche Willkürakte gibt, in der Führungskräfte aus eigennützigen Gründen Macht ausüben.

Bettina ist so eine Frau. Attraktiv und geltungsbedürftig wurde sie zur Geliebten eines mächtigen Politikers, dessen Einfluss sie es verdankte, dass sie die Verwaltungsleiterin einer psychiatrischen Einrichtung mit 200 Mitarbeitern wurde. Dieser Politiker hob sie über die Schwelle in eine Position, die sie eigentlich nie hätte erreichen dürfen. Ohne sich selbst in die traditionelle Struktur dieser seit 100 Jahren bestehenden Einrichtung einzuarbeiten, versuchte sie schon bald nach der Übernahme ihrer Führungsposition, völlig neue Strukturen einzusetzen. Aufgrund mangelnder Einarbeitung und auch fehlender fachlicher Kompetenz hatte sie die Konsequenzen ihrer Maßnahmen nicht zu Ende gedacht. Empört sah sie sich dem heftigen Widerstand gerade langjähriger Mitarbeiter gegenüber. Statt zuzuhören und ihre Maßnahmen zu überdenken, empfand sie deren Beiträge als persönlichen Angriff. Innerlich unsicher dachte sie: Wenn ich mich jetzt nicht durchsetze, verliere ich meine Autorität. Sie ging massiv in die Offensive. Gerade jene Mitarbeiter, deren Unterstützung sie am dringendsten gebraucht hätte, dämonisierte sie und machte sie sich zu Feinden. Es hagelte Kündigungsdrohungen, Degradierungen und Abmahnungen. Es kam zu einer Flut von Arbeitsgerichtsprozessen, die sie allesamt verlor. Konfrontiert mit der Endlichkeit ihrer Macht zog sie sich zurück, verfiel dem Alkohol und erlebte einen Zusammenbruch.

Die Macht über andere Menschen, insbesondere die Macht der Vollstrecker von Maßnahmen, die das Leben von Mitarbeitern verändern, will sorgfältig in die Persönlichkeit einer Führungskraft integriert werden. Insofern stellt diese Macht eine Herausforderung dar, die viele Manager an Grenzen führt, also an Schwellen ihrer eigenen Persönlichkeitsstruktur. Diese Schwellen müssen achtsam und, was sehr wichtig ist, sehenden Auges überschritten werden. Hier wird erneut deutlich, wie dringend Führungskräfte, speziell auch Personalfachleute, in solchen Schwellensituationen Unterstützung nicht nur gebrauchen können, sondern haben sollten. Dass dies häufig nicht oder unzureichend geschieht, legt den Vergleich nahe, dass man einem Piloten ein Passagierflugzeug anvertraut, ohne dass er auch nur eine Stunde am Flugsimulator verbracht hat.

Gottfried ist ein sehr erfahrener Manager. Fast über 20 Jahre leitete er erfolgreich ein Unternehmen. Als es dann verkauft wurde, übernahm seine Position der Geschäftsführer der Käuferin. Gottfried gönnte sich zunächst drei Jahre Auszeit, um Zeit für seine Kinder zu haben und seine sterbende Mutter in den Tod zu begleiten. Das Erlebnis von Familie, aber auch von Siechtum und Tod, machte ihn menschlich reifer und empfindsamer. Allerdings musste er nach der langen Pause damit zurechtkommen, zumindest zunächst keinen

Job als Firmenleiter zu finden. Er wurde stellvertretender Geschäftsführer. Nun passierte es, dass sein Chef an ihn delegierte, was Gottfried als Chef früher auch immer delegiert hatte: Er erhielt die Order, eine Frau, die seit vier Jahrzehnten im Unternehmen an verantwortlicher Stelle arbeitete, zu entlassen. Leger gesprochen, sie nervte, weil sie rigide auf Standards beharrte, die sich für das nunmehr neu strukturierte Unternehmen überlebt hatten. Gottfried mochte diese Mitarbeiterin bei aller sachlichen Zustimmung. Er, der kampferprobte Leiter, fühlte sich plötzlich hilflos und außerstande, das Kündigungsgespräch zu führen. Damit es gelingen konnte, waren zwei Dinge erforderlich: Zum Ersten musste er seiner eigenen Persönlichkeit glaubhaft erklären, warum dieser Schritt gerechtfertigt war und er daher auch unter dem Gesichtspunkt der Menschlichkeit diesen Schritt vollziehen musste und durfte. Zum Zweiten, was noch viel wichtiger war, half es ihm, eine für sich konsistente Vision davon zu entwickeln, wie die Kündigung dieser 61-jährigen Mitarbeiterin so vollzogen werden konnte, dass er ihr die Wertschätzung vermitteln würde, die er tatsächlich für sie empfand. Es war hilfreich, ihr sagen zu können, dass sie bei vollem Gehalt freigestellt werde und ihren Ruhestand ohne persönliche Verluste früher antreten könne. Gleichzeitig war es auch wichtig, in einer für sie annehmbaren Weise zu vermitteln, dass ihre berufliche Rolle und auch ihre spezifische Art, diese auszufüllen, an ihr Ende gekommen waren. Gottfried gab dieser Kollegin in einer Weise, die ihre Würde wahrte, die Chance, den Staffelstab an die nächste Generation weiterzureichen.

An dieser Stelle denke ich, Heinz-Jürgen, an ein Entlassungsgespräch, das ich als junger Manager in einem Industriebetrieb der Rohstoffindustrie führte.

In meinem Verantwortungsbereich war durch Veränderungen am Markt und durch den Einsatz neuer Techniken eine Reihe von Kündigungen notwendig geworden. Unter anderem sollte auch der Leiter der Instandhaltungsbetriebe vorzeitig mit 59 Jahren in Rente gehen. Werner war seit 45 Jahren im Betrieb. Er hatte dort gelernt und war der typische Meister geworden, der mit Kraft und gestandener Autorität in einem Umfeld von lauter und schwerer Arbeit seinen Mann gestanden hatte. Traditionell wurden die Kündigungsgespräche mit der Personalabteilung geführt. Einen Tag später kam Werner sichtlich geschlagen zu mir. Man hatte ihm erklärt, er solle doch einsehen, dass er verbraucht sei, die neue Technik ohnehin über seine Möglichkeiten gehe. Daher sei die Kündigung für ihn ein Segen. Die angebotene Abfindung sei doch großzügig, er möge den Aufhebungsvertrag unterschreiben.
Sofort bedauerte ich, das Kündigungsgespräch nicht selbst geführt und es den Spezialisten aus dem HRM (Human Ressource Management) überlassen zu haben – in der Annahme, sie seien sicherlich rhetorisch und juristisch besser geschult als ich, der Linienverantwortung trug. Werner war so fertig, dass er nicht einmal an einen Anwalt dachte. Er fühlte sein Leben in Trümmern liegen. Ich bot ihm an, durchaus mit gewissen Ängsten, in der kommenden Woche für Gespräche zur Verfügung zu stehen, die ihm dabei helfen könnten, seine Situation zu verarbeiten. Als er dann erneut zu mir kam, erzählte er mir seine Lebensgeschichte, aus der ich viel vom Geist des

Unternehmens erfahren konnte. Er schilderte mir auch seine Ängste um seine Gesundheit und gestand mir, dass er auch schon selbst darüber nachgedacht hatte, vorzeitig in Rente zu gehen. Er wusste, dass mehr Selbstfürsorge notwendig wäre, wenn er einen konstruktiven Ruhestand haben wollte. Ich bedankte mich bei ihm, dass er mir, der 20 Jahre jünger war, über die Schwelle geholfen hatte, dieses Gespräch zu führen. Ich war tief berührt, zumal ich eine Menge Angst vor diesem Gespräch gehabt und gleichzeitig gewusst hatte, dass ich mich dem stellen musste. Und ich weiß noch gut, wie erleichtert ich war, dass Werner sich auf dieses Gespräch eingelassen hatte. Es erlaubte mir zu verstehen, dass die Lösung für diesen Konflikt in unserer menschlichen Begegnung zu suchen war. Hierzu mussten wir beide über jene Schwelle gehen, die uns aus der Rolle Täter/Opfer hinausführte, hin zur Begegnung zweier Männer an einem Wendepunkt ihres Lebens. Obwohl wir uns schon viele Jahre kannten, haben wir beide Neues voneinander erfahren. Wir sind uns tatsächlich an unseren jeweiligen Schwellen, die in dem Gespräch zu Schnittstellen wurden, begegnet. Werner unterzeichnete einen Aufhebungsvertrag, um seinen lang gehegten Wunsch, mehr Zeit für sich und seine Familie zu haben, zu realisieren. Und ich? Ich habe nie wieder Kündigungsgespräche delegiert.

Eine Persönlichkeit ohne Schatten ist unvollständig, und in jeder Biografie stellt der Prozess der Integration dieser Schattenanteile einen unvermeidlichen Schwellenparcours dar. Wie bei vielen Schwellensituationen geht es oft darum, dass wir uns dem stellen müssen, was wir so gerne vermeiden möchten. Gerade das letzte Fallbeispiel einer wechselseitigen Schwellensituation macht sehr deutlich, dass der Akt, sich dem Vermiedenen zu stellen, also miteinander über die Schwelle zu gehen, zu einer reichen und befriedigenden Erfahrung werden kann.

Pensionierung

WIR ERWÄHNTEN SCHON JENE MENSCHEN, die von Jugend an eine tiefe Sehnsucht danach haben, dass ihre Arbeitszeit endlich vorbei sein möge. 1.000 Pläne, Visionen und Sehnsüchte, wie es wohl sein wird, wenn die Arbeit einst vorbei ist. »Spätestens mit 55 möchte ich nur noch Rosen und Hunde züchten …« Die anderen erkennen irgendwann in ihrer Arbeit einen großen Quell von Bestätigung, Freude, Kreativität und nicht zuletzt Identität, die auch durch das Eingebundensein in die Arbeit permanent Bestätigung findet. »Am Arbeitsplatz gehöre ich unbestreitbar dazu. Hier ist der wesentliche Knotenpunkt meiner sozialen Identität. Ich bin etwas wert, weil ich erkennbar etwas leiste.«

Oft geschieht es schon ein paar Jahre vor der Pensionierung oder Berentung, dass ein gewisses ungutes Gefühl aufkommt. »Was mache ich bloß, wenn meine Arbeit wegfällt und damit meine gewohnte Tagesstruktur verlorengeht? Wie einsam werde ich sein ohne meine Kollegen? Wie schnell bin ich vergessen, und dann …?«

Jens-Uwe hatte die Abteilung gegründet. Er führte sie seit 25 Jahren, sie war sein Leben. Er genoss sein Team mit den zwölf Assistenzärzten sowie seine Macht, und ein gewisses Maß an Überheblichkeit und Arroganz entschädigte ihn dafür, dass sein ursprünglicher Traum, in seinem Fachgebiet einen Lehrstuhl zu bekommen, sich nicht erfüllt hatte. Schon Jahre vor dem mit Angst erwarteten 65. Geburtstag ließ er nichts unversucht, um bei seinem Träger eine Verlängerung seiner Tätigkeit, wenigstens für zwei bis drei Jahre, zu erreichen. Alles war vergeblich. Jens-Uwe war gekränkt, aber auch wirklich verzweifelt. Anlässlich seines Geburtstages fand ein Festakt mit mehreren hundert Teilnehmern statt. Jens-Uwe begann seine Festrede mit dem Satz: »Der Unterschied zwischen einem 65. Geburtstag und einer Beerdigung besteht darin, dass die Leiche anwesend ist.«

Alles für ihn Wertvolle hatte sich in der Klinik abgespielt. Er hatte kaum Freunde, so gut wie kein privates Netzwerk. Er führte eine unglückliche Ehe, seine Frau litt an Depressionen und hatte ebenso wie er nicht verkraftet, dass sich der einzige Sohn zwei Jahre vorher suizidiert hatte. Jens-Uwe versuchte zurechtzukommen, aber vergeblich. Ein Jahr nach der Pensionierung bekam er Darmkrebs und verstarb ein weiteres Jahr später. Jens-Uwe ist ein gutes Beispiel dafür, was gemeint ist, wenn von Pensionierungsbankrott gesprochen wird. Er hatte nur den Beruf und es zeitlebens versäumt, ein tragfähiges Privatleben aufzubauen. Er fiel ins Nichts und starb.

Viel besser lief es bei den folgenden Geschichten:

Ursula war zeitlebens Single, eine engagierte Chirurgin, deren gesamtes berufliches und letztlich auch privates Leben in der Klinik stattfand. Hier war sie anerkannt und auch ganz sicher nicht allein. Zwei bis drei Jahre vor ihrem Eintritt in die Rente entwickelte sie, wie Jens-Uwe auch, regelrecht Angstzustände. Ihre berufliche Welt war der entscheidende Anker ihres Lebens. Von Kollegen, die vor ihr die Altersgrenze erreicht hatten, wusste sie, dass gerade die Alleinstehenden oft in tiefe Löcher fallen. Der Hauptgrund war immer, dass das tragende soziale Netz quasi wegbrach und die Kollegen versäumt hatten, rechtzeitig neben ihrer beruflichen auch eine private Welt aufzubauen. Da Ursula sich schon immer für Psychologie interessiert hatte, kam ihr die Idee, ehrenamtlich bei der Telefonseelsorge zu arbeiten. Das erwies sich als echte Goldader. Hier kam sie zunächst in eine sehr kompetent geleitete Ausbildungsgruppe, in der sie gute und tragfähige Kontakte zu den anderen Ausbildungsteilnehmern knüpfen konnte. Es entwickelte sich ein neuer Kollegen- und Freundeskreis, der auch durch regelmäßig stattfindende Supervision aufrechterhalten wurde. Mehr und mehr traf man sich auch im Privatleben, und ihr Dienst am Telefon machte ihr große Freude. Es war sehr befriedigend für sie, ihre im Lauf des Lebens angesammelten Psychologiekenntnisse für Menschen in Not zur Verfügung zu stellen. Zwei Jahre nach der Pensionierung sagte sie uns, wie dankbar sie sei, jetzt, abseits von einem Leben im Muss, freiwillig und ohne Druck Sinn und Zusammengehörigkeit zu erleben. Die Pensionierungsschwelle hatte sie sehr gut bewältigt.

Babette spürte ab 50, dass ihre Arbeit sie zunehmend anstrengte. Insofern erschien ihr die Möglichkeit, mit 55 in Altersteilzeit gehen zu können, wie eine Erlösung. Doch kaum war sie freigestellt, drohte sie abzugleiten in eine tiefe innere Leere. Ohne Vorstellung, was sie denn tun sollte, erwischte sie sich morgens dabei, im Schlafanzug am Frühstückstisch zu sitzen und ein Puzzle zu legen. Ihr Telefon blieb stumm. Schließlich hielt sie es nicht mehr aus in der Wohnung und machte einen Spaziergang, bei dem sie sich angesichts all der Menschen, die offensichtlich irgendeine Verbindung zur Umwelt hatten, einsam und verloren fühlte. Zurück in der Wohnung, glitt sie immer weiter ab in Verzweiflung. Sie drohte also an der Pensionierungsschwelle regelrecht zu ertrinken. Alle Bekannten arbeiteten noch und hatten keine Zeit für sie, ebenso wenig die ehemaligen Kollegen. Da verstand sie, dass es gerade für sie als alleinstehende Frau völlig unverzichtbar war, ihrem Tag eine Struktur zu geben. Sie machte eine Art Zeitplan, wann sie an welchem Tag aufzustehen hatte. Was es in der Wohnung zu tun gab, wann sie Sport machen musste und, was sehr wichtig war, für wie viel Kontakt zu anderen Menschen sie sorgen musste, um nicht zu vereinsamen. Sie entwickelte zwei Strategien: Zum einen bewarb sie sich um eine Nebentätigkeit in ihrem alten Beruf, was erfreulicherweise möglich war und den Kontakt zu ihren ehemaligen Kollegen, wenn auch deutlich vermindert, wieder herstellte. Eine weitere ganz wichtige Entscheidung war, dass sie ihrer Tierliebe Raum geben wollte. Sie bewarb sich also bei einem Tierheim als Hundeausführerin. Allein der Kontakt zu den Tieren löste ein starkes Gefühl von Freude und Begeisterung in ihr aus. Endlich hatte sie wieder etwas, worauf sie sich wirklich freuen konnte. Hinzu kam, dass sie im Bereich des Tierheims zunehmend Kontakte zum Personal und anderen Hundeausführern bekam, was ihre Einsamkeit ebenso verminderte wie ihr Freundeskreis, den sie nunmehr viel bewusster und engagierter pflegte als zuvor.

Die Geschichten von Ursula und Babette stehen beispielhaft für ganz viele Erfahrungen, die Menschen an der Schwelle zur Pensionierung machen. Wer in einer Familie lebt, beispielsweise Enkelkinder hat oder Mitglied in Vereinen, Kirchen und dergleichen ist, geht fast immer leicht in den Ruhestand. Allen Geschichten ist gemeinsam, dass die Arbeit dann am leichtesten losgelassen werden kann, wenn an ihre Stelle ein anderes erfülltes Leben tritt, in dem es ausreichend Menschen gibt, die einem spiegeln, dass sie einen wertschätzen, am besten lieben. Genauso wichtig ist es, eine Beschäftigung zu haben, die anspruchsvoll genug ist, um eine angemessene Stimulierung darzustellen, und die darüber hinaus zu dem eindeutigen Gefühl führt, dass das eigene Leben noch einen Sinn hat.

Wer in dieser Weise in Rente geht, kann durchaus erblühen und vielleicht einen der schönsten Abschnitte seines Lebens vor sich haben.

Leider gibt es auch viele Beispiele von Menschen wie Jens-Uwe, die schlecht vorbereitet in den Ruhestand gehen. Manche erleben dann den oben erwähnten Pensionierungsbankrott. Viele sterben kurz nach der Pensionierung an Herzinfarkten, oder sie lassen sich gehen, versinken in Strukturlosigkeit und man kann ihnen praktisch dabei zusehen, wie sie in kürzester Zeit altern.

Eine andere Möglichkeit schlechter Vorbereitung besteht darin, sich in voller Gier auf die Rente im Vorfeld restlos auszupowern. Nicht wenige gehen dann atemlos über die Schwelle, bauen körperlich wie seelisch rasch ab und brechen im schlimmsten Fall tot zusammen.

Dies könnte man verhindern, wenn man schon längere Zeit vor der Pensionierung, vielleicht ein oder zwei Jahre davor, damit begänne, kürzer zu treten. Manches lässt sich an jüngere Kollegen abgeben, und es bleibt Zeit, sich Stück für Stück von seinen Weggefährten zu verabschieden, um am letzten Arbeitstag ein gut aufgeräumtes Büro und einen leeren Schreibtisch zu hinterlassen.

Hierher gehört auch eines der wichtigsten Themen in mittelständischen Unternehmen, nämlich der Generationswechsel. Angestellte und Beamte haben das fragwürdige Privileg, dass festgelegt ist, wann sie in Rente gehen. Unternehmer haben das gegenteilige Privileg: Meist dürfen sie arbeiten, solange sie wollen, und es ist daher ihrer Weisheit und Achtsamkeit überlassen zu erkennen, wann es für sie Zeit ist zu gehen. Die Firma oder den Hof zu übergeben, ist für viele eine ausgesprochen schmerzliche Lebensschwelle, die mit viel Trauer verbunden ist und die auch erhebliche Disziplin verlangt. Wer den Hof übergibt, ist auf dem Altenteil und muss es aushalten, dass die nächste Generation die Geschicke seines – beziehungsweise nicht mehr seines – Unternehmens lenkt. Er darf seine Erfahrungen anbieten, muss sich aber davor hüten, seinem Nachfolger hineinzuregieren. Genau die dafür nötige Demut und Weisheit müssen viele erst erwerben. Daher ist der Generationswechsel in vielen Unternehmen eine der krisenreichsten und gefährlichsten Zeiten überhaupt. Diese

Krise zu bewältigen, ist manchmal ohne externe Begleitung völlig unmöglich. Dies kann oft so weit gehen, dass das gesamte Unternehmen gefährdet ist, mindestens aber heftige Kämpfe zwischen den Generationen losbrechen, die im schlimmsten Fall die Alten gewinnen, um dann an der Unfähigkeit der Nachfolgegeneration zu verzweifeln. Selten ist so gut erkennbar, wie wichtig für das Gelingen eines Systems der »Vatermord« sein kann, von dem wir bereits berichtet haben: Das Alte muss gehen, damit das Neue, das Junge erblühen kann.

Es ist oft regelrecht tragisch mitzuerleben, wie die junge und die ältere Generation besten Willens einander gegenüberstehen. Die Alten wollen das Zepter den Jungen übergeben. Sie haben aber Angst und Zweifel, ob die Jungen dem gewachsen sind. Zeitlebens waren sie gewohnt, die Kontrolle zu besetzen. Jetzt sollen sie loslassen … Mit der einen Hand übergeben sie den Staffelstab der Macht, mit der anderen klammern sie noch. Es fällt ihnen ganz schwer, achtsam und konfrontativ mit den Jungen zu kommunizieren. Den Jungen geht es umgekehrt nicht anders. Sie sind voller Engagement und voller auch objektiv guter Ideen für die Weiterentwicklung des Unternehmens. In ihrem Übermut tun sie so, als hätten sie schon die Macht. Auf diese Art verlieren sie ihre Achtsamkeit und auch ihren Respekt vor den Alten, die sich angegriffen fühlen und all das gute Engagement der Jungen in ihrer Gekränktheit torpedieren. Es entsteht Stillstand, und oft zerbricht der gute Konsens. An dieser Stelle ist es für beide Seiten unverzichtbar, bewusst und respektvoll die Position der anderen Seite zu begreifen und den darin enthaltenen guten Willen zu erkennen und zu würdigen. Am besten funktioniert der Generationswechsel, wenn auf der Grundlage der Erkenntnisse, die dieser

Klärungsprozess erzeugt, ein gegenseitiges Vertrauen gewachsen ist, das erlaubt, Hand in Hand den Wandlungsprozess zu vollziehen.

Ganz sicher gibt es in Ihrer Biografie jene Situationen, in denen Sie selbst Zeuge von Generationswechseln waren, und sei es nur, dass sie miterlebt haben, wie Ihr Vater oder Ihre Mutter in Rente gingen. Ganz sicher hat Sie das in dieser oder jener Weise berührt. Hier liegt in jedem Leben die Chance, etwas Wesentliches zu verstehen. In gewisser Weise wird an dieser Schwelle sichtbar, wie alle Menschen unterschiedliche Phasen durchlaufen, um in der Logik ihres Alterungsprozesses immer wieder etwas Neues zu erschließen, für den Preis, das Alte loszulassen und damit zu verlieren. In guten Entwicklungen verschwindet das Alte nicht einfach. Es wird angeschaut, gewürdigt und dankbar entlassen. Vielleicht können Sie jetzt in der Rückschau einen Moment darüber nachdenken, was Ihr Vater oder auch Ihre Mutter in dieser Situation erlebt oder gefühlt hat und wie es für Sie war, festzustellen, dass die Eltern sich aus mächtigen Erwachsenen in alte Leute verwandelt haben.

Bewältigung von Wandel

WIE WIR IN DEN VORANGEGANGENEN KAPITELN gezeigt haben, besteht ein wesentlicher Aspekt von Lebensschwellen im Allgemeinen und von beruflichen Schwellen im Besonderen darin, dass viele Betroffene im Vorfeld der Schwelle mit aller Macht darum ringen, den alten Entwurf ihres Lebens und ihrer Identität zu bewahren, um an der Schwelle zu guter Letzt akzeptieren zu müssen, dass genau jenes alte Leben stirbt. Die Kontinuität bricht ab. Alte Privilegien und lieb gewordene Errungenschaften gehen verloren. Ob man will oder nicht, man wird gezwungen, einen Plan B zu entwickeln. Wer sich verweigert, wird so lange nach unten gespült, bis er auf irgendeiner Stufe ankommt, auf der er wieder Boden unter den Füßen hat. Ein wichtiger Aspekt ist hier, dass Schwellensituationen in vielen Fällen umso größere Katastrophen auslösen, je massiver der Widerstand ist, der gegen sie eingesetzt wird.

Angesichts dieser Dynamik bedürfen manche Schwellensituationen eines Bewältigungsprozesses, der in ähnlichen Phasen verläuft, wie sie ELISABETH KÜBLER-ROSS[51] über das Sterben beschrieben hat. Folgende Phasen sind nach unserer Erfahrung in Anlehnung an KÜBLER-ROSS unterscheidbar:

1. ***Nicht Wahrhaben-Wollen,*** Kopf-in-den-Sand-Stecken. Ich beschwichtige mich mit Perspektiven, an die ich im Kern selbst nicht mehr glauben kann.

2. ***Wütendes Lamentieren,*** Suche nach Schuldigen – der Zorn, die Wut auf den Chef. Er hat mich ausgesucht als Rache für diese oder jene Verhaltensweise. Es ist ungerecht, so viele andere hätte es eher treffen müssen – und so weiter.

3. ***Resignation:*** Die eigene Hilflosigkeit wird gespürt, der Widerstand gegen die Veränderung bricht zusammen, Trauer wird möglich.

51 KÜBLER-ROSS, ELISABETH: *Interviews mit Sterbenden.* Freiburg, Herder, 2014.

4. *Sichtung der real verfügbaren Ressourcen* und Erschaffung einer neuen Lebensperspektive.

5. *Integration und Heilung* durch Idealisierung der neuen Lebenswirklichkeit.

Dabei ist eindrucksvoll zu sehen, dass der geschilderte Heilungsprozess oft erst beginnen kann, wenn die befürchtete Katastrophe unleugbar eingetreten ist. An dieser Stelle wird vielleicht besonders deutlich, dass Hesses Empfehlung des heiteren Schreitens von Schwelle zu Schwelle an manchen Lebensschwellen für die meisten von uns eine deutliche Überforderung ist.

Dieser oben geschilderte Bewältigungsprozess stellt sich bei Insolvenzverfahren manchmal eindrucksvoll dar. Hier ist oft zu beobachten, dass sich die Betroffenen in dem Moment, in dem sie die Schwelle überschritten haben, entspannen. In gewisser Weise kann man das verstehen, weil etwas Bedrohliches, das eingetreten ist, keine Bedrohung mehr ist, sondern eine neue, eindeutige Lebenssituation mit ihren jeweils spezifischen Herausforderungen.

Vorausgesetzt, der Absturz war tief genug, besteht das eigentlich Anspruchsvolle, das mit dem Verlust des Selbstwertgefühls in solchen Situationen verbunden ist, darin, dass das alte Muster an Selbstzuschreibungen aufgegeben werden muss. Lieb gewordene Gewohnheiten und lange geglaubte Selbstverständlichkeiten verlieren ebenso ihre Gültigkeit wie auch die Verlässlichkeit der Statussymbole. All dies muss betrauert werden, damit auf einem anderen Level mit dem Leben wieder Frieden geschlossen werden kann.

Felix, ein selbständiger Kfz-Meister zum Beispiel, war immer stolz auf seine fünf Luxuswagen und seine Harley-Davidson. Burnout und Scheidung mündeten in der Insolvenz und führten zum Verlust des Selbstwertgefühls. Dies machte sich bei ihm nicht zuletzt dadurch fest, dass er die Insignien seines sozialen Erfolges und damit sein Gesicht in der Öffentlichkeit verloren hatte. Er brauchte durchaus einige Zeit, bis er die Entlastung, die er dadurch erfuhr, dass er nunmehr als angestellter Kfz-Meister deutlich weniger Verantwortung tragen musste, wertschätzen konnte. Als ihm das gelungen war, merkte er im Nachhinein, wie sehr ihn sein Unternehmen und die damit verbundenen Schulden und Verbindlichkeiten, ohne dass er es bemerkt hatte, geängstigt hatten. Angesichts seiner neu gewonnenen sozialen Sicherheit erholte sich sein Selbstwertgefühl, was noch dadurch unterstützt wurde, dass er eine neue Frau traf. Anders als die frühere Frau lehnte diese sich nicht an seinen Erfolg an. Hier hatte er nicht die Rolle eines Statusgebers, sondern er wurde um seiner selbst willen geliebt. Seiner alten Ego-Klischees entkleidet, wurde er für sich selbst spürbarer und damit auch nach außen sichtbarer. Somit war seine neue Liebe sehr viel persönlicher und damit intimer, als er es bislang kannte. Bezogen auf die Schwellendynamik kann man sagen: Die Unternehmeridentität brach zusammen wie der Turm im Tarot. Es kam zur Auferstehung eines Experten, der bei größerer Wahrhaftigkeit ein Liebender sein kann.

Sehr wichtig ist, dass die Schwellen, die wir in diesem Kapitel beschreiben, Entwicklungsschwellen sind, die sich durch die eigenen inneren Prozesse selbst inszenieren. Manchmal werden sie von der Außenwelt getriggert, die dann scheinbar zum äußeren Verursacher für innere Wandlungsprozesse wird.

Wie ist es bei Ihnen? Werfen Sie einen Blick auf die Kurve Ihres beruflichen Weges und meditieren Sie darüber. War ihr bisheriger beruflicher Weg geradlinig? Fließt er wie ein Fluss kontinuierlich seiner Bestimmung entgegen? Oder gehören Sie zu den Menschen, deren berufliche Biografie Brüche und Wandlungen aufweist? Wenn dem so ist, markieren Sie diese Wandlungsschwellen deutlich in Ihrer Grafik. An dieser Stelle ist es besonders wichtig, mal hinzuschauen, wie sich diese Wandlungen vorbereitet haben. Haben Sie daraus gelernt? Haben Ihnen Ihre beruflichen Widersacher auch einen Dienst erwiesen? Und nochmal die Frage: In welchen Teilen Ihrer beruflichen Biografie war und ist Ihr Tun authentisch, also im Einklang mit Ihrer wahren Natur, und wann eben nicht?

Eins steht fest: Die Biografie aller Menschen lässt sich in deren Erwachsenenalter gut entlang der beruflichen Schwellensituationen beschreiben und verstehen. Weitere wichtige Kräfte, die das Erwachsenenleben prägen können, sind natürlich Schicksalsschläge wie Krankheit, Trennung und Tod. Bevor wir uns diesen zuwenden, wollen wir jedoch einen Faden aus der Einleitung dieses Buches wiederaufnehmen und vor dem Hintergrund des bisher Gesagten einen Blick auf das Narrativ unseres Lebens werfen.

EXKURS: DAS NARRATIV

VIELE VON IHNEN HABEN SICHER BEMERKT, wie Sie beim Lesen dieses Buches immer wieder auf Ihr Narrativ, also auf die Geschichte, die Sie sich über Ihr Leben selbst erzählen, gestoßen worden sind. Vielleicht hat unser Buch schon jetzt dazu beigetragen, diese Erzählung zu verändern, vielleicht teilweise neu zu schreiben. Doch natürlich besteht unsere persönliche Lebensgeschichte nicht nur aus Schwellensituationen, sondern aus vielem anderen mehr. Im folgenden Kapitel geht es daher um das Ganze Ihres Narrativs und unser Schwellenthema wird zeitweise in den Hintergrund treten.

Praktisch jede Psychotherapie verfolgt mit ihren je spezifischen Methoden das Ziel, Ihnen dabei zu helfen, Ihre Interpretation Ihres Lebens, also Ihr Narrativ, in einer Weise zu verändern, dass Sie mit Ihrem Leben, so wie es nun mal war und ist, Frieden schließen können. Es geht darum, destruktive, manchmal selbstzerstörerische Haltungen sich selbst gegenüber durch mehr Selbstfürsorge und liebevolles Annehmen Ihres Lebens zu ersetzen. Welch ein Unterschied, ob ich mein Leben als unerträgliche Last oder aber als großartiges Geschenk und Abenteuer bewerte!

Es gibt viele Menschen, die das Glück haben, in ein Leben geboren zu werden, das Ihnen ein vorwiegend positives Narrativ zu entwickeln erlaubt. Dieses Narrativ könnte lauten: »Ich wurde freudig im Leben empfangen, erfahre Zuwendung, Liebe und Geborgenheit. Ich bin in der Lage, meine Mutter, meine Eltern, die anderen Menschen durch mein Lächeln dazu zu bewegen, mir Zuwendung und Liebe zu geben, und wenn ich Hunger habe oder Angst oder Schmerzen, kommt verlässlich jemand, der mich tröstet. Der liebende Glanz in den Augen meiner Pflegepersonen und auch deren Zärtlichkeit und Wärme verleihen mir die Sicherheit, dass ich geliebt werde und wertvoll bin. Ich fühle mich gesehen, erkannt und angenommen. Was immer meine Lebensaufgaben sind, sei es Sprechen zu lernen oder mein Examen zu machen, gelingt mir leicht, denn zum einen weiß ich, dass ich voller Kraft und voller Talente bin, zum anderen kann ich mich immer darauf verlassen, dass da jemand ist, der zu mir hält und an mich glaubt. Ich bin verlässlich eingebettet in ein Netzwerk liebevoller Menschen und weiß mich willkommen, wo immer ich bin. Auf dieser Grundlage bin ich den Herausforderungen des Lebens gewachsen. Meine Erwartung an die anderen Menschen ist positiv. Auch sie sind liebenswerte, bemühte Wesen, denen ich mich optimistisch zuwende, ohne unkritisch zu sein. Wenn mir etwas Negatives zuteilwird, habe ich das Recht und die Fähigkeit, mich entschieden dagegen zu wehren.«

Mit einem solch positiven Narrativ lassen sich fast alle Lebensschwellen relativ gut bewältigen. Leider haben die meisten von uns mehr oder minder starke Schatten in dieser Geschichte, oder aber es geht uns wie Liane, von der im Folgenden die Rede sein wird.

Als ich, Wolfgang, Liane kennenlernte, hatte ihr Mann sie gerade verlassen, was sie tief erschüttert hatte. Zunächst schilderte sie ein Narrativ ihrer Kindheit und Jugend, das vollständig positiv war. Sie ist die ältere zweier Töchter eines Diplomatenehepaars. Der Vater fand es großartig, von Land zu Land und von Kontinent zu Kontinent versetzt zu werden. Er genoss die Bühne des diplomatischen Corps. Die Mutter war die attraktive Frau an seiner Seite, die sich in seinem Glanz sonnte und den Kindern, wenn sie unter den Abschieden bei den vielen Umzügen litten, signalisierte: »Es ist doch alles wunderbar. Stellt euch nicht so an, Freunde findet man überall.« Die Kinder hatten nie das Gefühl, dass die Eltern ihnen Empathie, geschweige denn Erbarmen oder gar ein Gefühl entgegenbrachten, sie seien wichtig. Diesen Aspekt ihres Lebens musste Liane komplett verdrängen, weil es niemanden gab, der ihr geholfen hätte, ihre Einsamkeit zu beschwichtigen und die vielen Trennungen von immer neuen Freunden zu betrauern. Sie bewältigte dies, indem sie sich mit Mutters Haltung, es sei alles großartig und sie sollten froh sein, privilegierte Kinder zu sein, identifizierte, ebenso wie mit ihren Ressourcen: Sie erkannte früh, dass sie ein attraktives Mädchen war und hochintelligent. Ihr bewusstes Narrativ war also: »Ich hatte eine wunderbare Kindheit und Jugend, habe viele Länder gesehen, bin attraktiv und intelligent.« Entsprechend heiratete sie einen ebenfalls attraktiven und intelligenten Mann, der an ihrer Seite Karriere machte, und es fiel ihr lange nicht auf, dass sie genauso in seinem Schatten stand wie einst die Mutter in dem des Vaters, denn für ihren Mann verzichtete Liane auf ihre Karriere – sie war Volljuristin, er Volljurist. Anders als ihre Mutter kümmerte Liane sich aufopfernd um ihre drei Kinder, vergaß aber nie, dass sie sich betrogen fühlte. Der Deal am Anfang der Ehe war gewesen: Wir kümmern uns abwechselnd um die Kinder, und der jeweils andere verfolgt seinen Beruf. Mehrfach verzichtete Liane auf ihre Karriere, entweder weil ihr Mann sich weigerte, seinen beruflichen Weg zu unterbrechen, oder weil sie erkannte, dass die Kinder an seiner Seite vernachlässigt wurden. Kaum waren die Kinder erwachsen, verließ er sie für eine beruflich erfolgreiche Kollegin. Jetzt erkannte sie plötzlich, wie sehr das eigentliche Narrativ ihrer Kindheit im Hintergrund aktiv war. Dieses lautete: »Du bist völlig nebensächlich. Wenn du geliebt werden willst, dann streng dich an und mach vor allem keine Schwierigkeiten. Es ist völlig normal, dass du als Frau zugunsten deines Mannes auf deine Karriere verzichtest. Du spielst die gleiche Nebenrolle wie deine Mutter. Es spielt auch gar keine Rolle, ob du deinen Mann liebst oder nicht. Du bist für ihn da und nicht für dich selbst.« – Und so weiter.

Dass ihr Mann sie schließlich verließ, passte nicht in ihr Schema von der Unauflöslichkeit der Ehe, ein Regelverstoß, der sie aufwachen ließ. Jetzt wurde es ihr endlich möglich, den verleugneten und missachteten Teil ihres Lebens zu erkennen und ihre tatsächlich vorhandenen Ressourcen, nämlich ihre hohe Intelligenz und auch ihre gute weibliche Energie, in ihren eigenen Dienst zu stellen. Jetzt änderte sich ihr Narrativ: »Ich bin eine gestandene Frau, bin attraktiv und intelligent, ich werde ab jetzt meinem Leben die Bedeutung geben, die ihm immer schon zugestanden hätte. In Beziehungen achte ich auf mich, ohne meine Fähigkeit zur Empathie zu vergessen. Ich bin stolz darauf, drei wunderbare Kinder ins Leben geführt zu haben. Diesen habe ich all die Vernachlässigung erspart, die mir selbst zuteilwurde. Ich bin offen für eine neue Beziehung mit einem Mann, die geprägt ist von gegenseitiger Wertschätzung und Liebe. Meine Ehe ist wertvoll für mich, weil sie mir die Erfahrung ermöglichte, wie sehr ich mit dem dunklen Teil meiner Kindheit und Jugend verstrickt war.«

Inzwischen haben Sie eine ganze Reihe anschaulicher Kurven über Ihr Leben erstellt und darin Höhe- und Tiefpunkte, vor allem aber auch Wendepunkte eingetragen. Sie haben darüber nachgedacht, was es für Zusammenhänge geben könnte zwischen Liebe, Macht, Beruf und dem Gesamtkunstwerk Ihres Lebens.

Wenn Sie jetzt die gesamte komplexe Lebensgrafik betrachten, verspüren Sie vermutlich eine Form von Gewissheit, dass alles, was Sie da sehen, nicht einfach eine chaotische Aufeinanderfolge von unberechenbaren Ereignissen ist. Da gibt es in Ihnen eine große, Ihr ganzes persönliches Leben umfassende Geschichte, die alles, was jemals war, das, was jetzt ist, und das, von dem Sie sich vorstellen, dass es noch kommen könnte, in einen sinnvollen Zusammenhang stellt. Das ist Ihre persönliche Lebenserzählung.

Vielleicht gehören Sie zu jenen Menschen, die Tagebuch schreiben. Vielleicht durchforsten Sie manchmal alte Bände und stellen fest, dass Sie mit dem versöhnlichen Blick der Gegenwart frühere Konflikte belächeln können. Vielleicht gab es in Ihnen schon immer die Idee: Wenn ich mal Zeit habe, setze ich mich hin und schreibe den Roman meines Lebens. Dahinter steht die für viele Menschen charakteristische Überzeugung, dass die Erkenntnisse, die wir im Laufe unseres Weges finden, nicht nur für uns persönlich relevant sind, sondern dass sie etwas Allgemeingültiges haben, das wir als unsere persönliche Sinnschöpfung unseren Freunden und Verwandten und vielleicht auch der ganzen Welt mitteilen wollen. Es kann wirklich sehr hilfreich sein, vor allem in den späteren Lebensphasen, diesen Blick auf ein gesamtes gelebtes Leben zu wagen und den Versuch zu machen, diese Geschichte niederzuschreiben. Hierfür gibt es eine Menge guter Hilfestellungen. Interessierten sei zum Beispiel das Buch von ELISABETH MARDORF[52] empfohlen.

Im Hinblick auf Schwellen kann die Bedeutung des Narrativs gar nicht überschätzt werden. Das Ausmaß der Krise, in die uns eine Schwelle führen kann, ist in gewisser Weise direkt abhängig von dem Maß, in dem wir die Geschichte darüber, wer wir sind, verändern müssen, um der Schwelle ins Auge zu sehen und sie zu bewältigen. Solange mein Narrativ unangetastet bleibt, gerät meine Identität nicht wirklich in Gefahr.

Ein Grund, weshalb psychedelische Drogen Psychosen auslösen können, dürfte darin zu sehen sein, dass diese Drogen in der Lage sind, das gewohnte Selbstbild so sehr zu destabilisieren, dass es zerbricht und manchmal nie wieder auferstehen kann. Ganz analog bewirken auch traumatische Ereignisse bisweilen eine Zerstörung zuvor stabiler Annahmen über das

52 MARDORF, ELISABETH: *Es kann doch kein Zufall sein*. Schirner, Darmstadt, 2009.

Leben und das Dasein. Wer gequält wird, kann den Glauben an Barmherzigkeit nie mehr völlig wiedergewinnen. Wer so sehr am Boden liegt, dass er dies nicht mehr leugnen kann, wird den Größenfantasien seines Ich-Ideals nicht mehr uneingeschränkt Glauben schenken können.

Kommen wir nun zurück zum Narrativ. Die überwältigende Mehrzahl der Menschen, vielleicht sogar jeder Mensch, verfügt über ein solches Drehbuch von seinem eigenen Leben, an dessen Geschichte er lange Zeit unbeirrbar festhält. Die Illusion der Kontinuität des Narrativs gibt uns das Gefühl der Sicherheit, im Leben geborgen zu sein. Dabei spielt es eine untergeordnete Rolle, ob das Narrativ vorwiegend positiv oder negativ ist – auch wenn mein Narrativ mir sagt, dass ich ein Verlierer bin, so weiß ich dann doch wenigstens, wer ich bin. An bestimmten Punkten, in heftigen Krisensituationen, kann es dann geschehen, dass man den Glauben genau an diese Kontinuität verliert. Wir begreifen dann, dass der Fahrplan unseres Lebens, den wir so genau zu kennen glaubten, ganz anders aussehen kann. Gerade in der Traumatherapie wird es als sehr hilfreich erlebt, zu erkennen, dass keineswegs alles seinen Sinn hat. Die Erkenntnis, dass harmlose, liebe und anständige Menschen Opfer von Bösartigkeit, Grausamkeit und einfach Unglück werden können, wird von den Betroffenen als ausgesprochen erlösend empfunden. Manche Opfer sind tatsächlich Opfer der Umstände, und sie verdienen, als solche respektiert zu werden. Letztendlich weiß jeder einigermaßen bewusste Mensch, dass die Kontinuität seines Lebens jederzeit unterbrochen werden kann. Viele überwinden die damit verbundenen Ängste dadurch, dass sie sich ihr Leben schon mal ein wenig weitererzählen und sich dadurch sicherer fühlen. Insbesondere Opfer von Traumata oder anderer schwerer Schicksalsschläge kommen oft in die Situation, ihre Geschichte massiv verändern zu müssen, um das Erlebte für sich in einen sinnvollen Zusammenhang zu integrieren. Sehr wichtig ist dabei, die Opferrolle zu überwinden, in einer Geschichte, die bedeutet: »Ich habe etwas Schreckliches erlebt. Glücklicherweise bin ich aufgrund meiner kraftvollen Persönlichkeit in der Lage gewesen, es zu überstehen. Es ist vorbei, wird höchstwahrscheinlich nie wieder passieren. Jetzt kann ich mein Leben weiterleben.«

Veränderungen des Narrativs machen Angst. Die meisten Menschen setzen solchen Veränderungen auf die heftigste mögliche Weise energischen Widerstand entgegen. Dies trifft auch und besonders auf jene Glaubenssätze zu, die unserem Narrativ das Spezifische verleihen – sei es: »Ich bin ein Glückspilz.« Oder: »Ich bin ein Verlierer.« Dies infrage zu stellen, bedeutet erhebliche Verunsicherung. Ein typisches und oft zitiertes Beispiel hierfür ist der Umstand, dass Menschen, die sich selbst für wertlos halten, durchaus zur Kenntnis nehmen, wenn andere sie lieben und anerkennen. Sie können diese Erkenntnis aber keineswegs in ihr Selbstbild einbauen. Sie sagen sich: »Es ist schön, dass jemand mich liebt. Ich habe ihn also erfolgreich dazu verführt, mich so zu sehen, wie ich gerne wäre. Ich aber kenne mich und weiß es besser …«

Gleichzeitig ist eine Entwicklung zu einem breiteren Selbstbild ohne die Integration von etwas Neuem, Gutem genauso wenig möglich wie ohne die Integration des scheinbar Unerträglichen. In beiden Fällen erweitert sich das Selbst-Bewusstsein, wobei es sich energisch gegen diese Erweiterung wehrt:

durch Zweifel, wenn es sich bei dem zu Integrierenden um etwas Positives und Konstruktives handelt, und oft durch Verleugnung, wenn es um etwas vordergründig Negatives geht.

Gerade für labile Menschen kann es riskant sein, ein Versagen oder eine Kritik in ihr Narrativ zu integrieren. Das Gewahrwerden der eigenen Unsicherheit stellt leicht eine Überforderung dar und führt zu panischem Agieren.

Eine typische derartige Situation ergab sich in einer Paargruppe. Hubert beschwerte sich darüber, dass Vanessa ihm in einer bestimmten Situation mit Freunden in den Rücken gefallen war. Viele dieser Freunde waren in der Gruppe anwesend. Sie konnten bezeugen, dass Huberts Ärger zu Recht bestand. Alles, was nötig gewesen wäre, war, dass Vanessa ihre Aggression eingestanden und Hubert um Verzeihung gebeten hätte. Stattdessen begann sie einen aussichtslosen Kampf, indem sie ihre Aggression verleugnete und schließlich die ganze Gruppe beschimpfte: Alle seien von Hubert abhängig und würden sich deshalb nicht trauen zuzustimmen, dass er mit seinem Vorwurf Unrecht habe. Dass Vanessa unfähig war, ihr eigenes kommunikatives Versagen einzugestehen, führte dazu, dass sie bereit war, alle anderen vor den Kopf zu stoßen. Das Narrativ der eigenen Rechtschaffenheit musste um jeden Preis geschützt werden.

Die Integration von Schattenanteilen, im vorliegenden Beispiel also auch jener, der lautet: »Manchmal bin ich auch eine Hexe, die ihrem Mann die Bühne missgönnt«, ist für viele Menschen ausgesprochen erschreckend und bedrohlich. Ein weiteres derartiges Beispiel ist die Erkenntnis eines Menschen, für den Bescheidenheit und Mäßigkeit hohe Werte sind, dass es auch in ihm Anteile gibt, einfach gierig zu sein. Viele Menschen müssen ihr Narrativ beispielsweise dann korrigieren, wenn sie sich dabei erwischen, sich selbst des immer verurteilten Ehebruchs schuldig gemacht zu haben.

Von großer Bedeutung sind Korrekturen am Narrativ im beruflichen Bereich. Besonders dramatisch ist dies, wenn jemand, der gewohnt ist, sich selbst die Geschichte eines Helden zu attribuieren, plötzlich nicht mehr umhinkommt zu erkennen, dass er in einer Verliererposition ist. Sein psychisches Überleben hängt dann oft davon ab, inwieweit er diese Erfahrung so umdeuten kann, dass ein Narrativ entsteht, das ihm erlaubt, wieder gerne in den Spiegel zu schauen.

Eine positive Schwellensituation, die ein Narrativ verändert, ergibt sich bei einer neuen Liebe. Dabei hängt viel davon ab, ob ich es zumindest dieses eine Mal für möglich halte, dass der andere zu Recht in mir etwas Schönes, Starkes und Gutes erkennt. Manchmal ist die Chance rasch vertan, wenn ich die neue Liebe durch meine Selbstzweifel entsafte. Besonders destruktiv wird es dann, wenn die positiven Seiten, die mein Partner betont, mich dazu verleiten, ihm zum Ausgleich die Fülle meiner Schwächen vor Augen zu führen. Dies nimmt oft einer neuen Beziehung die Chance, das Potenzial an Glück, das in ihr angelegt ist, ins Leben zu bringen.

Janine war begeistert von ihrem neuen Freund, den sie auf einer Party kennengelernt hatte. Sie fieberte dem ersten Date entgegen, voller Hoffnung, aber auch voller Angst, weil sie bezweifelte, dass er sie mit all ihren Schwächen lieben könnte. Sie begegnete ihm vor der Diskothek, man schloss sich in die Arme und fühlte wunderbare Nähe. Dann sagte sie: »Damit du es im Vorhinein weißt, ich habe folgende Fehler«, und zählte dann den ganzen Katalog ihrer fantasierten Schwächen auf. Das waren lauter relativ belanglose Dinge. Ihr Freund fühlte sich daraufhin nicht durch ihre Schwächen, sondern durch diesen Akt so vor den Kopf gestoßen, dass er sie stehen ließ.

VERENA KAST[53] hat sinngemäß einmal gesagt, dass wir in der Phase der Verliebtheit das positive Potenzial des anderen und seine Relevanz für unsere Beziehung erkennen. Sie betont weiter, dass die Partner es im besten Fall schaffen, diese wunderbare Seite »aus dem anderen herauszulieben«. Es ist eindrucksvoll, wie sehr manche Menschen dazu neigen, im Dienste eines die Realität verkennenden Selbstbildes diesen konstruktiven Aspekt zu zerstören, so wie oben Janine. Übrig bleibt: »Ich bin nur durchschnittlich, und du wirst mich, wie alle vor dir, verraten.«

Versuche, das Narrativ zu korrigieren, um eine Illusion von sich aufrechtzuerhalten, sind charakteristisch für ganz viele Menschen. Sie hängen damit zusammen, dass oft in der gleichen Person zwei, manchmal noch mehr parallele Narrative existieren – siehe die Geschichte von Liane –, wobei nur eines die aus Sicht des Individuums wahre Geschichte wiedergibt. Die anderen Nar-

53 KAST, VERENA: *Wege aus Angst und Symbiose.* DTV, München, 1992.

rative verkörpern im Dienste der Außendarstellung ein Pseudoselbst. Sie haben den Sinn, die Mitwelt strategisch klug zu manipulieren. Dabei ist besonders dramatisch, dass manche tatsächlich vergessen, welches ihrer Narrative sich auf die wahre, primäre Person bezieht.

Oft ist es das Geschenk reiferer Lebensjahre, in der Regel bedingt durch Komplikationen im Alltag, im Beruf oder in der Liebe, in gewisser Weise die Erinnerung wiederzufinden an jenes Narrativ, das die ursprüngliche Wahrheit ausdrückt. Hier werden unsere Sehnsüchte und Lebenslügen offensichtlich, und oft ergibt sich an diesen Schwellen eine echte Chance, das Leben neu zu starten. Natürlich enthält auch das wahre Narrativ Aspekte der sozialen Erwünschtheit. Jedes menschliche Wesen sehnt sich danach, akzeptiert zu werden, und ist auch mit seiner wahrhaftigen Seite bereit, für diese Akzeptanz einiges zu investieren. Davon unterscheidet sich das falsche Selbst insofern, als der Betreffende so sehr mit den Ansprüchen identifiziert ist, die an ihn gestellt werden, dass er vergisst, dass diese eben nicht seine eigenen sind. Er verliert den gesunden Kompromiss aus den Augen zwischen seiner Verwirklichung und seinen Bedürfnissen einerseits und seiner Bereitschaft, den Bedürfnissen anderer entgegenzukommen, andererseits.

Im Zwiespalt zwischen unterschiedlichen Narrativen kann die eigene Natur völlig in den Hintergrund treten.

In einem solchen Zusammenhang erzählte Paula, eine Klientin, dass sie sowohl für ihren Liebhaber, für ihren Ehemann, für ihre beiden Kinder wie auch für ihre Mutter jeweils eine eigene Story habe, mit der sie sich darstelle. Auf die Frage, wer ihr von diesen Menschen am wichtigsten sei, konnte sie keine Antwort geben. Jeder sei dann wichtig, wenn sie mit ihm zusammen sei. Es komme nicht auf Wahrheit an, sondern darauf, seine Geschichte so zu inszenieren, dass alle Beteiligten sich in der jeweiligen Situation wohlfühlten. Paulas wahres Narrativ war, wie sich viel später erst herausstellte, die Geschichte eines völlig ungeliebten Kindes, das von einer egozentrischen Mutter einfach zur Seite gedrängt worden war, die den Sohn völlig außerhalb jeder Gerechtigkeit bevorzugte. Ein wenig Liebe hatte Paula vom Vater bekommen. Er starb urplötzlich, als sie elf Jahre alt war, und bot der Mutter so die Chance, ihren Geliebten zu heiraten. Paulas Verdacht, dass die Mutter, eine Apothekerin, den Vater vergiftet hatte, überforderte ihre Tragfähigkeit als Kind. Erst als Erwachsene war sie in der Lage, sich ihrer eigenen leidvollen Geschichte zu stellen und so den ganzen Reigen an manipulativen Pseudogeschichten aufzugeben.

Es gibt zahllose, natürlich meist weniger dramatische Biografien als Paulas, in denen die Kinder schon früh lernen, dass ihre wichtigste Aufgabe darin besteht, Freude, Befriedigung und Entzücken in den Augen zunächst der Eltern, später der ganzen Welt zu erzeugen. Manche werden auf diese Weise brillant. Sie sind in der Lage, jeden oder zumindest fast jeden von der absoluten Wahrheit ihrer Lebenslügen zu überzeugen. Anders als Paula bleiben sie aber in Kontakt mit ihrem wahren Selbst. Sie wissen um ihre Lüge und verharren in der Überzeugung, dass sie nur um dieser Lüge willen geliebt werden. Manchmal gibt es einige ganz wenige Vertraute, denen die Wahrheit, quasi als Geheimnis, offenbart wird.

Auf einer Postkarte für Frauen stand einmal der witzig gemeinte Spruch: »Eine beste Freundin ist diejenige, die alles über dich weiß und dich dennoch liebt.« Wenn es darum ginge, Erlösung von der Spaltung zu finden, müsste der Satz geändert werden, von *dennoch* in *deshalb.*

An dieser Stelle bietet sich Ihnen wieder die Chance, einen weiteren tiefen Blick auf Ihr Leben zu werfen. Sie haben sich ja weiter oben schon damit beschäftigt, die Version Ihres Lebensromans in Ihr Bewusstsein zu heben. Wenn Sie Mut haben, können Sie auf folgende Weise einer wichtigen Erkenntnis auf die Spur kommen: Stellen Sie sich die Fragen: »Wie weit bin ich mir und den mir nahen und ferneren Menschen gegenüber wahrhaftig? Führe ich in gewisser Weise ein Doppelleben, indem ich meinen Kollegen, Nachbarn oder Freunden vielleicht eine ganz andere Story über mich auftische als meiner Familie? Wie weit offenbare ich mich meinem Partner, und inwieweit spiele ich selbst hier eine Rolle?« Wenn Sie über diese Themen ernsthaft nachdenken, fallen Ihnen vielleicht ein paar Lebenslügen ein, mit denen Sie sich selbst, aber auch die Ihnen Nahestehenden von sich ablenken.

Machen Sie sich klar, wie oft Sie und wir alle teilweise bewusst, teilweise mehr oder weniger unbewusst eine Rolle spielen, mit der wir versuchen, den anderen Menschen gerecht zu werden und sie auf diese Weise dazu zu verführen, uns mehr zu lieben und zu achten. In manchen Fällen ist es schwer, sich dies zumindest selbst einzugestehen. Noch schwerer ist es natürlich, unseren engen Menschen einzugestehen, wie weit wir uns um deren Liebe willen ausgerechnet vor ihnen verstellen.

Eine in vielen Beziehungen typische Lebenslüge, meist von der männlichen Seite, besteht in der Behauptung: »Ich bin immer stark, du kannst dich immer bei mir anlehnen, ich widme mein Leben deiner Bedürftigkeit und brauche im Gegenzug nichts, außer dass du mit mir zufrieden bist ...«

Diese Lebenslüge ist insofern wichtig, als sie in jener wesentlichen Schwellensituation infrage gestellt wird, in der es darum geht, das Nehmen zu erlernen.

Das Schicksal dieser Ökologie von Geben und Nehmen ist von ungeheurer Bedeutung dafür, ein Narrativ wirklich zu erkennen. Das liegt nicht zuletzt daran, dass das Geben viel weniger kollektiv dämonisiert ist und daher bei den meisten Menschen unbehelligt vom Unbewussten stattfinden kann. Nehmen dagegen unterliegt bei fast allen der Kontrolle vieler Tabus und befreit sich oft erst im Lauf der Jahrzehnte durch zunehmende Bewusstheit. Diese wiederum vollzieht sich als Ergebnis eines langen Befreiungsprozesses, bei dem das Nehmen aus der Verstrickung komplexer Schuldzuweisungen gelöst werden muss. So ist die Dämonisierung des Nehmens auch der Grund dafür, dass manche Menschen dem Leben ratlos gegenüberstehen, weil sie gar nicht wissen, ob die Dinge, die sie brauchen, wirklich verfügbar sind. Diesbezüglich vertrat der Psychotherapeut WALTER KEMPLER [54] die Auffassung, dass alles, was wir wirklich brauchen, praktisch immer verfügbar sei. Das Wesentliche sei es zu lernen, dieses Nö-

54 KEMPLER, WALTER. Persönliches Gespräch mit W. Krahé, 1974.

tige zu erkennen und dann zu nehmen. Auch DANIEL ODIER[55] äußerte in Bezug auf das Nehmen die bemerkenswerte Vorstellung, dass es weniger darauf ankomme, nach etwas zu greifen, als darauf zuzulassen, dass es auf uns zukomme. Er geht so weit zu verlangen, dass wir erkennen, wie das Glas mit dem Getränk zu unserem Mund strebt, während wir dies absichtslos geschehen lassen.

Diesen Gedanken über das Nehmen widerspricht keineswegs die Tatsache, dass es Menschen zu geben scheint, die permanent damit beschäftigt sind, sich irgendwelche Vorteile zu verschaffen, Egoisten, die ihrer Gier keinerlei Steuerung entgegensetzen. Sie sind nahe Verwandte der Süchtigen und haben mit ihnen gemeinsam, in ihrer Gier ständig etwas zu nehmen, das sie nicht oder nur vorübergehend befriedigt. Ihre Gier ist insofern meist blind, als sie den Kontakt zu ihrer wahren Sehnsucht verloren haben.

Die Fähigkeit zu nehmen hat einen fundamental prägenden Einfluss auf sehr viele Narrative, weil sie mit einer Unzahl an Zuschreibungen verbunden ist. In diesen Zuschreibungen manifestieren sich die vielfältigen Erziehungsstile, die Männer und Frauen bis in die Pubertät und darüber hinaus prägen. Letztendlich geht es immer um unterschiedlich strenge Maßnahmen zur Bändigung von Triebenergie. Keine Frage, sowohl sexuelle wie auch aggressive Triebenergie bedarf der Bändigung, wenn man will, dass Vergewaltigung, Mord und Totschlag in einer Kultur unterdrückt sind, zugunsten von sozial erwünschteren, dafür aber auch sublimierten Manifestationen der Triebwelt, im Sinne von

---

55 ODIER, DANIEL. Seminar in der Eifel, 2004

Solidarität, Ästhetik, Rücksicht und Barmherzigkeit. Diese Aspekte, ebenso wie Gerechtigkeit, spielen natürlich in vielen Narrativen als ethischer Grundkonsens eine große Rolle und sind ausgesprochen wichtig für das Gelingen einer Gesellschaft. Entsprechend hoch sind die Schwellen, die ein Mensch überwinden müsste, um gegen diese Werte zu verstoßen. Es ist auch nicht erstrebenswert, dass jemand diese Werte abschafft. Gleichwohl kann es in gewissen Entwicklungsabschnitten richtig und notwendig werden, die diesbezüglichen Tabus zu lockern.

In den zugeordneten Narrativen gibt es Selbstdefinitionen im Sinne von: »Ich bin ein guter Mensch, denn ich bin solidarisch, gerecht, ehrlich, …« – und so weiter. Viele dieser Selbstzuschreibungen beziehen sich auf die Sexualität: »Ich bin eine anständige Frau und betrüge meinen Mann nicht.« »Als guter Mann bin ich meiner Frau treu bis in den Tod.« Die Liste der möglichen Selbstzuschreibungen in dieser Art ist unendlich.

Problematisch wird es dann, wenn die verbleibende freie Triebenergie immer geringer wird und schließlich zu wenig ist für ein befriedigendes Leben. Das ist oft die psychodynamische Grundlage depressiver Erkrankungen. Da die Bändigung so fest ins Narrativ eingeschrieben ist, müssen hohe Schwellen überwunden werden, um zu einer gewährenderen Haltung zu gelangen. Hierzu muss, oft unter Schuldgefühlen, das eigene Narrativ verändert werden, zum Beispiel in einer Vorstellung wie: »Auch wenn ich ein anständiger Mensch bin, der Respekt vor dem Eigentum anderer hat, darf ich mir auf dieser Obstwiese einen Apfel nehmen, das macht mich noch nicht zum Dieb.« Dieser Weg zu einer gewährenderen und weniger strengen Neufassung der eigenen Lebensgeschichte ist oft mit vielen Schwellensituationen verbunden und es bedarf hoher Bewusstheit, um den richtigen Kompromiss zu finden zwischen dem Stagnieren in den alten, strengen Normen einerseits und dem Abgleiten ins Uferlose, Kriminelle andererseits.

Der jeweilige Bewusstseinsstand eines Menschen, gleich ob Mann oder Frau, prägt seine Möglichkeit, in Konfliktsituationen authentisch und angemessen für sich selbst einzutreten. Genau diese Fähigkeit ist es aber, die oft darüber entscheidet, ob eine Schwelle konstruktiv bewältigt werden kann. Besonders geht es dabei um die Frage, ob Beziehungen durch die Schwellensituation differenzierter und damit nahrhafter und authentischer werden oder aber ob sie unter dem Signum der konfliktvermeidenden Liebe oder Pseudoharmonie vergiftet werden. An dieser Stelle zeigt sich, wie wichtig es ist, dass Kommunikationspartner, ganz gleich ob Männer, Frauen oder auch Geschäftspartner, über kompatible Narrative verfügen.

Es ist fast schon erschreckend, wie glücklich und harmonisch Friedhelm und Petra durchs Leben gehen. Nach 30 Jahren Hand in Hand, immer bereit, etwas Nettes zueinander zu sagen, willig und gierig auf lustvolle, aber keineswegs anstrengende Unternehmungen. Man ist voneinander hingerissen, gestählt durch entsprechende Paartherapien, bei denen das Konflikthafte der Beziehung gnadenlos entsaftet wurde. Das Motto: »Unser Fokus liegt ausschließlich auf dem glückseligen Aspekt der Existenz, der Rest soll ruhig im Unbewussten versinken.« – Ein wahrhaft tragfähiges Lebenskonzept, wenn man bereit ist, darauf zu verzichten, dass Mann und Frau einander je wahrhaft gegenübertreten. Da Petra, eigentlich eine ausgesprochen aggressive und triebhafte Frau, dem Männlichen mit feindseligster Panik gegenübersteht, duldet sie keinerlei Manifestationen authentischer, wahrhaftiger, geschweige denn aggressiver Wesenszüge ihres Mannes. Heftig drohend reduziert sie ihn zum Erfüllungsgehilfen der Homöostase ihres emotionalen Gleichgewichtes. Er unterwirft sich nach dem Muster seiner Mutter-Sohn-Beziehung. Oft ist er fassungslos, innerlich wütend, aber im Kern immer hilflos gegenüber ihrer Art, ihn irrational und dabei völlig ungehemmt zu usurpieren. Sein Beitrag zur Beziehung ist eine verwöhnende Form der weisen Resignation. Einmal wagte er aufzubegehren und stellte sich ihr authentisch gegenüber, nur um letztendlich im sentimentalen Ozean sehnsüchtiger Harmonie erneut zu ertrinken.

Dies ist keine Stellungnahme gegen die Kompromissbildung in Beziehungen. Wir wenden uns auch nicht dagegen, dass die kommunikative Wahrheit eines Paares auf dem Altar süchtiger Harmonie geopfert werden kann und darf. Gleichwohl bietet diese Schwelle, auch wenn sie wie in diesem Fall nicht überschritten werden kann, die Möglichkeit, ein solches Opfer als Teil der gemeinsamen Wahrheit der Beziehung zumindest ins Bewusstsein zu lassen.

Das Motto wäre: »Wir wissen, dass wir viele, insbesondere konflikthafte Aspekte unserer Beziehung unter den Teppich kehren. Was wir dafür bekommen, ist ein hohes Maß an sicherer Harmonie. Wir wissen um den Preis an Intimität und Bewusstheit, und wir sind bereit, ihn zu zahlen.«

Vielleicht ist es wichtig, an dieser Stelle nochmals zu betonen, dass die eben dargestellten geschlechtsspezifischen Strukturen auch – nach unserer Erfahrung wohl seltener – mit vertauschten Rollen vorkommen. Was beiden Geschlechtern gemeinsam ist, ist natürlich die Sorge, den anderen zu verlieren, wenn der eigene Schatten offensichtlich wird. Der starke Mann mit der schwachen Frau vermeidet oft verzweifelt Situationen der Hilflosigkeit. Er hat nie gelernt, darauf zu vertrauen, dass sein Gegenüber tatsächlich in der Lage sein könnte auszuhalten, wenn er Verantwortung an sie abgibt. Wenn dann aber das Leben darauf besteht, dass er genau dies lernen muss, zum Beispiel weil er in Momenten großer Angst oder auch Krankheit auf die Hilfe seiner Frau angewiesen ist, entscheidet sich, ob die Beziehung auch dann trägt und taugt, wenn die alten Lebenslügen verstummen. Oft ist es sehr eindrucksvoll, was die angeblich so schwachen Partner tatsächlich leisten können, wenn die Beziehung sie fordert. Manchmal kommt es dann zur Auferstehung einer tieferen Liebe, weil der ehemals starke Mann zu begreifen beginnt, dass er immer dachte, er sei allein, es aber in Wirklichkeit nie war. Auch hier könnte das Gleiche mit umgekehrten Geschlechterrollen erwähnt werden.

Exakt der gleiche Prozess findet sich auch in beruflichen Situationen, von denen bereits die Rede war: Wenn der Chef, der immer dachte, sein Unternehmen gedeihe nur, solange er alles Wichtige selbst mache, in Krisenzeiten gezwungen ist, an die Kollegen zu delegieren. Was er nie wagte, tritt nun ein. Er stellt fest, dass auch die anderen intelligent sind. Auch die anderen sind verantwortungsvoll. Sie sind in der Lage, in dem so empfindlichen Netzwerk konstruktiv relevante Positionen einzunehmen. Ebenso wie der zuvor geschilderte Ehemann lernt auch dieser Chef, aus der Not geboren, zu nehmen. Sein mentaler Gewinn besteht darin, endlich eine Zusammenarbeit auf Augenhöhe zu erleben, seine Größenfantasie der Unersetzbarkeit aufzugeben. Das Leben schenkt ihm die großartige Erfahrung, in seinem Team geborgen zu sein. Endlich lernt er zu nehmen. Das Leben hat ihn gezwungen, über die Schwelle zu gehen und so aus der Einsamkeit seiner fantasierten Allkompetenz herauszutreten. Er erkennt seine Mitarbeiter als vollwertige, liebende und verantwortungsvolle Wesen. In einer solchen Schwellensituation ändern sich Narrative erheblich, und es entstehen in diesen Geschichten akut mehr Vertrauen, mehr Weite und mehr Wertschätzung.

Etwas Ähnliches gilt für eine Frau, die nicht wagt, sich in ihrer Hingabe, insbesondere in ihrer tiefen Erregung, dem Partner zuzumuten. Innerlich spürt sie ihr Potenzial und ihre Sehnsucht danach, die Gipfel ihrer Erregung zu erleben. Für solche Frauen ist Sexualität oft über viele Jahre ein überwiegend blasses Erlebnis, meist eher dazu gedacht, dem zu entsprechen, was die Gesellschaft, ihr Mann und nicht zuletzt die anderen Frauen von ihr erwarten. Erst in späteren Jahren versuchen manche doch noch, den Tempel zu ihrer Sinnlichkeit zu öffnen und sich ihrem Partner damit anzuvertrauen. Hier stellt sich in der realen Begegnung dann die bange Frage – hinter der eine sehnsüchtige Hoffnung steht –, ob ihr Partner doch in der Lage ist, ihre wilde, leidenschaftliche Seite auszuhalten. Vielleicht kann er das wirklich nicht.

Macht eine Frau die Erfahrung, dass ihr Mann sich auf ihre sexuellen Sehnsüchte einlassen kann, führt dies oft in eine wesentlich intensivere und tiefere Phase in ihrer Beziehung. Manche Männer sind damit leider überfordert.

Brigitte machte diese entmutigende und beschämende Erfahrung. Sie war gerade dabei, in ihrer Sexualität die Stimme zu finden. Als sie in der Begegnung mit ihrem Mann ihre Stimme kraftvoll einsetzte, fühlte dieser sich erschreckt und abgestoßen. Tief gekränkt und verletzt wendete sie sich von ihrem Mann ab. Das war der Anfang vom Ende dieser Beziehung.

Brigitte hatte die Schwelle berührt, es war für sie an der Zeit aufzubrechen, um nach einer Möglichkeit zur Verwirklichung ihres inneren Potenzials zu suchen. Dabei musste sie in einem doppelten Sinne lernen zu nehmen, was sowohl zu einer Änderung ihrer Beziehung zu sich selbst als auch der Beziehung zu anderen Menschen führte. Ihr Narrativ musste überarbeitet werden.

Der eine Aspekt des Nehmens ist das Sich-selbst-Annehmen. Das bedeutet, aus der Abhängigkeit herauszutreten, die von dem Gedanken geprägt ist, nur das sei akzeptabel, was der andere annehmen kann. Brigitte beispielsweise musste auf der Grundlage tieferer Selbstliebe und erhöhter Selbstfürsorge verstehen lernen: »Nur weil du mich nicht tragen kannst, bin ich noch lange nicht schlecht. Ich nehme mich an in all meiner Triebhaftigkeit und Bedürftigkeit. Ich liebe mich dafür, dass ich so bin.«

Der zweite Aspekt des Nehmens besteht darin, auf einem intensiveren Niveau Annahme und Unterstützung im Außen zu suchen. Vielleicht hat der aktuelle Partner tatsächlich Ressourcen, dieses neue Niveau an Selbstverwirklichung mit der Partnerin zu erschließen. Vielleicht sind viele ihrer Sehnsüchte aber auch nur im Kreis der Frauen beantwortbar. Gerade im Bereich der Peergroup sind Männer und Frauen in Bezug auf das Nehmen oft besonders blockiert. Doch häufig berichten Frauen im Prozess des Nehmen-Lernens, dass die Erschließung der Peergroup der Frauen für sie unerwartet eine große Ressource wurde, besonders in der Weise, dass sie die anderen Frauen nicht mehr als Rivalinnen, sondern als Verbündete erleben konnten.

Manchmal aber wendet sich eine reifere Frau angesichts ihrer immer schwerer zu verleugnenden Sehnsüchte auch einem neuen Partner zu, was für beide eine Lösung sein kann.

Schwellensituationen, die uns zwingen, unser Narrativ um seine Schattenanteile zu erweitern, sind besonders angstbesetzt. Vor allem, wenn der Schatten öffentlich zu werden droht. Entsprechend lösen diese Schwellen, wenn sie näherkommen, heftigste Vermeidungs- und Abwehrreaktionen aus. Wir haben bereits mehrfach von diesem Phänomen berichtet. Noch im Zusammenbruch versuchen viele, ihre Fassade aufrechtzuerhalten. Oft kommt es dann trotzdem zu Ereignissen, die das Übertreten der Schwelle unvermeidbar machen. In vielen Biografien ist dieses Ereignis der Verlust von vertrauten Funktionen des Körpers. Besonders drastisch ist dies, wenn eine schwere Krankheit die Fortsetzung des bisherigen Lebensplanes beziehungsweise der Lebensroutinen unmöglich macht. Dabei muss es sich nicht unbedingt um eine tödliche Krankheit handeln. Manchmal ändert schon der Funktionsverlust eines Knie- oder eines Sprunggelenks so viel, dass hinter der Schwelle ein anderer Mensch mit einem anderen Narrativ zum Vorschein kommt als jener, für den er sich vor der Schwelle hielt.

Carlos ist Lehrer für Sport, Deutsch und Philosophie. Angesichts einer traumatischen Kindheit war er sich trotz seiner imposanten Erscheinung und der unbestrittenen Autorität, die er auf seine Schüler ausstrahlte, seiner Selbst in dieser Rolle nie sicher. Während seiner gesamten beruflichen Laufbahn kam es immer wieder zum Durchbruch heftiger Angstsymptomatik, die er jedoch durch intensive sportliche Betätigung abwehren konnte. Zum einen konnte er seine inneren Ängste durch Joggen ausagieren, sodass er diese nicht wirklich in sein Bewusstsein ließ, zum anderen war sein sportlich gestählter Körper ein wichtiges selbstwertgebendes Merkmal seiner Selbstdarstellung als Lehrer.

Dann zog sich Carlos bei einem Wintersporturlaub im rechten Unterschenkel mehrere komplizierte Brüche zu. Er musste lange in der Klinik bleiben. Sein Sprunggelenk wurde versteift, und der Meniskus wurde entfernt. Kurz und gut, Sport in der ihm vertrauten Weise war von heute auf morgen unmöglich geworden. Carlos' Ängste wurden übermächtig. Das inaktivitätsbedingte Übergewicht erzeugte in ihm starke Schuldgefühle, was seine fehlerhafte Ernährung betraf, und er schämte sich wegen seines nunmehr nicht mehr perfekten Körpers vor seinen Schülern. Obwohl diese ihn dennoch anerkannten, wurden seine Ängste und Selbstzweifel immer schlimmer, sodass er schließlich arbeitsunfähig wurde. Es war wirklich schwer für ihn, sich angesichts der Zerstörung seines vorherigen Arrangements neu zu erfinden. Gerade die Erkenntnis, dass er dennoch mit seinen Schwächen sowohl im Beruf als auch von seinen Freunden anerkannt und eben auch geliebt wurde, war für ihn sehr wichtig. Ein weiterer hilfreicher Faktor war der Umstand, dass Carlos in der langen Krankheitsphase viel über sich als Lehrer hatte nachdenken können. Auch das half ihm, realistischer zu erkennen, wie wertvoll seine fachliche Kompetenz und auch seine pädagogische Erfahrung für seinen Beruf waren. Dies und auch die beglückende Erfahrung, bei den Schülern beliebt zu sein, machte es ihm schließlich möglich, seine Ängste zu überwinden. Neulich sagte er noch, dass er zwar immer noch bedauere, durch den bleibenden Schaden nicht an seine alte körperliche Fitness anknüpfen zu können, dass er sich aber menschlich wesentlich wohler fühle, weil er entspannter sei als in der »guten alten Zeit«.

Die Widerlegung der Ich-Ideale ist ein Phänomen, das als Kernangst den roten Faden vieler Biografien bildet: »Ganz egal, wie viel Mühe ich mir gegeben habe, ganz egal, wie erfolgreich ich war, ich habe nie genügt!« Jemand zeigte mir, Heinz-Jürgen, einmal sein Examenszeugnis mit acht Einsen und einer Zwei und berichtete dann, dass der Kommentar seines Vaters darin bestanden hatte, auf die Zwei zu deuten, um zu fragen: »War das denn nötig?« Hinter dem Grinsen meines Gegenübers war merkbar, wie sehr ihn dies verletzt hatte.

Gerade begabte und talentierte Menschen erleben wiederkehrend, dass sie zwar nicht genügen, aber dem Idealzustand immer mal wieder nahekommen. So wird in ihnen eine Hoffnung aufrechterhalten, die sie veranlasst, sich lebenslänglich bis an die Grenzen ihrer Kräfte anzustrengen. Es zieht sie immer wieder auf jene Bühne, auf der sie zwar nicht gescheitert sind, die ihnen aber den Ruhm, für den sie eigentlich angetreten sind, immer wieder verweigert. Meist geben sie erst auf, wenn die Hoffnungslosigkeit eindeutig wird.

Lisbeth arbeitete als Körpertherapeutin. Ihr beruflicher Erfolg hing unbestreitbar auch damit zusammen, dass sie eine äußerst attraktive Frau mit einer natürlichen und gleichzeitig mächtigen erotischen Ausstrahlung war. Sie erzählte mir, Wolfgang, im Umfeld ihres 65. Geburtstages lächelnd, wie sehr sich ihr Lebensgefühl bei der Arbeit geändert habe. Obwohl sie natürlich um ihre Attraktivität gewusst habe, auch genossen habe, von vielen wie eine Königin hofiert zu werden, habe sie sich immer in einem bitteren Konkurrenzkampf mit anderen Frauen gefühlt. Permanent habe sie die Angst gequält, irgendwann mal nicht mehr die Schönste zu sein. Sie habe genossen, dass die Männer sie begehrten, aber auch darunter gelitten, sich immer wieder gegen deren Übergriffe wehren zu müssen. Jetzt, jenseits der Menopause und angesichts nachlassender sexueller Attraktivität, sei das alles vorbei. Sie müsse nicht mehr versuchen, die Schönste zu sein, weil das ja eh in ihrem Alter hoffnungslos sei. Von den Männern fühle sie sich nun in aller Regel übersehen, und die anderen Frauen hätten sich ihr gegenüber entspannt. Freudig und glaubwürdig erklärte sie mir, dass sie zum ersten Mal in ihrem Leben eine Phase habe, in der sie wirklich angstfrei und locker leben könne. Ihr Narrativ hatte sich durchgreifend weiterentwickelt.

Genau diese Geschichte, die mich, Wolfgang, verblüffte, als ich sie zum ersten Mal hörte, habe ich in den letzten Jahren von einer ganzen Reihe von Frauen erzählt bekommen. Gleichzeitig wird aber auch diese Schwelle, da sie verstanden werden und als unabwendbar begriffen werden muss – und da sie mit Einschränkungen und Verlusten verbunden ist –, nur mit Trauer zu überschreiten sein.

Jaqueline, eine vom Erfolg verwöhnte Frau, verliebte sich in einen 25 Jahre jüngeren Mann, der sie in einer solchen Heftigkeit in der Öffentlichkeit zurückwies, dass sie nicht mehr umhinkam, ihr Alter in ihr Selbstbild einzubauen. Nach einer Phase intensiver Verletztheit und Kränkung konnte sie das Feld der Erotik hinter sich lassen und eine begeisterte Großmutter werden.

Die Geschichten von Lisbeth und Jaqueline sind erneut gute Beispiele dafür, dass viele Schwellen eine Begegnung mit dem Tod verkörpern. Bei Jaqueline musste die Geliebte sterben, damit die Großmutter auferstehen konnte. Bei beiden kam ein existenzieller Aggregatzustand, der einer attraktiven Frau, zu einem Ende. Etwas Altes, Überholtes starb, in einem Fall mühelos, im anderen Fall durch heftige Enttäuschung. In beiden Fällen kam es zur Auferstehung einer phasenadäquaten Identität.

Eine große Hilfe in diesem Prozess kann es sein, wenn Frauen unterschiedlichen Alters in einem vertrauensvollen Austausch miteinander stehen. Die Älteren können quasi als Pioniere in die späteren Lebensphasen vorangehen und den Jüngeren mitteilen, was unabwendbar auf sie zukommt und, was ganz wichtig ist, wie jene, die vorausgehen, diese Schwellensituationen bewältigen. Dabei ist es ausgesprochen wesentlich, und dies trifft für Männer und Frauen gleichermaßen zu, dass die Jüngeren rechtzeitig begreifen, dass hinter der Schwelle zum Älterwerden nicht nur Defizit und Verlust liegen, sondern auch tiefe Formen von Lust, Befriedigung und Sinnschöpfung. Oft ermöglicht dies den Jüngeren, mit deutlich weniger Angst und positiverer Erwartung an diese Schwellen zu gelangen. Bezogen auf das Thema des

Narrativs könnte man sagen, dass die Älteren den Jüngeren helfen, ihr Narrativ rechtzeitig so fortzuschreiben, dass eine konstruktive Integration des auf sie Zukommenden in eine befriedigende Gegenwart möglich ist. An anderer Stelle erwähnten wir unseren persönlichen Lehrer WERNER ARNET, der genau dies für uns tat: Mutig und kraftvoll vorausgehen.

Mit diesen Gedanken beschließen wir unseren Exkurs über das Narrativ und seine Bedeutung im Leben jedes Einzelnen. Dabei wird uns das Thema Tod im Folgenden noch weiter begleiten, zunächst im Zusammenhang mit Trennungen, denen wir uns im nächsten Kapitel zuwenden.

DIE TRENNUNGSSCHWELLEN

TRENNUNGEN SIND IN JEDEM LEBEN UNVERMEIDBAR und markieren gleichzeitig jene Situationen, die für die meisten Menschen mit der höchsten Angst besetzt sind. In diesen Situationen stirbt immer der Lebensentwurf, der vor der Trennung lange Zeit die oft wichtigste Quelle von Sicherheit darstellte. Diese Situationen belegen, zum Beispiel auf der Life-Event-Scala, die CHRISTINA BERNDT[56] in ihrem Buch »Resilienz« zitiert, die drei ersten Plätze: Platz eins, mit einem Stresswert von 100, ist der Tod des Partners, Platz zwei, mit einem Wert von 73, die Scheidung, und Platz drei, mit 65, die Trennung vom Ehepartner.

Da es auch in Ihrer Biografie mit Sicherheit viele Abschiede und Trennungen gegeben hat, bitten wir Sie erneut, einen Blick auf Ihr Leben zu werfen. Versuchen Sie, sich einmal ins Be-

56 BERNDT, CHRISTA: *Resilienz. Das Geheimnis der psychischen Widerstandskraft*, DTV, München, 2015.

wusstsein zu holen, wie sehr Abschiede und Trennungen Ihr Leben geprägt und verändert haben. Vielleicht können Sie solche Abschiede benennen, die für Sie wirklich bewältigt sind. Andere begleiten Sie vielleicht über Jahrzehnte bis heute, und Sie fühlen sich möglicherweise immer noch ein wenig verletzt, wenn Sie daran denken. Oder Sie können sich fragen, wie Ihr Leben verlaufen wäre, wenn Ihnen dieser Abschied erspart geblieben wäre. Vielleicht stehen Sie auch nach langer Zeit noch ratlos vor der Frage: »Was um Gottes willen ist passiert, dass er oder sie die Beziehung zu mir abgebrochen hat oder dass ich die Beziehung verließ?« Auch an dieser Stelle kann es sein, dass Sie dem einen oder anderen noch etwas sagen wollen. Es lohnt sich, sich die Zeit dafür zu nehmen und auch diese Dialoge aufzuschreiben.

Meistens fällt es den Menschen leichter, einen geliebten Menschen an den Tod zu verlieren als an das Leben. Zwar ist der Tod zunächst mit heftigerem Stress verbunden, er erscheint jedoch als unabwendbarer Schicksalsschlag. Der Hinterbliebene kann trauern, um am Ende ein liebevolles Bild des Verstorbenen in sich zu bewahren, das bei der Aufnahme neuer Beziehungen und Lebensthemen als konstruktive Ressource in seinem Herzen weiterleben kann. Leider kommt es nicht immer so.

Herbert hatte sich nie von seinem Vater gelöst. Als ich, Wolfgang, ihn kennenlernte, war er 60 und der Vater residierte als bedrohliche, verachtungsvolle Autorität, immer im Vollbesitz der Moral seiner Kirche, in einem entlegenen Altersheim. Nie ließ er einen Zweifel daran, wie sehr er Herbert, der ihn aus Pflichtgefühl häufig besuchte, verachtete.

Auch Herbert war voller Bitternis und Hass. Dennoch trieb ihn das Gewissen gnadenlos in die Einflusssphäre des Vaters. Unterdrückt, wie er war, konnte er sich auch gegen seine wegen ihres Rheumas ständig klagende, verbitterte Frau nie durchsetzen. Diese verfolgte ihn zudem mit heftigster, unbegründeter Eifersucht. Ein wenig Ruhe fand Herbert nur in dem kirchlichen Internat, in dem er bilingual Geschichte, Erdkunde und Philosophie unterrichtete. Er war ein unglücklicher Mann, der sich über Jahrzehnte von Depression zu Depression hangelte. Auch gegenüber seinen drei Töchtern hatte er einen schweren Stand. Er war schwach, also hatte ihre Mutter die Macht, die sie auch mithilfe von Schuldzuweisungen angesichts ihrer chronischen Autoimmunkrankheit aufrechterhielt. Ein Leben lang träumte Herbert davon auszubrechen, aber es war ihm nie gelungen, die Kraft zu finden, um über jene Schwelle von Schuld- und Minderwertigkeitsgefühlen hinwegzukommen. Dann starben zu seiner großen Erleichterung zunächst sein Vater und wenig später seine Frau. Es war eindrucksvoll, wie wenig traurig Herbert war. Er fühlte sich endlich frei. Angesichts der Pensionierung, die in wenigen Monaten anstand, sah er die Chance, im Alter noch einmal durchzustarten. Er lernte im Internet eine Frau kennen und brachte sie voller Optimismus ein halbes Jahr nach dem Tod seiner Ehefrau ins Haus. Wieder schlug das alte System mit aller Verve zu. Seine Töchter empörten sich über seine Pietätlosigkeit. Sie bemühten sich, diese Frau mit allen Mitteln, über die sie verfügten, aus dem Leben des Vaters zu vertreiben. Wieder war Herbert zu schwach, um sich zu positionieren. Die neue Freundin verließ ihn mit dem Vorwurf, er habe nicht zu ihr gestanden. Angesichts der drohenden Pensionierung und damit dem Verlust der letzten Bastion eines sinnvollen Lebens stürzte Herbert in einen Abgrund von Hoffnungslosigkeit und Einsamkeit. Er schrieb die PIN seiner Bankkarte auf seinen Nachttisch und erhängte sich.

Glücklicherweise ist es in den meisten Fällen nicht so, dass die Mitwelt in einem so heftigen Ausmaß, wie es Herbert erlebt hat, die Bewältigung eines Todesfalls durch eine neue Beziehung verhindert. So wollen wir hier auch eine Geschichte mit positivem Ausgang schildern:

Doro war mit dem 20 Jahre älteren Theo verheiratet. Sie war, wie er es ausdrückte, sein hochbegabtes Mädchen, das zu fördern und zu unterstützen sein Leben erfüllte. Er begleitete sie über die Klippen ihres Studiums und über alle weiteren beruflichen Schwellen bis zu ihrer Habilitation. Kurz nach dieser Glückserfahrung wurde bei ihm ein Pankreaskarzinom diagnostiziert, an dem er wenige Monate später verstarb. Doro, Mitte 40, verlor den Boden unter den Füßen. Das drückte sich auch darin aus, dass sie mehrfach stürzte und sich zweimal Knochenbrüche zuzog. Sie hatte sich immer als Kind dieses weisen Mentors erlebt, ihre Karriere ihm gewidmet, für ihn hatte sie gelebt. Und nun stand sie da, allein und hilflos. Gleichzeitig war ihr durchaus bewusst, dass ein anderer Teil von ihr keineswegs hilflos war. Sie erhielt ihre Anstellung an einer ausländischen Universität aufrecht, während sie sich intensiv ihrer Trauer um Theo widmete. Gestärkt durch eine Trauergruppe vermied sie den Schmerz nicht, sie stellte sich ihm. Sie wiederholte die Reisen, die sie mit Theo gemacht hatte, besuchte die alten Lokale, ging bewusst dorthin, allein, und setzte sich der Erfahrung aus: »Früher saß ich hier mit Theo, jetzt sitze ich hier allein. Ich vermisse ihn, und doch ist er da.« Sie suchte in dieser Zeit auch häufig den Waldfriedhof auf und den Baum, an dem Theos Asche verstreut war, und stellte sich dem Dialog. Während sie ihrem Leid den Raum gab, den es brauchte, spürte sie in sich irgendwann die Auferstehung einer freudigen Form von Kreativität. In dem sicheren Gefühl, Theo in ihrem Herzen zu bewahren, konnte sie ihn loslassen, voller Dankbarkeit für das, was er ihr gegeben hatte und was jetzt ganz ihr Eigen geworden war. Die Freude an ihrer wissenschaftlichen Karriere war zurückgekehrt, und ihr Leben war jenseits der Schwelle reicher, kraftvoller und erwachsener, ganzheitlicher als je zuvor.

Das Geheimnis hinter der Tatsache, dass Doro ihre Trauer so viel nachhaltiger bewältigen konnte als viele andere Menschen, besteht einfach darin, dass sie von Anfang an den Mut hatte, ihren Schmerz zuzulassen, ihrem Schmerz zuzuhören und ihm Raum zu geben. Sie war von Anfang an bereit, ihre Schwellensituation als Tatsache zu akzeptieren, mutig an die Schwelle zu gehen und sie schließlich zu überschreiten.

STIRBT DER PARTNER, IST ES OFT EINE GROSSE HILFE, wenn die Öffentlichkeit diesen Schmerz sieht und versteht. Das Leid über den Tod ist öffentlich akzeptiert. Der Hinterbliebene ist ein Opfer. Sein Schmerz wird nicht zur Schmach, ein Rückzug ist nicht nötig.

Eine ganz andere, häufig viel heftigere Dynamik ergibt sich, wenn die Trennungsschwelle darin besteht, den Partner ans Leben zu verlieren, also verlassen zu werden oder auch selbst der Verlassende zu sein. Zu den Gefühlen von Verlorenheit und Einsamkeit gesellt sich oft ein Gefühl von Scham. Der andere ist einfach gegangen, in ein neues, aus Sicht des Verlassenen lustvolleres Leben. Der Verlassene bleibt einfach zurück im Bewusstsein der Demütigung und des Scheiterns. Voller Verzweiflung versuchen manche Betroffene, sich blindlings in eine neue Beziehung zu retten. Andere ziehen sich verletzt und resigniert zurück. Sie wagen lange Zeit nicht, sich einer neuen Liebe zu öffnen. Zu groß ist die Angst, wieder verletzt zu werden.

Gleichwohl werden die kommenden Geschichten zeigen, dass in manchen Trennungssituationen die erste Ankündigung eines glücklicheren Lebens bereits inbegriffen ist.

Als ich, Wolfgang, Harald kennenlernte, war seine Frau Jennifer gerade ausgezogen, angeblich weil sie die Öde an seiner Seite nicht mehr ertragen konnte. Er hatte durchaus bemerkt, dass sie in den letzten Monaten öfter später nach Hause gekommen war. Angeblich, um nach dem Rechten zu schauen, hatte sie wiederholt das gemeinsame Ferienhaus aufgesucht. Misstrauisch, wie er war, konnte er irgendwann der Versuchung nicht widerstehen, ihre SMS zu kontrollieren, und er wurde fündig.

Als sie dann die Zeit der gemeinsamen Ehe miteinander betrachteten, stellten sie fest, dass sein sexuelles Interesse an ihr schon kurz nachdem sie mit der zweiten Tochter schwanger gewesen war, erlosch. Insbesondere auch deshalb, weil seine Gegenwart bei der

Geburt für ihn mit heftigen Gefühlen von Angst und Ekel verbunden war, Gefühlen, die ihn beim Liebesspiel mit Jennifer nie mehr verließen. Jennifer war mit der Versorgung und der Erziehung der beiden Kinder sehr beschäftigt, fühlte sich gestresst und überfordert. Sie wollte auf keinen Fall ein drittes Kind. Kurz, in der damaligen Zeit war die Erotik bei beiden parallel so gut wie gestorben. Ohne je darüber zu kommunizieren, wurden sie ein Elternpaar, bestehend aus einer frustrierten Mutter, die immer dicker wurde, und einem beruflich fleißigen Vater, der abends auf der Couch in einen komaartigen Zustand verfiel. Ohne nennenswerten Austausch dümpelte er, ohne auf seine Frau bezogen zu sein, fernsehschauend dem Ende des Tages entgegen. Das einzig Freudige waren ihre beiden wunderbaren Kinder, die quasi stellvertretend für die Eltern den vitalen Aspekt des Lebens verkörperten. Jennifer entwickelte eine heftige Depression, die sie in eine Psychotherapie führte, in der sie über einen längeren Prozess von Ambivalenz, Wut und Trauer doch den Bezug zu ihrer positiven Weiblichkeit wiedererlangte. Harald hatte dies aus den Augenwinkeln wahrgenommen, teils bewundernd, teils beunruhigt. Er verharrte aber in der Starre und konnte sich in keiner Weise aufraffen, zusammen mit Jennifer um die Auferstehung ihrer gemeinsamen Liebe zu kämpfen. Gestützt durch die Psychotherapie ging Jennifer einfach vor ihm über die Schwelle, während er noch im Koma verharrte, bis er merkte, dass er sie verloren hatte. Jetzt endlich wachte er auf, nahm seine Frau wieder wahr. Er hatte mit ihr den besten Sex ihrer gemeinsamen Geschichte, wie er fand, aber es war zu spät. Sie liebte ihn nicht mehr. Zwischen ihr und ihm stand der vorwurfsvolle Hass angesichts von 15 verlorenen Jahren.

Harald fiel in ein tiefes Loch und kam schließlich zu mir in die psychotherapeutische Behandlung. Hatte er seine existenzielle Sicherheit aufgrund seiner Verlustangst zunächst noch im Klammern an Jennifers Erotik gesucht, stieß er nun quasi im freien Fall auf die Brücke zu seinem eigenen Selbst. Ein Seminar öffnete ihn so sehr für seine eigene Kraft, dass er es schaffte, die Trennung von Jennifer aktiv zu betreiben. Er begann zu merken, dass die Trennung von ihr seine Männlichkeit nicht nur wiederbelebte, sondern sie in einer vorher nicht dagewesenen Weise in sein Selbst rief. Es dauerte nicht lange, bis er eine neue Frau kennenlernte, zu der er eine seiner jetzigen menschlichen Reife angemessene Beziehung knüpfen konnte. Diese Beziehung ist faszinierend genug, um ihn davor zu bewahren, in jene Erschöpfung zu verfallen, in der er an Jennifers Seite mehr als ein Jahrzehnt verschlafen hatte. Auch entwickelte er, gestärkt in seiner Männlichkeit, nach der Trennung erstmals wieder beruflichen Ehrgeiz. Am Schluss der psychotherapeutischen Behandlung fasste er zusammen, dass der Zusammenbruch seiner alten Ehe zu den schmerzlichsten Ereignissen seines Lebens gehöre. Dennoch sei er im Nachhinein dankbar – auch Jennifer gegenüber –, weil er so die Schwelle in eine neue Lebensphase habe überschreiten können, von der er überzeugt sei, dass sie ihm ohne diese Trennung für immer verschlossen geblieben wäre.

Es muss vielleicht die Eheformel »Bis dass der Tod euch scheidet« in der Weise ergänzt werden, dass der Tod zum einen als der Tod des Mannes, zum anderen als der Tod der Frau und eben auch als der Tod der Beziehung begriffen werden kann. Es gibt eine Fülle solcher Geschichten, die zumeist Menschen zwischen 40 und 50 betreffen. Vielleicht ist dieser Beziehungstod ein initiatischer Prozess, der vielen Paaren beschieden ist, einfach deshalb, weil sie sich in ihrem gemeinsamen Leben Hand in Hand weiterentwickelten, bis es an der Zeit war, einander loszulassen.

Die Geschichte von Harald und Jennifer ist auch in der Hinsicht lehrreich, dass beide, erlöst aus dem Sumpf ihrer langen Beziehung, ihre Sexualität wieder zur Verfügung hatten. Sie konnten sogar fantastisch miteinander schlafen, aber anders als in einer Liebesbeziehung erzeugte der Sex keine Bindung mehr. Das Band zwischen beiden war gerissen. Oft ist es so, dass keine Macht der Welt ein solches gerissenes Band mehr zusammenknüpfen kann. Es gibt in diesen Fällen keine Rückkehr vor die Schwelle. Für Jennifer und Harald war erkennbar, dass die prothetische Bindung über die Kinder durch deren nahendes Abitur an ihre Grenzen kam, und Jennifer erlöste sie beide, indem sie aufbrach.

SCHWELLEN INS GLÜCK

AN DIESEM PUNKT GIBT ES einen besonders guten Grund innezuhalten. Werfen Sie wieder einen Blick auf Ihre Lebensgrafik und versuchen Sie einmal, über Ihre Biografie nachzudenken anhand des Glückes, das Ihnen im Leben zuteil geworden ist. Wann hatten Sie wirklich Glück? Für manche mag hier der Tag ins Bewusstsein kommen, als sie endlich das Examen geschafft haben, oder der Tag, als sie ihren Partner oder ihre Partnerin kennengelernt haben. Manche denken bei Glück an die Geburt ihrer Kinder oder an unerwarteten finanziellen Segen. Für wieder andere ist Glück ein Naturerlebnis. Was immer es für Sie ist – schauen Sie sich Ihre Biografie an: An welchen Stellen hatten Sie Glück? Wenn Sie mögen, markieren Sie diese Stellen mit roten Pfeilen und versuchen Sie, Ihre Glücksbiografie zu formulieren.

Schon bei der vorangegangenen Geschichte wurde sichtbar, dass eine Trennung bei allem Leid eine Pforte ins Glück sein kann. Ein Glück, das für das Elend und den Schmerz der Schwelle mehr als entschädigt. Wie Harald geht es verlassenen Partnern nicht selten so, dass sie ein Jahr nach der Trennung ein Gefühl der Dankbarkeit dafür entwickeln, dass sie ihr ehemaliger Partner verlassen hat und damit den Weg freimachte für ein wesentlich schöneres und erfüllenderes Leben.

Ein gutes Beispiel hierfür ist Karin, die trotz heftigster Verletzungen so abhängig von ihrer Ehe war, dass sie sich angesichts der Demütigungen durch ihren Mann gar nicht vorstellen konnte, dass sie noch mal geliebt und begehrt werden würde. Der Lebensweg vor der Beziehung mit ihrem Mann war dadurch gekennzeichnet gewesen, dass sie sich als Kind mit der Mutter identifiziert hatte, die resignativ an der Seite ihres Mannes verharrt hatte, der sie beherrschte, beschimpfte und unterdrückte. Die Frauenrolle, die Karin als Mädchen aufgrund des Vorbilds ihrer Mutter schon ahnte, wurde für sie dadurch noch unattraktiver, dass ihre Mutter, obwohl diese selbst darunter litt, sich mit der Verachtung des Weiblichen identifiziert hatte. Insofern war Karin aus Sicht ihrer Mutter, verglichen mit ihren Brüdern, das minderwertige Kind. Hinzu kam, dass die Mutter mit ihrer Tochter gnadenlos um die Gunst der Männer in ihrer Familie rivalisierte. Entsprechend war sie für Karin eher ein Hemmnis als eine Hilfe. Die ganze Familie kooperierte darin, Karin abzulehnen, insbesondere in ihrer Emotionalität, die alle als unnötig, kompliziert, hysterisch und unerträglich empfanden. Diese negative Erwartung vom Leben bestätigte sich schließlich an der Seite ihres Ehemannes. Wie ihr Vater war er ein attraktiver Mann, der allerdings in keiner Weise in der Lage war, ihre Wünsche nach Nähe und Intimität zu befriedigen. Gemeinsam verharrten sie in einem Zwischenstadium, das weder nah war noch wirklich unerträglich. Auf diese Weise wagten beide nicht den Schritt in die angstbesetzte Einsamkeit, die drohend auf sie wartete. Mutlos verharrten sie in der Agonie der Beziehung. Als er es schließlich doch noch wagte, Karin zu verlassen, brach sie völlig zusammen. Was dabei zusammenbrach, waren nicht nur ihr Selbstwertgefühl und ihr Lebensentwurf, sondern auch all die Abwehr gegen ihre eigene Vitalität, die sie im Lauf der Ehe hinter einer dicken Schicht aus Bitterkeit und Resignation aufgebaut hatte. Sie fühlte sich schwach, nackt und hilflos und erstmals in ihrem Leben gezwungen, durch ihre Situation in einer neuen und konstruktiven Weise Verantwortung für sich und ihr Leben zu übernehmen. Sie stellte ihre Ernährung um, trieb Sport, entdeckte ihre Kreativität und richtete sich ihr Leben in einer eigenen Wohnung neu ein. Sie pflegte ihren Freundeskreis und merkte schließlich, dass sie eine autonome und eigenständige Person war. Das hieß auch, dass sie nach Jahrzehnten begriff, dass man sein Leben selbst gestalten kann und dass diese Freiheit ein großer Wert ist. Sie konnte daraus Freude, aber auch Stolz und Würde ziehen und auf dieser Grundlage in einer neuen Art und Weise eine neue Beziehung eingehen. Schließlich lernte sie über das Internet Peter kennen, einen Mann, der auch schon einige Wandlungen in seinem Leben hinter sich hatte. Diese hatten ihn geöffnet für eine wertschätzende und empathische Beziehung, zumal auch er, als gestandener Mann, die Sehnsucht spürte, nicht nur eine Frau zu haben, sondern eine wahre Partnerin, die in der Lage war, ihr Leben mit seinem zu teilen.

Karin ist zwei Jahre nach der Trennung zum ersten Mal seit Jahrzehnten wirklich glücklich und selbstbewusst, zumal sie als Frau jenseits der Menopause freudig berichtet, dass sie mit Peter den besten Sex ihres Lebens teilt. Das ist umso wichtiger, als in ihrer früheren Ehe seit langer, langer Zeit Sexualität gar nicht mehr möglich war, da beide diesbezüglich den Draht zueinander verloren hatten. Karin fängt an zu begreifen, dass der Prozess, den sie hinter sich hat, sicher einer der beängstigendsten Entwicklungsschritte ihres Lebens war. Gleichzeitig wird ihr dadurch bewusst, wie viel Wertvolles in ihrem Leben entstehen konnte. Manchmal ist sie ihrem Mann dafür dankbar, dass er sie von sich erlöste, indem er sie verließ. Nur so hatte sie die Chance, die selbstbewusste und autonome Frau zu werden, die sie heute, jenseits der Lebensschwelle dieser Trennung, ist.

Man könnte sagen, dass angesichts ihrer schwierigen Beziehung zum Du bei Karin die unvermeidbare Notwendigkeit bestand, zunächst den Bezug zu sich selbst wiederherzustellen, den sie vor Jahrzehnten verloren, vielleicht sogar nie in ihrem Leben zur Verfügung gehabt hatte. Erst jetzt, wo sie über eine tragfähige Brücke zu sich selbst verfügt, die geprägt ist von Selbstachtung und Selbstfürsorge, kann sie die neue Beziehung zu ihrem Partner mit ihm gemeinsam aufbauen. Dabei sind beide zunehmend in der Lage, darauf zu achten, ihr eigenes Selbst immer im Blick zu behalten, um so der Gefahr zu entgehen, sich im anderen zu verlieren.

Bei Karin war der Zusammenbruch der Beziehung zu ihrem Mann notwendig, um die Schwelle zum Glück zu überschreiten. Nur so konnte sie sich selbst wiederfinden. Das ist nicht bei jeder Schwellensituation so, manchmal müssen Menschen über einen langen Zeitraum aufeinander zuwachsen, bevor das Leben ihnen erlaubt zueinanderzufinden. Ein Beispiel dafür ist die Beziehung zwischen Philipp und seinem unehelichen Sohn Klaus.

Philipp weiß bis heute nicht, was sich die Mutter von Klaus wirklich dabei gedacht hat, mit ihm vor 30 Jahren eine Affäre zu haben, schwanger zu werden und dann den Kontakt zu ihm abzubrechen. Sie reduzierte ihre Beziehung darauf, unnachgiebig und gierig Unterhalt von ihm zu fordern und ihm gleichzeitig jeglichen Kontakt zu seinem Sohn zu verweigern. Klaus gegenüber machte sie Philipp immer schlecht, und sie bildete mit ihm und ihrem neuen Mann Alfred eine Kleinfamilie. Sowohl Klaus als auch Philipp waren damit über Jahrzehnte darauf angewiesen, Fantasien übereinander zu haben, die auf Klaus' Seite von den Verleumdungen seines leiblichen Vaters durch die Mutter geprägt waren. Philipp hingegen übertrug seinen Zorn, seine Enttäuschung und das Gefühl des Ausgebeutet-Werdens durch die Mutter auf seinen Sohn. Umso schlimmer war es, dass dieser später selbst beim Jugendamt als Kläger auftrat und Unterhalt forderte. Philipp empörte dies besonders, weil er bei allem Ärger den Unterhalt stets großzügig bemessen und verlässlich bezahlt hatte.

Und doch, bei aller Dämonisierung geisterten beide im unbewussten Leben des anderen herum. Dies änderte sich erst, als Philipp, ermutigt durch seine Freunde, wenn auch zögerlich, doch noch den Versuch wagte, seinen inzwischen erwachsenen Sohn kennenzulernen. Kaum dass sie einander ansahen, brachen die alten Dämonisierungen zusammen. Beide hatten die tabuisierte Schwelle zueinander überschritten und waren nun jenseits der Schwelle in der Lage, sich jeweils im anderen zu erkennen. Endlich bot das Leben ihnen die Chance, jene Vater-Sohn-Beziehung aufzubauen, die ihnen so lange vorenthalten worden war. Natürlich ließ sich die Lücke von 30 Jahren nicht mit einer Begegnung schließen. Philipps Frau erwies sich als ausgesprochen unterstützend bei der Integration ihres Stiefsohnes, während die gemeinsame Tochter, ein Einzelkind, massiv rivalisierte und um ihren Anspruch als Alleinerbin fürchtete. So ringen nun Philipp und Klaus in einem Wechsel von Annäherung und Distanzierung, Hoffnung und Enttäuschung um die Heilung ihrer Beziehung, deren Auferstehung sie gleichzeitig bei allen Aufs und Abs als großes Geschenk des Lebens empfinden.

Aus gutem Grund enden viele Märchen an der Stelle, wo sich die Helden finden und verbinden. Natürlich eröffnet sich beim Überschreiten einer Glücksschwelle ein neues Leben. Dieses neue Leben ist eben das Glück, und gleichzeitig ist dieses neue Leben allen Wechselfällen der Existenz unterworfen und insofern zwar anders, aber nicht notwendigerweise einfacher als das Leben zuvor.

Ein drittes Beispiel für solche Glücksschwellen finden wir in der Geschichte von Jeannette.

Jeannette, die angesichts ihrer langweiligen und unglücklichen Ehe trotz zweier Kinder aufbrach, um ihre eigene Wahrheit zu finden, ist die ungeliebte Tochter einer egozentrischen Mutter. So gab es in ihr eigentlich keinen wirklichen Entwurf für eine echte Liebesbeziehung. Schon früh begriff sie: »Ich muss mich an mich selbst halten und mich davor hüten, andere Menschen zu nah an mich heranzulassen.« Und doch war da diese Sehnsucht, irgendwann anzukommen, all ihr Misstrauen und ihre Verachtung zu überwinden. Die Hoffnung blieb, in diesem Leben doch noch lieben zu lernen, ein Gefühl, das sie als Mutter ihrer beiden Söhne auf der Elternebene deutlich kennengelernt hatte. Jeannette ist autonom, mutig und aufgrund ihrer Attraktivität jederzeit in der Lage, eine enttäuschende Beziehung aufzugeben, in der Gewissheit, dass eine weitere folgen wird. So wiederholte sie über Jahre den Kreis von Faszination, Ernüchterung und Trennung. Schließlich traf sie auf ihren jetzigen Partner. Wer sie kannte, konnte von außen wahrnehmen, dass sich gleichsam ihr Aggregatzustand veränderte: Sie wurde von einer Frau, die sich schützte und die gleichzeitig auf der Suche war, zu einer Frau in Bindung.

Dieser Wechsel des Aggregatszustandes, wie wir hier dieses Phänomen bezeichnen wollen, das mit Jeannettes persönlicher Glücksschwelle einhergeht, ist sehr eindrucksvoll und doch schwer zu beschreiben. Jemand, der diesen Wandel nicht kennt, kann möglicherweise gar nicht glauben, was er da sieht.

Besonders eindrucksvoll ist das Beispiel von Dagmar, einer Frau, die ein bekennendes Mitglied der Swingerszene war. Sie betonte immer wieder, wie absurd sie das Bekenntnis zur Monogamie fände. Das bisschen »rein, raus«, wie sie es ausdrückte, sei zwar wunderbar, aber wirklich nichts, weshalb man sich in irgendeiner Weise ängstigen oder aufregen müsse. Nachdem ihr erster Mann sie verlassen hatte und sie verletzt mit ihrer Tochter zurückgeblieben war, war für sie völlig klar, dass eine feste Partnerschaft im monogamen Sinne für sie nicht mehr infrage käme. Jahre später traf sie auf einer Silvesterfeier ihren heutigen Mann. Es dauerte nur wenige Monate, bis aus der begeisterten Swingerfrau eine tief gebundene, eifersüchtige und von Verlassenheitsängsten gebeutelte Frau wurde. Heute führt sie mit ihrem neuen Partner ein beschauliches Leben in Zweisamkeit. Es gibt für sie kaum etwas Abwegigeres, als jemals wieder einen Swingerclub aufzusuchen. Die neue Beziehung ist inzwischen über zehn Jahre alt, und an der tiefen monogamen Bindung der beiden hat sich nie wieder etwas geändert. Ganz sicher ist Dagmar mit ihrem neuen Partner glücklicher, als sie es jemals in der Swingerszene war.

Bitte erlauben Sie uns an dieser Stelle einen kurzen Exkurs, der insofern hier seinen Platz haben kann, als insbesondere Glücksschwellen, wie das vorherige Beispiel sicher sehr deutlich zeigt, in der Lage sind, uns Menschen aufs Heftigste zu verändern. Man könnte fast sagen, dass sich der Aggregatzustand eines Menschen dann ändert …

Lassen Sie uns die erwähnten Aggregatzustände, also jene Zustände, in denen derselbe Mensch in bestimmten Lebensphasen jemand ganz anderes sein kann als in anderen Lebensphasen, noch einmal näher betrachten. Das ist für unsere Schwellenbiografie insofern erhellend, als die Wandlung von einem Zustand in den anderen mit der Überwindung einer Schwelle oder deren Vermeidung verknüpft ist.

Jeder kennt das, wenn hormonell bedingt aus Jungen Männer und aus Mädchen Frauen werden, verbunden mit einer völlig anderen persönlichen Ausstrahlung und völlig anderen Reaktionen der Umwelt. Das Gleiche findet umgekehrt statt, wenn aus Männern alte Männer und aus Frauen alte Frauen werden. In einem Blogbeitrag drückt die Kolumnistin ALEXANDRA LOOS [57] ihr Erlebnis im Umfeld der Menopause mit dem Satz aus: »Und plötzlich war ich unsichtbar.« Sie beschreibt die Krise, die sie durchleben musste, als sie feststellte, dass die gewohnten und oft verteufelten gierigen Blicke der Männer sie nicht mehr verfolgten. Sie schildert in ihrem Aufsatz, wie sehr sie das plötzliche Fehlen der Rückmeldung an sie als attraktive Frau verunsicherte und wie sehr sie dies betrauern musste. Dies ist genau die Schwelle, an der sich diese Frau von einer sexuell wahrnehmbaren zu einer erkennbar älteren Frau wandelte. Das muss keine Katastrophe sein. Weiter oben haben wir bereits die Geschichte von Lisbeth, der Körpertherapeutin, geschildert, die hochgradig erleichtert und erfreut feststellte, dass der sexuelle Stress ihr Leben verlassen hatte.

Gerade die Wandlungen in den weiblichen Biografien der letzten 50 Jahre machen es notwendig, sehr unterschiedliche Entwicklungen der Sexualität in weiblichen Lebensläufen zu betrachten. Während früher Frauen jenseits der Menopause, nicht nur aufgrund der geringeren Lebenserwartung, sondern auch aufgrund der sozialen Zuschreibungen, als alt definiert wurden, gibt es inzwischen außerordentlich verschiedene und vielfältige Entwicklungslinien im weiblichen Leben. Manche Autoren, wie

---

57 LOOS, ALEXANDRA: »Und plötzlich war ich unsichtbar ...« Online unter: https://lemondays.de/motivation/unsichtbar-in-den-wechseljahren/ (Letzter Abruf 3.10.2018.)

zum Beispiel DAVID SCHNARCH[58], konnten feststellen, dass bei vielen Frauen jenseits der 50 – nicht zuletzt wegen der wegfallenden Bedrohung durch unerwünschte Schwangerschaft, aber auch, da ihre Kinder erwachsen werden – eine eindrucksvolle Befreiung der sexuellen Möglichkeiten zu beobachten ist. Psychodynamisch gereift und dadurch im positiven Sinne selbstbewusster, können viele Frauen in diesem Lebensabschnitt intensivere sexuelle Erfahrungen machen als jemals zuvor. Dies hat auch erhebliche Auswirkungen auf ihre Partner, die beglückt feststellen können, dass die Tiefe der im erotischen Feld möglichen Begegnungen enorm zunimmt. In manchen Beziehungen erweist sich dies als dauerhaft.

Der vordergründig deprimierende Prozess des Älterwerdens kann sich hier unbestreitbar als Schwelle ins Glück manifestieren. Dabei wollen wir uns ausdrücklich einer Wertung enthalten und anerkennen, dass Glück darin bestehen kann, Erotik neu zu erschließen oder aber auch sie in Frieden hinter sich zu lassen.

Wir reden hier allerdings von einer privilegierten Gruppe, deren diesbezügliche Schwellen zu tieferen Verwirklichungsformen führen. Bei anderen Paaren, Lisbeth und ihr Mann sind dafür ein Beispiel, besteht diese Schwelle darin, die Sexualität hinter sich zu lassen und die dadurch freiwerdende Energie in andere Lebensbereiche zu investieren. Wir erwähnen das, um dafür zu plädieren, Wandlungen dieser Art wertfrei anzunehmen. Jede Frau und jeder Mann sollte sich die Freiheit nehmen, den jeweils für sich authentischen und wahrhaftigen Weg zu gehen.

58 SCHNARCH, DAVID: *Die Psychologie sexueller Leidenschaft*. Klett-Cotta, Stuttgart, 2018.

Bei manchen Paaren verläuft diese Entwicklung allerdings nicht parallel. Viele entscheiden sich dann aufgrund des Versiegens der Sexualität bei einem der Partner, gemeinsam auf die Sexualität zu verzichten. In einigen Fällen ist es jedoch so, dass jener, dessen Sexualität noch vitaler ist, sich in seinem Bedürfnis nach körperlicher Nähe verlassen fühlt. Hier ist oft der Punkt, an dem neue Partner ins Leben treten, was zu heftigen Krisen bis hin zum Zusammenbruch der Beziehung führen kann.

Diese Problematik stellt dann für die betroffenen Paare eine oft unerwartete, sehr schmerzhafte und doch unvermeidbare Schwellensituation dar. Sie ist ein Beispiel dafür, dass das Leben an einen Scheideweg kommt, der unabdingbar eine Entscheidung verlangt, die zumindest im ersten Schritt den einen der beiden Betroffenen zum Verlierer macht und gleichzeitig den anderen zum Verräter. Aggregatzustände wechseln also durch hormonelle Veränderungen, aber nicht nur.

Auch schicksalhafte Veränderungen können darüber entscheiden, ob jemand so oder eben auch ganz anders ist. Jeder Coach oder Psychotherapeut kennt die narzisstische Krise, bei der jemand aus dem Zustand der Größenfantasie in jenen der Verzweiflung wechselt. Das berühmte Großmaul wird kleinlaut, fühlt sich wie unter den Teppich gekehrt. Das Gegenteilige passiert natürlich genauso: Gar nicht so wenige Menschen dümpeln lange Zeit in einem Zustand sehnsuchtsvoller Erfolglosigkeit vor sich hin, um dann doch zu erreichen, worum sie jahrzehntelang eigentlich kämpften. Dann ändert sich ihr Aggregatzustand oft in Richtung einer freudigen Dankbarkeit, die im Bewusstsein behält, dass das Erreichte nicht selbstverständlich ist. Andere – jeder kennt die Geschichten von manchen

Lottogewinnern – wechseln in den Zustand der Euphorie, um ihr neues Glück in kürzester Zeit durch Maßlosigkeit zu zerstören.

Sebastian, ein Banker, hatte sich vergaloppiert. Er hatte spekulativ mehrere Immobilien gekauft, die er zum größten Teil finanzieren musste. Seine Hoffnung war, diese Gebäude nach Ablauf der Spekulationsfrist deutlich teurer verkaufen zu können. Die Hoffnung bestätigte sich – für einige Wochen sonnte er sich in dem Glück, Millionär zu sein. Dann zahlte die Firma nicht, die die Häuser gekauft hatte. Wechselnde Mitarbeiter der Käuferin traten auf und monierten immer neue Unzulänglichkeiten bei diesen Häusern: Brandschutzmaßnahmen seien unzureichend, Balkongeländer entsprächen nicht den Sicherheitsvorschriften und, und, und. Anfangs versuchte Sebastian noch, gegen diesen Tsunami an Forderungen anzukooperieren. Er investierte und investierte, und schließlich verlor er die Hoffnung, jemals die Käufer zu befriedigen. Seine Darlehen drückten. Voller Schuldgefühle musste er sein Elternhaus verpfänden, in dem die Eltern noch wohnten. Das Ganze endete in der Rückabwicklung des Kaufvertrages. Sebastian war ein gebrochener, verzweifelter Mann, dem nur noch die Religion einen letzten Halt im Leben bot. Dann geschah das Wunder: Ein neuer Käufer tauchte auf, der die Häuser sogar noch zu besseren Bedingungen kaufte, als der Abtrünnige es getan hätte. Sebastian war erlöst. Das Elternhaus konnte entschuldet werden, ebenso wie alle Darlehen. Derselbe Mann, der Monate vorher noch gebeugt und verzweifelt durchs Leben gegangen war, war nun voller Kraft und Freude. Er hatte es geschafft, es hatte sich gelohnt. Er war so dankbar für dieses Glück, dass er von einem großen

Teil seines Geldes einen Wald kaufte, um diesen als geschütztes Biotop der Welt zurückzugeben. Wenn man ihn heute, Jahre später, sieht, kann man feststellen, dass er der freundliche, erfüllte und dankbare Mann geblieben ist, als der er sich in dem Moment entpuppte, als der Käufer ohne Komplikationen die vereinbarte Kaufsumme überwies.

Bevor er die Schwelle zum Glück überschreiten konnte, musste er buchstäblich durch eine Hölle aus Angst, Zweifel und Enttäuschung gehen, seine eigenen Grenzen in tiefstem existenziellen Sinne spüren. Umso großartiger war es dann für ihn zu erleben, dass die tiefste Not der Vorraum zu höchstem Glück sein kann.

Wir wollen hier nicht die Fülle an Literatur, die es zum Thema Glück schon gibt, vermehren, und doch gehört es in dieses Buch, darüber zu reflektieren, was mit Glück an Schwellensituationen so alles geschehen kann. Dabei erscheint uns eine Unterscheidung recht wesentlich, nämlich jene, dass man Glück einerseits als einen Zustand, andererseits als Ereignis erleben kann. Beides ist wahr.

Manche definieren: »Glück ist die nie endende Wiederholung des Vertrauten.« Sie beschreiben damit eine Form von Glückseligkeit, die unterschwellig das Leben vieler Menschen prägt: Dieser Zustand dringt, während er existiert, zumeist nicht in das Bewusstsein. Insofern ist verständlich, wenn diese Formen des Glücks, die möglicherweise sogar die wichtigsten im Leben sind, häufig erst durch deren Beendigung erkannt werden.

Wir Autoren sind vielen Witwen begegnet, die über Jahrzehnte unzufrieden waren. Erst der Tod und damit die Abwesenheit ihres Partners ließ sie erkennen, welch großartigen Beitrag dieser für ihr Lebensglück geleistet hatte. Erst danach sahen sie endlich klar, wie sehr gerade er der Richtige für ihr Leben gewesen war.

Leila, die Witwe eines berühmten Kollegen, selbst Seminarleiterin, führte zu Lebzeiten ihres Gatten permanent Krieg mit ihm. Sie rivalisierte mit ihm, beschimpfte ihn wegen seiner Affären und verleumdete ihn gegenüber seinen Schülern. Sein Tod war wie eine Erleuchtung. All ihre uneingestandene Liebe zu ihm kam ihr zu Bewusstsein, ebenso wie die Dankbarkeit, dass sie so viele Jahre an der Seite dieses genialen Menschen hatte leben dürfen. Diese postume Liebe begleitete sie für den Rest ihres Lebens, was sie nicht zuletzt dadurch ausdrückte, dass sie ihre weltweiten Seminarreisen nie ohne die Urne ihres Mannes antrat. Diese Urne stand bei ihren Gruppenarbeiten immer zu ihrer Rechten.

Die Erkenntnis, glücklich zu sein, ergibt sich für viele Menschen erst im Nachhinein, hinter der nächsten Schwelle, und sie gipfelt oft auch in der Verklärung der Vergangenheit. Dennoch kann sie uns in der Gegenwart nähren, indem wir, statt in Trauer um das Verlorene zu verfallen, tiefe Dankbarkeit spüren. Diese kann zur Ressource werden, die uns hilft, kraftvoll unseren Weg weiterzugehen. So ist es gerade die Ressource vergangenen Glücks, die es uns auch erlaubt, mit unserer Biografie Frieden zu schließen, das Gute in ihr zu erkennen und uns dann für das Gute in der Gegenwart zu öffnen.

Viele Routinen, die als nie endende Wiederholung des Vertrauten den oben erwähnten Glückszustand erst ermöglichen, tragen uns durch unserer Leben und erleichtern unseren Alltag. Sie verdienen Würdigung. Manche verachten die Routinen, weil sie uns angeblich zu Automaten machen. Sie verlangen, dass wir uns endlich dekonditionieren und uns dadurch von ihnen befreien. Diese Sicht ist in gewisser Weise richtig. Die andere Seite ist die, dass Routinen uns enorm dabei helfen, die Komplexität unseres Lebens zu reduzieren. Nur so können wir präsent bleiben für die aktuellen Aufgaben, die es uns stellt.

Wichtig zur Erkenntnis unseres Glücks ist es, jene Freunde und Verbündete zu erkennen, die einfach durch ihre Präsenz, Achtsamkeit und Liebe dazu beitragen, dass unser Leben wesentlich leichter wird. Genauso wichtig ist es, uns selbst als Liebende zu erkennen, in unserem Bemühen, jenen, die uns wichtig sind und die wir lieben, Last abzunehmen und deren Leben leicht, fröhlich und glücklich zu machen. Oft teilen wir mit ihnen ein stilles, großartiges Glück, das es verdient, aus dem Übersehen-Werden im Alltag ins Bewusstsein gehoben zu werden.

Dankbarkeit für das scheinbar Selbstverständliche ist ein wesentlicher Schritt hin zur Schwelle ins Glück. Der nächste Schritt besteht darin, diese Dankbarkeit mitzuteilen, sowohl dem Du, das sich endlich als wertvoll gewürdigt fühlt, als auch der Umgebung, jener dritten existenziellen Ebene, in der sich das Glück nach außen unübersehbar inszeniert. Viele Menschen tun dies seit ewigen Zeiten, indem sie ihr Glück durch Dankgebete artikulieren. Wir werden nie erfahren, ob Gott sich wirklich darüber freut. Aber eins ist ganz sicher: Unser Partner und unsere Freunde werden durch unseren Dank glücklicher.

Die andere Erfahrung von Glück betrifft Glück als Lebensereignis. Dabei ist es fast gleichgültig, ob es sich um eine neue Liebe, eine Beförderung oder einen Lottogewinn handelt. Was Glück in solchen Situationen so schwierig und auch so verletzlich macht, ist häufig die Tatsache, dass es im Gegensatz zum Unglück nicht eindeutig ist und sich in seinen Konsequenzen häufig relativiert. Dieser Umstand ist im kollektiven Denken so tief verankert, dass manche im Glück statt Freude düstere Fantasien über die Zukunft entwickeln. Hinzu kommt, dass man als Leidender fast immer mit der freundlichen Empathie seiner Mitwelt rechnen kann, während dem Glückspilz häufig der Neid der anderen mit der Frage entgegenschlägt, ob er dieses Glück überhaupt verdient.

An anderer Stelle in diesem Buch haben wir bereits einiges über die Psychologie des Gebens und des Nehmens gesagt. All dies gilt in besonderer Weise für Situationen des Glücks. Um ein solches Geschenk des Lebens wirklich zu verarbeiten und zu integrieren, ist es unbedingt erforderlich, es zunächst einmal zur Gänze und unschuldig anzunehmen. Wenn uns das gelingt, haben wir eine entscheidende Schwelle ins Glück überschritten. In der Konsequenz sind wir reicher, und gerade aus diesem Reichtum heraus wird es erst vorstellbar, dass wir den Wunsch entwickeln, mit anderen zu teilen. Dies liegt nicht an der zermürbenden Bitterkeit sozialer Schuldgefühle, sondern daran, dass es zur Natur der meisten Menschen gehört, aus der Fülle ihres eigenen Lebens heraus andere zu unterstützen.

Indes haben viele Menschen Erfahrung damit, wie schwer es ist, diesen Prozess der Integration von Glück ungestört ablaufen zu lassen. Häufig zerschellt Glück schon zu Beginn daran, dass es bezweifelt wird, und nicht selten stößt es an Schuldgefühle. Auch über diese Dynamik haben wir bereits berichtet.

Interessant ist, dass Glück auch eine erlebte Erfahrung von Erfüllung sein kann, etwas, das uns erlaubt, das bis dahin Aktuelle als erledigt zu betrachten. So besteht auch ein sehr gewichtiger Hintergrund vieler Depressionen darin, dass Menschen mit einer ganzen Fülle von unerledigten Aufgaben und Belastungen durchs Leben gehen.

Viele von uns haben schon einmal eine Steuerklärung monatelang vor sich hergeschoben, jeden Tag daran gedacht, dass es endlich wichtig wäre, sich dieser Aufgabe zu widmen. Hinzu kommt der ungeklärte Konflikt mit dem Partner, berufliche Aufgaben, die liegengeblieben sind, und so weiter.

Ein befreundeter Arzt war gequält von über 400 Arztbriefen, die er noch zu erledigen hatte. Verzweifelt packte er die Akten in seinen Kombi, fuhr damit bis nach Spanien und warf sie dort ins Altpapier. Ein achtsamer Müllmann bemerkte die Akten und fürchtete, dass sie irrtümlich weggeworfen worden seien. Er überreichte sie der Stadtverwaltung, die sie in die Klinik schickte, wo der Kollege nach seinem Urlaub von ihnen begrüßt wurde, ebenso wie von einer Abmahnung.

Meist hilft es nicht, wir müssen die Dinge erledigen. Solche unerledigten Aufgaben und Konflikte werden in der Gestalttherapie »offene Gestalten« genannt beziehungsweise »unfinished business«. Offene Gestalten entziehen der Seele Kraft. Umso beglückender ist es zu erleben, wenn es uns gelingt, eine Gestalt zu schließen. In gewisser Weise kann man auch das ganze Leben als einen Gestaltprozess begreifen, dessen Gestalt sich im Tode schließt. Manche denken, dass Tote deshalb in der Regel friedlich aussehen, weil sie im letzten Moment des Sterbens jenen Prozess einer sich schließenden Gestalt als Glück erfahren.

Wir kommen nun zu jenen Lebensschwellen, die dadurch bedingt sind, dass eine schwere Krankheit abrupt oder auch schleichend ins Leben eindringt. Damit zwingt sie sowohl die Kranken als auch die Angehörigen unabdingbar, ihr Narrativ zu verändern und einen manchmal äußerst dornenreichen und langwierigen Weg der Bewältigung anzutreten.

KRANKHEITSSCHWELLEN

LASSEN SIE UNS NUN ERNEUT INNEHALTEN. Richten Sie Ihren Blick auf Ihr Leben. Vielleicht haben Sie selbst schon einen Schicksalsschlag durch eine schwere Krankheit erlebt, oder Sie haben mitbekommen, wie dies jemand anderes traf. Die meisten von uns hatten zumindest schon einmal heftige Angst vor einem solchen Ereignis. Falls Sie selbst oder ein Angehöriger betroffen sind, schauen Sie einmal auf Ihre Lebensgrafik und spüren Sie dahin, wie es damals war. Markieren Sie den Punkt in Ihrer Grafik deutlich. Wo stand Ihr Leben im Vorfeld dieser Situation, und wie ging es weiter? Wenn dieses Ereignis schon länger zurückliegen sollte, dürfte in allen Kurven, der allgemeinen Lebenskurve, der der Liebe, der Macht etc. Ihr persönlicher Bewältigungsweg abgebildet sein. Vielleicht erkennen Sie bei dieser Betrachtung, dass die Krankheit auf einen spezifischen Schwellenparcours führte, den Sie auf diese oder jene Weise bewältigt haben, vielleicht sind Sie ja noch dabei. Lassen Sie sich darüber staunen, wie sich Ihre Seele oder auch die Seelen anderer, die Sie dabei beobachten konnten, mit so schwerwiegenden Ereignissen auseinandersetzen.

Vielleicht können Sie auf die eine oder andere Weise für sich formulieren, wie die Krankheit, vielleicht auch ein damit einhergegangener Tod, Sie reifer, weiser und lebensfähiger gemacht hat.

Bei Trennungsschwellen stirbt vor allem ein mehr oder minder großer Teil des vor der Trennung liegenden Lebensentwurfes. Die reale Welt verändert sich, indem die Person, von der man sich trennte oder getrennt wurde, fehlt. Das Individuum steht dann vor der Aufgabe, sein persönliches Narrativ der neuen Situation anzupassen und auf diese Art eine Vision des eigenen Selbst aufzubauen, die geprägt ist von Selbstwert und Perspektive.

Wenn eine schwere Krankheit ins Leben einbricht, bedeutet das nicht nur den Verlust der Lebensvision, sondern auch, stärker als bei Trennungen, die mehr oder minder weitgehende Zerstörung des Selbstbildes. Letzteres empfinden die Betroffenen häufig als die bedeutend schwerwiegendere Katastrophe. Die Glücksvorstellung von »Ich bin jung, schön, gesund, reich und unverwundbar« wird schwer beschädigt. Das Sprichwort »Der Gesunde hat viele Wünsche, der Kranke nur einen« erweist sich hier in vielfacher Weise als richtig.

Marc und Evelin waren seit vielen Jahren verheiratet. Er war der intelligente und kraftvolle Mann, der seiner Frau ein beschütztes, sicheres und komfortables Leben ermöglichte. Er war stolz auf diese Fähigkeit und definierte sich über seine Fitness und Belastbarkeit. Eines Morgens beim Frühstück brach sein Redefluss mitten im Satz ab. Er wurde bleich, verdrehte die Augen und fiel ins Koma. Evelin erkannte, dass ihr Mann dabei war zu sterben. Sie rief den Notarzt, der wenig später erschien und Marc in ein akademisches Lehrkrankenhaus brachte, in dem ein erfahrener Neurochirurg Feiertagsdienst hatte. Marc bot das Bild einer Kleinhirnblutung, und er hatte das Glück, bereits eine Stunde nach dem akuten Ereignis in guten, erfahrenen Händen auf dem OP-Tisch zu liegen. Er überlebte. Der Preis für das Überleben war allerdings ein sogenanntes Kleinhirnsyndrom, das in seinem Fall geprägt war von Gangunsicherheit, einer schlecht artikulierten Sprache und Konzentrationsstörungen. Dies alles bei erhaltener Selbstidentität und Orientierung. Es begann ein langer Rehabilitationsprozess, bei dem sich vieles besserte. Dennoch, das alte Narrativ musste von einer Sekunde zur anderen umgeschrieben werden. Ab jetzt war Marc derjenige, der auf seine Frau angewiesen war. Sie musste ihn tragen, und er musste verstehen, dass er zwar immer noch ein starker Mann war, aber aufgrund seiner Gleichgewichtsstörungen im Vergleich zu früher hilflos. Er musste verstehen, dass er nicht mehr die gewohnte Konzentrationsfähigkeit hatte, viel schlafen musste, weniger belastbar war. Viel stärker als jemals zuvor fühlte er eine tiefe Dankbarkeit Evelin gegenüber, dass sie für ihn sorgte, ihn beschützte und bei ihm ausharrte. Auch Evelins Narrativ erfuhr gravierende Veränderungen. Keine Chance mehr für die Rolle der Frau an der Seite eines starken Mannes.

Ab jetzt war sie gefordert zu tragen, präsent zu sein, seine Defizite auszuhalten. Sie lernte, ihm voller Geduld zuzuhören und immer wieder in Demut und Dankbarkeit anzunehmen, dass ihr Mann noch lebte und es jetzt ihre Lebensaufgabe war, ihn zu unterstützen und zu begleiten.

Evelins Weg der Begleitung ihres Mannes durch dessen Rehabilitationsprozess war für jeden erkennbar sehr anstrengend. Manchmal fragte man sich, wie sie das nur durchhielt und trotzdem positiv und zugewandt blieb. In diesem Zusammenhang berichtete Evelyn, eine ganz wesentliche Ressource sowohl für sie selbst, aber auch für Marc, sei gewesen, dass beide bei aller Not die Hoffnung hatten, dass am Ende dieser Strapaze ein neues gutes Leben auf sie wartete. Dabei half ihr unter anderem, dass ein Freund kurz nach dem akuten Ereignis davon erzählte, er kenne einen Psychoanalytiker, der auch eine massive Kleinhirnblutung erlitten habe. Dieser sei jetzt, zwei Jahre nach dem akuten Ereignis, wieder voll in seinem Beruf tätig. Wie Evelyn erzählte, war dieses Wissen, dass auch andere die Krankheit schon hatten und dass es bei ihnen gut gegangen war, für beide von großem Wert. Ebenso natürlich wie das Wissen darum, dass das Gehirn über eine gewisse Plastizität verfügt, die es ihm erlaubt, substanzielle Schäden mindestens teilweise zu kompensieren. Was ihr auch sehr geholfen habe, seien Pilgerfahrten. Analog zu jenen, die heute den Jakobsweg gehen, habe ihr das Pilgern geholfen, sich zu zentrieren und sich nicht total in ihrem anspruchsvollen Alltag zu verlieren. Hinzu kommt, dass Marc und Evelyn religiös sind. Dies war in der Stunde der Not von großem Wert und bildete natürlich auch einen wesentlichen Hintergrund dafür, dass beide im Pilgern spirituelle Hilfestellung erfahren konnten.

Besonders Gefäßprozesse im Gehirn werden oft überlebt und bedeuten aber, dass sich in schweren Fällen von einer Sekunde auf die andere das Leben der Kranken und, was oft unterschätzt wird, das Leben der Angehörigen vollkommen ändert. Außenstehende schwingen manchmal die moralische Keule über Angehörige, die nach Monaten, manchmal aber auch erst nach Jahren völlig erschöpft zusammenbrechen und dann gar nicht so selten den Kranken verlassen. Manche der Betroffenen sagen dann: »Der Mann/die Frau, den/die ich geheiratet habe, existiert nicht mehr. Das andere Wesen, das durch die Krankheit entstand, kann ich nicht lieben.« Das ist umso verständlicher, wenn der Kranke ein sogenanntes Frontalhirnsyndrom hat, das ebenso wie manche Epilepsien zu erheblichen Persönlichkeitsveränderungen führt, oft in Richtung Unberechenbarkeit und Aggressivität. Auch ein Herzinfarkt kann das Leben massiv verändern.

Da ist der 72-jährige Judolehrer, der so stolz darauf war, bedeutend jüngere Menschen in Bezug auf Gelenkigkeit, Fitness und Körperkraft zu übertreffen. In dem sicheren Gefühl, aufgrund seines gesunden Lebenswandels gegen alle Krankheiten gefeit zu sein, ignorierte er die Schmerzen in der Brust und im linken Arm für mehr als einen Tag, bis ihm schließlich schwindelig wurde und er den Notarzt rief. Er überlebte seinen Hinterwandinfarkt, der eine große Narbe hinterließ und seine Herzleistung auf 40 Prozent reduzierte. Er ist ein tapferer Mann und ringt um eine konstruktive Einstellung seinem neuen Leben gegenüber. Dennoch ist es unfassbar für ihn, am Berg Luftnot zu haben und bestimmte Würfe – er unterrichtet noch immer Judo –

als Überforderung zu erleben. Besonders gravierend ist es, dass der Herzinfarkt Anlass für ihn ist, intensiv über seinen eigenen Tod nachzudenken.

Abgesehen von diesen akuten Erkrankungen gibt es auch eine weitere Schwellensituation, die unser Leben für immer verändert. Das ist der Moment, wenn jemand die Diagnose einer tödlichen oder auch chronischen Erkrankung erhält. Sobald die Diagnose gesichert ist, ist sie eine unumstößliche Wahrheit im Leben der Person und damit unabdingbar ein Teil ihres Narrativs. Äußerlich hat sich oft nichts geändert, und doch ist für immer alles anders. Viele Menschen erleben an dieser Stelle absolutes Entsetzen, wobei oft schwer zu unterscheiden ist, ob der Kranke oder seine Angehörigen stärker schockiert sind. Andere verhalten sich, als hätten sie die Diagnose gar nicht begriffen, beziehungsweise sie ignorieren die Diagnose einfach. In irgendeiner Weise inszeniert sich hier häufig die Stufenfolge zur Bewältigung von tödlichen oder schrecklichen Diagnosen, wie wir Sie bereits nach ELISABETH KÜBLER-ROSS, Seite 175, beschrieben haben.

So war es auch bei Annette. Als sie die Diagnose Glioblastom erhalten hatte, war sie zunächst zuversichtlich (»Ich bin hier in einer ausgezeichneten Fachklinik. Man wird mich operieren, da gibt es noch die Strahlenbehandlung und dann bin ich wieder gesund.«). Sie sagte das, obwohl ein anderer Teil ihrer Seele durchaus begriffen hatte, dass ihre Diagnose den Tod bedeutete.

Bei manchen Kranken geht die Verleugnung so weit, dass sie sich gar nicht erinnern, was sie denn eigentlich haben. Wenn dann die Wahrheit der Diagnose ins Bewusstsein dringt, insbesondere der sichere Tod erkannt wird, gibt es bei vielen eine Phase der Auflehnung. Plötzlich ist da der spirituelle Heiler, der schon so viele Krebskranke durch Handauflegen geheilt hat und damit die törichte Schulmedizin widerlegt. Seine Kollegin ist die Kräuterhexe hinter den Wäldern, die den heilenden Trank zur Verfügung stellt, oder was auch immer für alternativmedizinische Illusionen aufgesucht werden. Es beginnt eine Odyssee, die oft geprägt ist von immer wieder neuer Hoffnung, zum Teil wahnwitzigen Kosten und angesichts der Unabänderlichkeit der Diagnose immer wieder neuen Enttäuschungen. Dann stellt sich bei vielen eine Phase der Resignation ein, in der das Leben scheinbar zum Stillstand kommt. In dieser Phase ist dann oft erstmals ein intensiver Trauerprozess möglich, bei dem das gewohnte Leben Stück für Stück losgelassen wird. Oft nehmen es die Kranken erst jetzt auf sich, bewusst über die Schwelle zu gehen und ihr Narrativ dahingehend zu verändern, dass sie eine neue Identität entwickeln. Viele schaffen es dann, ihre Krankheit als Teil ihres Lebens anzunehmen und Frieden damit zu schließen. Oft erleben auch die Angehörigen diese Phase als große Entlastung. Sie haben die Aufgabe, ihre lieben Menschen zu begleiten und sich gleichzeitig auf eine Phase ohne diese Menschen vorzubereiten.

Natürlich sind nicht alle Krankheiten, die das Selbstbild verändern, tödlich. Es gibt eine Reihe von chronischen Erkrankungen, wie Diabetes, Rheuma oder dergleichen, die oft über Jahrzehnte ein Leben prägen können. Sei es durch Diät oder aber, was besonders gravierend ist, in Form chronischer Schmerzsyndrome. Gerade Letztere stellen die Bewältigungsmechanismen der Betroffenen auf eine besonders harte Probe.

Steffi ist so eine Patientin. Im Rahmen eines Zahnimplantats traten bei ihr permanente Schmerzen im Bereich des Unterkiefers auf. Es begann eine Odyssee mit unzähligen Therapieversuchen. Zu guter Letzt wurde das Implantat herausoperiert, was nichts veränderte. Klar war, sie hatte eine Schmerzsymptomatik im Bereich des unteren Gesichtsnervs, von der keiner wusste, woran es lag. Es dauerte lange, bis ein spezielles MRT durchgeführt wurde, bei dem man einen winzig kleinen gutartigen Hirntumor feststellte, der die Eigenschaft hatte, sehr langsam zu wachsen und angesichts seiner Lage direkt an einem wesentlichen Nervenknoten inoperabel zu sein. Ein Versuch mit Röntgenstrahlen half nicht weiter. Steffi weiß, was sie hat. Sie weiß, dass es nie heilen wird, und sie sieht sich als junge Mutter mitten im Leben vor der Aufgabe, dauerhaft Schmerzen ertragen zu müssen.

Diese Tatsache in ihr eigenes Selbstbild einbauen zu müssen, stellt die engagierte und lebensbejahende junge Frau vor eine nicht leicht zu bewältigende Aufgabe.

Auch bei dementiellen Erkrankungen wird die Diagnose lange vermieden, weil alle Beteiligten wissen, dass am Tag der Diagnosestellung das gewohnte Leben für immer vorbei ist. Wenn der Kranke weiß, dass Alzheimer bei ihm diagnostiziert wurde, führt das natürlich zu erheblichen Selbstzweifeln, die aber langfristig im mehr oder minder starken Nachlassen des

Bewusstseins ihre Relevanz verlieren. Für die Angehörigen ist von einem auf den anderen Tag nicht mehr klar, wie weit eine Äußerung ihres Partners vielleicht nur bizarr ist oder eben Ausdruck der Demenz. Es macht einen großen Unterschied, ob eine genervte Frau denkt: »Mein Mann spinnt gerade, und das kann ich mit ihm klären«, oder ob sie denkt, sein Hirnabbau habe das nächste Stadium erreicht. Dieser Konflikt beispielsweise ist eine der unvermeidbaren Schwellensituationen im Umfeld von derartigen Krankheiten.

Natürlich gibt es inzwischen einiges an Hilfestellungen für die Angehörigen. Es existieren durchaus Medikamente, die das Fortschreiten der Demenz verlangsamen können, aber heilen kann man sie ebenso wenig, wie man vermeiden kann, dass der dementielle Abbau immer weitergeht. Bei allen Krankheiten, aber besonders im Umfeld von dementiellen Erkrankungen, die ja manchmal länger als ein Jahrzehnt bestehen, ist es häufig berührend zu sehen, mit welcher Liebe und Aufopferungsbereitschaft die Partner den Kranken die Treue halten und wie sie sie oft über mehr als ein Jahrzehnt im Altenheim besuchen.

Eine von heftigen Schuldgefühlen begleitete Schwellensituation stellt gerade bei Demenzkranken, aber auch bei alten und gebrechlichen Menschen, die Situation dar, wenn die Angehörigen entscheiden, dass eine weitere Pflege zu Hause nicht mehr möglich ist, der Alte oder Kranke in ein Altenheim verlegt werden muss. Viele Angehörige, besonders die Partner von Demenzkranken, kämpfen oft bis zur ultimativen Erschöpfung darum, diese Schwelle hinauszuzögern. Nicht selten ist es die Inkontinenz des Pflegebedürftigen, die das Heim unvermeidbar werden lässt.

Ein sehr wichtiger Aspekt, der die Angehörigen in dieser Situation sehr trösten kann, besteht darin zu erkennen, dass das Schlimmste, was dem Kranken passieren kann, der Zusammenbruch seiner Helfer ist. Die Helfer müssen erkennen, dass sie auch um des Kranken willen gut für sich sorgen müssen. Nur so können sie relativ stabil auf der manchmal viele Jahre dauernden Strecke durchhalten. Eine tragische Komplikation kann auch darin bestehen, dass hochgradig überforderte Angehörige heftige Aggressionen gegen die Patienten entwickeln, bis dahin, dass sie sie in ihrer Verzweiflung körperlich misshandeln.

Eine besonders gravierende Konfrontation mit Krankheit und damit eine heftige Herausforderung, die das Leben völlig verändert, besteht darin, dass Eltern mit der tödlichen Erkrankung eines Kindes umgehen müssen. Den Tod eines Kindes bewältigen manche Eltern nie. Oft wird das tote Kind zu einer Art spirituellem Begleiter, der in der Fantasie lebenslang im Bewusstsein der betroffenen Eltern verbleibt. Ausgesprochen schwierig ist es, wenn Eltern versuchen, ein neues Kind zu zeugen, das das gestorbene Kind ersetzen soll. Dies ist für das neue Kind eine schwere Belastung, die oft nur dadurch zu überwinden ist, dass die Eltern doch noch ihr totes Kind betrauern und wirklich zu erkennen lernen, dass das neue Kind ein eigenständiges Individuum ist, das sein Leben um seinetwillen leben muss und das mit dem gestorbenen Geschwister weder identisch noch vergleichbar ist. Dieses Loslassen des toten Kindes und die Annahme des jüngeren Geschwisters als eigenständig ist in manchen Familien eine der heftigsten und existenziellsten Schwellensituationen überhaupt, siehe hierzu unsere Geschichte von Gerlinde auf Seite 38.

Eine andere, nicht minder kritische Schwellensituation ergibt sich dann, wenn festgestellt wird, dass ein Kind eine chronische Erkrankung hat, die von den Eltern äußerste Disziplin und Kontinuität verlangt in dem Bewusstsein, dass zum Beispiel Diätfehler das Kind langfristig aufs Heftigste schädigen würden. Gerade sanfte und liebevolle Eltern sind mit der damit einhergehenden Strenge oft massiv belastet. Eine der häufigsten derartigen kindlichen Erkrankungen ist der Diabetes mellitus Typ 1.

Christine hatte gerade ihr zweites Kind, einen Sohn, geboren. Das Familienglück war spürbar gewesen. Sie war mit ihrem Mann Paul bei der U2, der Vorsorgeuntersuchung vier Wochen nach der Geburt, als bei der ebenfalls anwesenden älteren Tochter Diabetes mellitus Typ 1 festgestellt wurde. Diese Krankheitsschwelle änderte nicht nur für das betroffene Kind alles, sondern zwang die gesamte Familie in einen Rhythmus aus Spritzen und Diät, der 24 Stunden am Tag, 365 Tage im Jahr und für die Tochter lebenslang andauern würde. Zur Vermeidung von Spätschäden dieser Krankheit war es in den nächsten Jahren äußerst wichtig, neben quälenden Blutzuckerkontrollen und dem Geben von mehreren Spritzen am Tag das Kind durch die Kleinkindphase bis zur Pubertät so zu begleiten, dass es auch seelisch mit dieser Krankheit umzugehen lernte. Das alte Narrativ, »Wir sind eine glückliche, gesunde Familie, eingebunden in einen guten wirtschaftlichen und sozialen Kontext, ohne große Probleme«, war von einer Sekunde zur anderen dahin. Es blieb nicht einmal Zeit für den Trauerprozess, da die medizinische Versorgung der Tochter das gesamte Familiensystem jeden Augenblick forderte. Paul erkannte schnell, dass in diesem Fall nicht nur das Wissen um Ernährung und

Medizin wichtig war, sondern ebenso ein Kontext für das Kind und die Eltern, in dem es Austausch über die Betroffenheit geben konnte. »Die Betroffenheit in Energie umwandeln« hieß dann auch die Überschrift in einer Tageszeitung, als diese über eine von Paul gegründete Elterninitiative für diabetische Kinder in der Stadt berichtete. Diese Elterninitiative bestand über mehr als ein Jahrzehnt und war eine große Hilfe für die Familie wie auch für weit mehr als 50 andere betroffene Familien, die Erkrankung konstruktiv in ihr Narrativ zu integrieren. Kinder und Eltern waren in vielen Treffen gegenseitige Schwellenhelfer und gingen mutig miteinander durch den Schwellenparcours dieser Krankheit. Christine und Paul haben 30 Jahre später drei gesunde Enkelkinder im Arm, die jede Anstrengung der Vergangenheit vergessen lassen und die Lebensfreude und Glück pur sind.

Natürlich ist eine schwere Krankheit immer mit einem Verlust an Lebensqualität verbunden, ebenso wie mit einem Verlust an Freiheit. Wer den Weg mit dem Kranken durchhält, wird auf unabsehbare Zeit täglich mit der Krankheit und ihren Auswirkungen konfrontiert sein. Das kranke Kind erfordert über Jahrzehnte äußerste Disziplin und prägt das Leben seiner Eltern, aber auch das seiner Geschwister. Wie unsere Fallgeschichte zeigt, kann es sehr tröstlich sein zu begreifen, dass all die Mühe einst belohnt wurde, indem aus dem kranken Kind ein starker, lebenstüchtiger Erwachsener geworden ist. Aus der Situation zu fliehen, ist den meisten aufgrund von Schuldgefühlen, vor allem aber aufgrund ihrer Liebe zu dem Kranken, nicht möglich.

In diesen vordergründig ausweglosen Situationen kommt es dann bei manchen Angehörigen zur Überwindung der inneren Schwelle von Auflehnung, Belästigtsein und Hadern und sie entdecken in sich einen starken liebenden Anteil, der ihnen eine neue, tiefe Sinnerfahrung ermöglicht. Diese Erfahrung ist für manche so eindrucksvoll, dass sie begreifen, wie sehr sie durch ihr eigenes Leid einen tiefen Zugang zu sich selbst gefunden haben. Sie empfinden sich als geradezu glücklich, weil sie ihr Herz wahrhaftiger als je zuvor öffnen können.

Peter war zuerst völlig verzweifelt, als bei seiner Charlotte im Zusammenhang mit ihrem Brustkrebs Hirnmetastasen festgestellt wurden. Beide wussten, Charlotte würde sterben, und beide wussten auch, dass die Hirnmetastasen in absehbarer Zeit Charlottes Bewusstsein eintrüben würden. Auf diese Art wurde jeder Tag, den sie noch wach war, für beide zu einem wundervollen Geschenk. Angesichts des nahen Todes waren alle Vorbehalte, alle Scham und Schüchternheit aufgehoben, und sie konnten in vielfacher Weise all ihre Liebe zueinander ausdrücken, sie teilen und annehmen. Kurz nach Charlottes Beerdigung sagte Peter, er sei traurig, weil er und die Kinder Charlotte vermissten. Dennoch fühle er sich reich beschenkt, tief berührt und glücklich darüber, dass er seine Frau an der Schwelle des Todes in einer nie gekannten Weise habe erkennen dürfen. Alle Zweifel, ob er geliebt worden sei, seien dadurch aufgelöst. Die Beziehung zu Charlotte sei das größte Geschenk seines Lebens, und er gehe gestärkt und voller Dankbarkeit seiner Zukunft entgegen.

Eine ähnlich konstruktive Bewältigungsform konnte auch Hartmut entwickeln, der seit nunmehr zwölf Jahren seine an Alzheimer erkrankte Frau in größter Treue und tief engagiert begleitet. In den ersten Jahren war er verzweifelt, dachte, das schaffe er nicht. Er kam an die Grenze seiner Belastbarkeit, weinte viel und bewältigte in diesem Prozess langsam, aber sicher seine Trauer um das früher so glückliche Leben mit Doris. Jetzt lag sie da, mit ausdruckslosem Gesicht, erkannte ihn schon seit Jahren nicht mehr, und doch war er, da er mehrfach in der Woche Stunden mit ihr verbrachte, besser als jeder andere in der Lage, ihre Befindlichkeiten zu erspüren, und er sorgte für sie ohne jede Ambivalenz. Heute sagt er, er habe sein Leiden überwunden. Das größte Glück seines Lebens habe darin bestanden, Doris kennenzulernen. Sie habe ihn über 40 Jahre treu, liebevoll und freudig begleitet. Er verdanke ihr den größten Teil von allem Schönen, das er jemals im Leben erlebt habe, und es sei selbstverständlich für ihn, diesen Weg mit ihr gemeinsam zu Ende zu gehen. Doris zu pflegen sei für ihn der Lebenssinn seiner späten Jahre. Sein einziger Wunsch ans Leben bestehe noch darin, Doris zu überleben, damit sie in ihrer letzten Stunde nicht alleine sei. Als er mir dies erzählte, machte er auf mich einen kraftvollen und lebensfrohen Eindruck.

An dieser Stelle ließen sich noch unzählige Aspekte krankheitsbedingter Schwellen aufzählen, was den Rahmen dieses Buches sprengen würde. Der Umgang mit Krankheiten ist bei den Menschen sehr unterschiedlich. Für alle bedeutet er ähnliche Schwellensituationen, und jeder bewältigt diese auf seine Art, denn er hat keine Alternative. Ganz sicher gibt jeder sein Bestes in diesen Situationen, und Kranke wie Angehörige verdienen für ihren jeweiligen Bewältigungsweg Respekt und Anerkennung.

Genau dieser Respekt ist es, den die Betroffenen von ihren Schwellenhelfern am dringendsten benötigen. Manche Kinder trauern viele Jahre um ihre Eltern, bis sie die Schwelle von Mutters oder Vaters Tod wirklich hinter sich lassen können. Wenn es so ist, dann ist es so. Manche bewältigen den Tod ihres Partners, indem sie ihn sofort durch einen neuen ersetzen. Auch das ist ein akzeptabler Bewältigungsschritt. Manche ziehen sich zurück, wenn sie eine Krankheit haben, die sie entstellt, verbergen ihren Makel, andere gehen in die Offensive und zeigen sich. Es gibt nicht viele Schwellensituationen, in denen menschliche Verschiedenheit so offensichtlich ist wie hier, an den Schwellen von Krankheit und Tod. Mit letzterem werden wir uns im folgenden Kapitel beschäftigen.

ALTWERDEN UND STERBEN

IN DIESEM KAPITEL KOMMEN WIR ZU DEN BEIDEN letzten, unbestreitbar äußerst wichtigen Schwellen, mit denen die Auseinandersetzung sowohl auf kollektiver als auch auf persönlicher Ebene am häufigsten vermieden wird. Die Rede ist vom Altwerden und vom Sterben.

Wir wissen durchaus, was wir manchen von Ihnen zumuten, wenn wir Sie bitten, diesbezüglich einen Blick auf Ihre Lebensgrafik zu werfen. So viel ist sicher, die letzte Schwelle, die des Todes, haben Sie noch nicht überschritten, sonst würden Sie gerade nicht lesen. Aber ganz sicher haben Sie eine wie auch immer geartete Haltung dem Tod gegenüber. Wie haben Sie denn Ihre Grafik gestaltet? Haben Sie Ihrer Lebenslinie schon einen Endpunkt Ihrer Fantasie gesetzt? Was ist mit den anderen Kurven? Endet Ihr Beruf irgendwann? Und wie geht dann das Leben weiter? Welche Bedeutung hat die Liebe? Welche die Macht? Vielleicht spüren Sie einmal hin, wie es Ihnen geht, wenn Sie die

Gewissheit an sich heranlassen, dass auch Ihr Leben endet! Vielleicht schreiben Sie ein paar Stichworte auf und lassen sich dann durch die folgenden Geschichten und Gedanken inspirieren.

Der Schriftsteller CARLOS CASTANEDA[59] lässt den Zauberer Don Juan erzählen, dass uns der Tod vom Beginn unseres Lebens an immer begleitet, auf unserer linken Schulter sitzend. Er ist der letzte von vier besonderen Feinden – die drei anderen sind Angst, Wissen und Macht. Alle drei kann man besiegen. Der Tod ist der Feind, mit dem wir ein Leben lang kämpfen müssen, in der sicheren Gewissheit, irgendwann zu unterliegen.

Meistens findet der Tod am Ende eines Prozesses statt, den man als Altwerden bezeichnen kann. Dieses Altwerden ist eine der fundamentalen Lebensschwellen, der das Älterwerden vorausgeht.

Jens, ein Freund, drückte es einmal so aus: »Ich habe immer miterlebt und in Dankbarkeit akzeptiert, dass ich älter werde. Eigentlich blieb alles wie immer, nur die Jahreszahl wuchs, und die Kraft ließ ein wenig nach, aber ohne dass dies irgendwelche Konsequenzen gehabt hätte. Seit Kurzem nun merke ich: Ich werde nicht nur älter, ich werde alt. Ich kann nicht mehr lesen wie früher, ich kann nicht mehr laufen wie früher, Autofahren fällt mir schwerer. Vieles, worum ich mich gestern noch mit Leidenschaft bemühte, hat seinen Sinn und seine Farbe verloren. Stattdessen schaue ich durchaus friedlicher als früher auf die Bilanz meines Lebens zurück. Ich spüre, wie ich vieles loslasse und die Endlichkeit meines Lebens immer deutlicher in mein Bewusstsein rückt.«

---

59 CASTANEDA, CARLOS: *Die Lehren des Don Juan: Ein Yaqui-Weg des Wissens.* S. Fischer, Frankfurt am Main, 1988.

Es ist ganz klar, dass dieser hochbewusste Mann erlebt, wie er, ebenso wie seine Frau, über die Schwelle geht. Vieles, was vor dieser Schwelle liegt, muss losgelassen werden. Selbst wenn wir klammern wollen, es fällt einfach weg.

Was zum Beispiel wegfallen kann, zeigte sich bei Hermann, einem Philosophieprofessor, der zeitlebens eine Fülle von Büchern und Texten produzierte und es wirklich gewohnt war, sich, nicht zuletzt durch die Resonanz auf sein wissenschaftliches Werk, voller Stolz damit zu identifizieren. Neulich sagte er: »Früher war ich immer beschäftigt und habe immer gelesen, gesucht und formuliert. Jetzt sitze ich einfach da, schaue in den Raum, bin durchaus bei mir, spüre mich in einer Stille, in der ich mich geborgen fühle, und sehe mich gleichzeitig stumpfsinnig stierend. Alles, was mich stört, sind die kritischen Augen meiner Frau, die von mir Aktivität verlangt. Vor allen Dingen will sie mich zwingen, mit ihr zu reisen, was ich früher gerne getan habe und wovor ich jetzt große Angst habe. Mein Lebensraum, gemeint ist meine Komfortzone, in der ich mich sicher fühle, hat sich eingeengt, auf den Ort, an dem ich zu Hause bin, und die Stadt, wo meine Schwester das Haus der Eltern bewohnt, wo ich meine Schulfreunde treffen kann, wo wir Geschwister zusammenkommen. Schließlich fühle ich mich noch einigermaßen wohl in den Städten, in denen unsere Kinder wohnen. Da fühle ich mich beschützt. Obwohl es physisch noch möglich ist, habe ich keinerlei Verlangen mehr nach Sexualität, nicht mit meiner Frau und auch sonst nicht. Was für mich von großer Bedeutung ist: Alles, was ich zu schreiben hatte, habe ich geschrieben. Manchmal kommen noch Nachfragen nach Rezensionen, die zu schreiben ich noch beherrsche. Ein eigenes Projekt werde ich nicht mehr übernehmen, denn ich weiß: Bis jetzt ist mein wissenschaftliches Lebenswerk makellos, und ich will nicht enden wie mein Lehrer, der nicht erkannte, wann es an der Zeit war aufzuhören, und der sich mit seinen späten Werken in der Fachöffentlichkeit blamierte. Jetzt will ich ausruhen und zur Ruhe kommen.«

Hermann, inzwischen 80 Jahre alt, ist nicht glücklich über das Bewusstsein, ins Alter eingetreten zu sein. Er weiß durchaus, dass seine Frau ihn am Leben hält, indem sie an ihm zerrt und ihn manchmal anschnauzt, wenn er so dasitzt und stiert. Es macht ihm Angst zu fühlen, wie seine Kräfte nachlassen. Der hochgebildete Mann erwischt sich bei Gedächtnislücken, zunehmenden Störungen des Kurzzeitgedächtnisses. Was in dieser Altersphase besonders eindrucksvoll und gleichzeitig entsetzlich sein kann, ist, dass die Freunde ebenfalls reihenweise krank, unbeweglich und dement werden und einer um den anderen stirbt. Das heißt: Hermann beobachtet sich dabei, wie die gewohnte Welt Stück für Stück der Auflösung anheimfällt. Kurz, es findet in ganz vielen Lebensbereichen eine unleugbare Verminderung statt.

Jeder, der ernsthaft diesen Prozess anschaut, wird bestätigen: »Altwerden ist nichts für Feiglinge.«[60] Wie bei jeder anderen Schwelle hängt auch hier die Bewältigung davon ab, wie weit wir es wagen können, unsere Realität ins Bewusstsein zu lassen und daraus die richtigen Konsequenzen zu ziehen. Sehr erleichternd für alle Beteiligten ist, wenn früh in dieser Phase

60 FUCHSBERGER, JOACHIM: *Altwerden ist nichts für Feiglinge.* Goldmann, München, 2014.

der oder die Alten den Mut haben, ihre Dinge zu ordnen. Hierzu zählt zum Beispiel ein Testament, das nach dem Tod Eindeutigkeit schafft und für das der Erblasser die Verantwortung übernimmt, statt den Konflikt zu vermeiden und so die Nachfolgegeneration in Verteilungskriege zu verwickeln. Ein weiterer wichtiger Aspekt ist es, rechtzeitig eine Patientenverfügung zu erstellen, sie mit seinen Ärzten und Angehörigen abzusprechen und sie juristisch so eindeutig zu fassen, dass auch ein ethisch noch so wohlmeinender späterer Behandler keine Möglichkeit hat, den Willen des Patienten zu konterkarieren.

Lassen Sie uns an dieser Stelle noch einmal einen Blick auf Ihr Leben werfen: Vielleicht sind Sie erst 20, und der Tod ist noch weit weg, vielleicht sind Sie auch schon ein älterer Mensch. Es ist in jedem Alter sinnvoll, eine Idee dazu zu entwickeln, was im Fall der Fälle geschehen soll. Wenn Sie jetzt sterben würden, gäbe es da ein Testament, das es den Hinterbliebenen leichter macht zu verstehen, was aus Ihrem Nachlass werden soll? Es braucht oft erheblichen Mut, kann aber hilfreich sein, ungeklärte Konflikte mit eindeutigen Statements abzuschließen. Haben Sie einmal darüber nachgedacht, welche pflegerischen und ärztlichen Maßnahmen Sie in lebensbedrohlichen Krisen auf sich nehmen wollen und wie lange, und welche gar nicht? Gibt es also eine Patientenverfügung, die Ihre Hinterbliebenen auch von jedem Zweifel darüber befreit, was Sie, der dann vielleicht nicht mehr ansprechbar ist, wollen würden? Haben Sie juristisch eindeutige Vorsorgevollmachten erstellt? Und zu guter Letzt: Wie stellen Sie sich Ihre Beerdigung vor, legen Sie Wert auf eine Erdbestattung oder möchten Sie lieber verbrannt werden? Möchten Sie ein persönliches Grab, oder soll Ihre Asche verstreut werden? Und was ist mit der Begräbnisfeier? Wer soll benachrichtigt, wer soll eingeladen werden? Was ist mit dem Nachruf?

Wir empfehlen Ihnen, egal wie alt Sie sind und wie Ihre Situation auch ist, zeitnah und mutig einen Nachlassordner zu erstellen. Füllen Sie Ihre Patientenverfügung am besten gemeinsam mit Ihrem Partner, Kindern und der Familie aus. Machen Sie es schriftlich.

Ein großartiges Erlebnis ist es, die engsten Freunde einzuladen, um an einem gemeinsamen Wochenende mit ihnen für jeden Einzelnen diesen in allen Familien gleich aussehenden Nachlassordner zu erstellen.

Die Dinge fertig machen und Frieden schließen erleichtert den Weg in den Tod. Josef, von dem wir nun berichten, ist hierfür ein gutes Beispiel.

Josef ging, als er merkte, dass seine Zeit endlich wurde, noch einmal auf die Reise. Zunächst ging er nach innen, indem er, so gut er konnte, an die Menschen dachte, mit denen er in seinem Leben näher zu tun hatte. Er überprüfte alle seine Beziehungen darauf, ob es noch etwas Wichtiges zu sagen gab oder ob er sich noch in jemandes Schuld fühlte. Vielleicht, weil er ihn beleidigt hatte, vielleicht, weil er ihn verächtlich behandelt hatte. Es gab auch einen, dem er vor Jahren die Frau ausgespannt hatte. Wie auch immer, er erkannte, dass er zu seinem eigenen Tod umso leichter Ja sagen konnte, je besser es ihm gelang, die unfertigen Beziehungen zu erlösen. Josef hatte neben seiner langjährigen Ehefrau eine deutlich jüngere Geliebte, die für die Reisen, die nun folgten, seine Helferin war. Sie fuhr und stützte ihn, stellte die Beziehungen her und machte Termine. Es gelang Josef tatsächlich, alle noch lebenden Personen aufzusuchen, die er um Verzeihung bitten respektive an denen er noch etwas gutmachen wollte. Nur ganz wenige blieben unversöhnlich. Von den anderen konnte er sich im sicheren Gefühl von Frieden und Verzeihung verabschieden. Seine letzte Reise führte ihn auch in sein Heimatdorf, wo er mit Trauer feststellen musste, dass es niemanden mehr gab, der ihn kannte. Der letzte Verbündete seiner Kindheit und Jugend war wenige Tage zuvor gestorben. Josef fuhr zurück zu seiner Frau und seiner Familie. Er wirkte seltsam gelöst, durchgeistigt und sagte: »Jetzt ist mein Leben fertig.« Wenige Tage später zwang ihn seine Tumorerkrankung ins Krankenhaus, wo er, nachdem er nachts von seiner Geliebten Abschied genommen hatte, im Kreise seiner Familie friedlich verstarb. Er hatte seinen Tod vorbereitet. Für ihn war der Weg über die Schwelle leicht, ebenso leicht wie für seine Hinterbliebenen.

Es soll nun aber nicht der Eindruck erweckt werden, dass hinter der Schwelle zum Altwerden ausschließlich Not, Elend und Trauer warten. Auch diese Altersphase wird umso fruchtbarer, je eher wir in der Lage sind, sie in Dankbarkeit und Demut anzunehmen.

Hermann, über den wir in der vorletzten Geschichte berichtet haben, hat begriffen, dass das scheinbar sinnlose Stieren aus seinem Wohnzimmersessel vielleicht die erste Gelegenheit war, bei der er, der immer von Ehrgeiz und Pflichtgefühl Getriebene, still genug war, um Meditation zu erfahren. Hier erfüllt sich eine Verheißung, nach deren Erfüllung er sich als Presbyter einer protestantischen Gemeinde immer gesehnt hatte. Er hat seine Kinder immer geliebt, aber er hatte nie Zeit für sie. Jetzt rührt ihn ein aus dem Herzen kommender Blick in die Augen seiner Enkelkinder.

Analog zu Josef in der vorigen Geschichte reflektiert Hermann seine alten Rivalitätskämpfe neu und schließt Frieden mit alten Widersachern. Er genießt es durchaus, auch wenn er intellektuell nicht wie früher folgen kann, bei internationalen Kongressen als überlebender Gründervater wissenschaftlicher Schulen gefeiert zu werden. Es erleichtert ihn, der immer dachte, Verantwortung für seine Frau übernehmen zu müssen, dass er jetzt, wo er alt und schwach ist, unwiderlegbar erkennen darf, dass sie ein lebenstüchtiger, eigenständiger und gütiger Mensch ist. Er ist stolz auf seine Kinder, und er war voller Glück, als seine Tochter auf einen bedeutenden Lehrstuhl berufen wurde. Für einige Augenblicke weiß er: »Es ist alles gut – ich habe mein Werk vollbracht, und jetzt, wo das Ende naht, kann ich ruhen und jene segnen, die nach mir kommen.«

Die Altersphase hat also durchaus die Potenz, existenzielle Aspekte zu ermöglichen, die in allen vorherigen Phasen keine Gelegenheit hatten zu erblühen. Nicht umsonst sprechen manche von *Altersmilde*. Viele Bewertungen relativieren sich, politische Ansichten werden weniger radikal, während andere, vor allem normative und moralische Haltungen, häufig leider auf den Zug des *Altersstarrsinns* aufspringen.

Diese Altersphase verlangt also bei nachlassender intellektueller Trennschärfe ein hohes Maß an Synthese von Vergangenheit, Gegenwart und Zukunft. Das ist in der Tat anstrengend! Und es wundert nicht, dass die Selbstmordrate im Alter, besonders bei

Männern, die höchste überhaupt ist. Statistisch gesehen sterben pro Jahr mehr Männer durch Suizid als im Straßenverkehr. Dabei ist neben unheilbarer Krankheit, bei der die meisten von uns diese Entscheidung verstehen, der Verlust der sozialen Verbundenheit mit der Folge tiefer, existenzieller Vereinsamung der wichtigste Grund.

Die Brücke zum eigenen Selbst wird oft brüchig, weil der Betroffene damit überfordert ist, seinen unübersehbaren Niedergang konstruktiv in sein Selbstbild einzubauen. Nicht nur der Tod vieler Freunde, sondern auch die in vielen Familien über Jahrzehnte erfolgte Vernachlässigung des sozialen Netzwerks wird zur Katastrophe. Es wird nun vielen klar, dass jetzt, nachdem sie nie Freundschaften pflegten, die Einsamkeit für den Rest des Lebens dauern wird. In gewisser Weise geht also in der Altersphase die Saat des vorherigen Lebens auf.

Dies gilt natürlich auch im positiven Sinne. Wer sein Leben lang Freundschaften pflegte, tiefe Beziehungen erschuf, in denen er der Gebende war, macht jetzt oft die Erfahrung, dass er auch in seiner Schwäche geliebt ist. Wenn ich, Wolfgang, in meiner Vergangenheit als Arzt auf einer Station für Innere Medizin Visite machte, war es stets sehr eindrucksvoll, wie sehr das Versorgtsein der Alten und Kranken davon abhängig ist, ob sie in guten Zeiten liebevolle Menschen waren.

Auch die Brücke zum Kollektiv wird brüchig, angesichts des Wegfalls immer größerer Anteile der gewohnten Rollen, verbunden mit dem Nachlassen der kommunikativen Fähigkeiten. Wer sich gut genug kennt, wird irgendwann auch seine veränderte Gestalt im Alter konstruktiv annehmen können. Vor allem, wenn er sich geliebt weiß. Kaum etwas macht das Alter fruchtbarer und reicher als ein Kreis von Menschen, zu denen man generationsübergreifend tiefe Freundschaften mit einem hohen Maß an Offenheit und tätiger Liebe pflegt. Die berühmte Altersweisheit bekommt erst dadurch Relevanz, dass es Jüngere gibt, denen der Alte sie ohne Eitelkeit und Übergriffigkeit anvertrauen kann. Dabei ist es wichtig, dass die Jüngeren bewusst genug sind, das Geschenk des alten Meisters würdigen zu können. Sie signalisieren ihm damit, dass auch er in der Zuneigung jener, die nach ihm kommen, getragen ist. In anderen kulturellen Lebensgemeinschaften ging man sogar so weit, dass die jungen Frauen den alten Meistern ihre Erotik schenkten und sie so am Leben erhielten. Somit konnte der Strom ihrer Weisheit zum Wohl aller in der Gemeinde erhalten blieben.

Werner ist so ein alter Meister. Ich, Wolfgang, war gerade 24, als ich ihn kennenlernte. Es gibt unsere Beziehung also schon seit über 40 Jahren. Manchmal mit kürzeren, manchmal mit längeren Pausen, einmal lagen zwölf Jahre dazwischen, begleitet er mich nun fast durch ein ganzes Leben, über alle Reifungsschwellen hinweg. Immer bereit, aus dem Leben zu gehen, ging er unbeirrbar seinen Weg. Energetisch genährt von seiner 40 Jahre jüngeren Frau, zeigte er mir, dass es auch mit 89 Jahren, trotz Dialysepflicht und Herzinsuffizienz, möglich ist, freudig und kreativ die Früchte eines reichen Lebens professionell weiterzugeben.

Gerade Phasen wie das Alter verlangen nach glaubwürdigen Pionieren, an denen wir uns orientieren können. Sie sind glaubwürdig, wenn das Spektrum der Lösungsmöglichkeiten in seiner Gänze vorhanden ist. Wie schon bei der Patientenverfügung erscheint es wichtig, dass die gewählte Lösung persönlich richtig ist – völlig unabhängig von Zeitgeist, der Political Correctness oder der Vereinnahmung durch die Religionen. GUNTER SACHS[61], der sich gegen ein dementes Leben entschied und sich daher suizidierte, verdient unsere Anerkennung genauso wie WALTER JENS[62], der die gleiche Entscheidung dann doch nicht umsetzen konnte. Die Hospiz-Bewegung und die Kirchen sind sicher ein Ausdruck kollektiver Liebe, die für einen großen Anteil der Menschen die optimalen Fährleute bereitstellen. Zu guter Letzt gibt es Personen wie Werner, der bis an die letzte Schwelle sein eigenes Hier und Jetzt optimal und demütig feiert.

Wie auch immer, die Altersphase ist jene, in der wir es nicht mehr aufschieben sollten, der Weisheit der Sufis zu folgen, die da lautet: »Stirb, bevor du stirbst.«[63] Dieser Rat gilt für jede Lebensphase, weil man ja den körperlichen Tod letztendlich verstehen kann als die reziproke Geburt, so wie die Geburt den unabänderlichen Tod des Embryos einleitet, der dann als Säugling aufersteht. Jeder Tag, den wir leben, stirbt, damit der neue Tag geboren werden kann und wir mit ihm. Wer viele Menschen

---

61 SACHS, GUNTER: Industriellenerbe, gest. 5.5.2017. (https://de.wikipedia.org/wiki/Gunter_Sachs. Letzter Abruf 23.3.2019.)

62 JENS, WALTER: Schriftsteller, gest. 9.6.2013. (https://de.wikipedia.org/wiki/Walter_Jens. Letzter Abruf 23.3.2019.)

63 HARVEY, ANDREW: *Die Lehren des Rumi. Weisheiten des Herzens*, DTV, München, 2001.

hat sterben sehen, kann erkennen, dass das umso leichter geht, je inniger die Betroffenen mit diesem nie endenden Prozess des Sterbens Frieden geschlossen haben.

Jakob, ein Bankmanager, hatte sein gesamtes Leben dem Erhalt der ewigen Jugend gewidmet. Er und seine Frau verzichteten auf Kinder, um das ganze Leben ein Liebespaar zu sein, ihre gemeinsame Energie darauf fokussierend, dass alles sich nur darum drehte, sich selbst zu verwirklichen. Im Urlaub erlitt er bei einem Herzinfarkt einen Herzstillstand. Der Notarzt konnte ihn in letzter Sekunde mit dem Defibrillator ins Leben zurückholen, das dieser erfolgsgewohnten Fitnessikone nun die Langsamkeit auferlegt, in der ein Mensch mit einer Herzinsuffizienz überhaupt noch leben kann.

Bis auf einen reanimierten Selbstmörder vor vielen Jahren ist Jakob der einzige Mensch, den ich, Wolfgang, jemals traf, der im Zustand zwischen Leben und Tod nicht einen Tunnel mit einem hellen, freundlichen Licht oder liebende Angehörige wahrnahm, die ihn abholten. Er stürzte in ein kaltes, schwarzes, grauenhaftes Nichts, das ihn dem Gefühl der Unendlichkeit und der Einsamkeit aussetzte. Für ihn war der Tod, soweit er ihn erlebt hatte, das ultimative Grauen. Kein zweiter, den ich kenne, ist so dankbar für die Reanimation und den Aufschub, den sie ihm gab, wie Jakob. Er, der immer auf der Überholspur gelebt hatte und dabei so vieles übersah, was sein Herz hätte berühren können. Er ist nun in der Lage, den unendlichen Wert und Segen jeder einzelnen Lebenssekunde zu würdigen und zu feiern. Auch für ihn gilt, dass er zu Lebzeiten gestorben ist, um das alte Leben zu wandeln in ein neues, das ihn darauf vorbereitet, bei der nächsten Begegnung mit dem Tod loszulassen und ins Licht zu gehen. Es könnte sein, dass vieles in Vorbereitung auf seinen definitiven Tod davon abhängt, ob er doch noch in der Lage sein wird, angesichts der neuen Ehrfurcht vor dem Leben auch der Mitwelt sein Herz zu öffnen. Wir wollen es ihm wünschen.

Sterben üben ist eine großartige Übung, auch, um der Wahrheit von Lebensbeziehungen näherzukommen.

Claudia hatte einen Hirntumor. Mit ihrem Mann Dieter verband sie eine leidenschaftliche »Kampf-Ehe«, in der sie sich gegenseitig nichts schenkten. Sie war die aggressive Zicke, er der kalte, intellektuelle Zyniker, und jetzt stand der Tod vor der Tür. Sobald er fühlbar wurde, wurde die Beziehung in eine Aura von gegenseitiger Verbundenheit und Liebe gehüllt. Die beiden konnten einander berühren, die Agenda ihres gemeinsamen Lebens studieren, endlich begreifen und dabei ihre innige Liebe zueinander spüren. Claudias Tumorerkrankung verlief in Phasen unterschiedlicher Belastung, und es war eindrucksvoll zu beobachten, wie beide immer wieder, wenn es ihr vorübergehend etwas besser ging, sofort in die alte Hölle zurückfielen. Bei der nächsten Verschlechterung von Claudias Tumorerkrankung wachten sie wieder aus der selbstgemachten Hölle auf, und ihre Liebe und Verbundenheit war wieder spürbar. Um daran zu erinnern, schrieben sie mit blauem Filzstift an die Wand ihres künftigen Sterbezimmers: »Es gibt sie, die Liebe vor dem Tod.«

Manchmal lassen wir als Coach oder Therapeut zerstrittene Paare darüber fantasieren, wie sich ihre Beziehung ändern würde, wenn sie erführen, dass einer von beiden tödlich erkrankt ist. Angesichts des Todes relativieren sich dann auch die scheinbar schwierigsten Streitthemen. Wie SPINOZA es ausdrückte: »Sub specie aeternitatis.«[64]

Zu den wesentlichen interpersonellen Dynamiken im Umfeld und kurz vor der Schwelle des Todes gehören viele Varianten des Loslassens.

Als sich Claudias Tod näherte, war sie zusammen mit Dieter bei einem Seminar, dessen Design extra für sie gestaltet worden war. Die meisten der Teilnehmer waren ihr vertraut, und der Prozess ihres kurz bevorstehenden Todes wurde in vielfacher Hinsicht bearbeitet. Sie selbst machte das möglich, indem sie sich völlig tabulos dem Thema des Todes stellte. Es ging viel um Abschied, Dank und miteinander weinen. So entstand eine Atmosphäre von großer Verbundenheit und Frieden. Zu den berührendsten Momenten gehörte es, als sie sich schließlich Dieter gegenübersetzte und zu ihm sagte: »Über die ganze Zeit unserer Ehe habe ich dich, so fest ich konnte, an mich gebunden, dich oft mit meiner Eifersucht verfolgt. Jetzt weiß ich, dass mein Leben bald endet, und ich möchte dich hiermit aus der Bindung an mich entlassen. Ich möchte, dass du völlig frei bist, auch andere Frauen in dein Leben zu rufen, und dass du weißt, dass diese Beziehungen meinen Segen haben.« Besser kann man nicht ausdrücken, was mit Loslassen in Liebe gemeint ist.

Nicht nur der Sterbende muss loslassen. Die Hinterbliebenen müssen ihm auch erlauben zu gehen. Es ist immer wieder

64 »Sub specie aeternitatis«: »Unter dem Gesichtspunkt der Ewigkeit.« Der Ausdruck wurde von SPINOZA geprägt in seinem auf Lateinisch geschriebenen philosophischen Hauptwerk Ethica more geometrico demonstrata Teil 5, Lehrsatz 29 ff. (https://en.wikipedia.org/wiki/Sub_specie_aeternitatis. Letzter Abruf 8.10.2018.)

sehr berührend, Familien dabei zu begleiten, wenn ein Angehöriger stirbt. Bei diesen Prozessen wird immer wieder deutlich, wie wichtig für den Sterbenden die Erlaubnis ist zu gehen. Es ist sogar wichtig, dass diese Erlaubnis ausgesprochen wird. »Du darfst jetzt gehen, ich lasse dich los, und ich möchte auch, dass du jetzt loslässt.« Manchmal dauert es dann tatsächlich nur noch Minuten, bis sich der Betreffende im Bewusstsein der Liebe in den Tod hinein entspannt.

Immer dann, wenn eine Seite, schlimmstenfalls sogar beide, klammern, wird es viel problematischer.

Als Georg, ein Tumorkranker mit Kreislaufkollaps, in die Klinik eingewiesen wurde, begleiteten ihn neun Angehörige. Sie erweckten den Eindruck, als würden sie sich ein Tauziehen mit dem Tod leisten. Sie weinten, sie schrien, zerrten an dem Sterbenden, auch körperlich. Sie bedrohten uns Ärzte, für den Fall, dass wir nicht alles täten, um den Betreffenden am Leben zu halten. Wir taten dies. Es folgte eine ganze Nacht schwerster Kämpfe. Mehrfach musste Georg reanimiert werden. Konsiliarärzte von anderen Abteilungen wurden hinzugezogen. Die Angehörigen ließen ihn keine Sekunde alleine, bewachten ihn wie eine Armee. Nur einmal, morgens um fünf, verließen alle völlig erschöpft, nur um kurz eine zu rauchen, die Intensivstation. Die Tür hatte sich noch nicht hinter ihnen geschlossen, als Georg verstarb. Es mag verrückt klingen, aber es wirkte auf uns, als hätte er sehnsüchtig auf diesen Moment gewartet und die Gelegenheit genutzt, der Umklammerung seiner Familie zu entfliehen.

Ohne unser Buch in den Bereich der Esoterik abgleiten zu lassen, möchten wir an dieser Stelle eine Anekdote erzählen, die sich bei einer Séance ereignete. Es sei an dieser Stelle erwähnt, dass dieses Erlebnis keinen Anspruch auf Wahrheit erhebt. Dennoch erscheint die Geschichte ebenso berührend wie lehrreich:

Ralph Jordan war ein berühmtes Medium. In einem völlig verdunkelten Raum durften die Teilnehmer einer Sitzung einen Hilfsgeist, ein kleines Mädchen, darum bitten, die Geister bestimmter Verstorbener zu rufen. Mit diesen konnte man dann sprechen. Meistens dauerte es nur Sekunden, allenfalls Minuten, bis Desert Rose, so hieß das Mädchen, die Verstorbenen in den Raum führte und sie sich den Fragen ihrer Angehörigen stellten. Nur einmal dauerte es richtig lange, fast 20 Minuten. Es ging um den Geist der vor einem Jahr verstorbenen Tochter eines anwesenden Paares. Schließlich kam sie, geführt von Desert Rose, in den Raum. Sie war äußerst wütend. Sie schrie ihre Eltern an, sie sollten endlich aufhören, sie mit Kerzen und Blumen und Messen zu traktieren und auf diese Weise daran zu hindern, dorthin zu gehen, wo sie jetzt hingehöre. Es beeinträchtige sie wesentlich, dass sie sich an sie klammerten und so egoistisch seien, sie um ihren Tod betrügen zu wollen.

Bei manchen Trauerprozessen erkennt man diesen Mechanismus genau: Weil sie sich weigern, die Tatsache seines Todes zu akzeptieren, können die Hinterbliebenen mit dem Verstorbenen keinen Frieden schließen. Die Eltern der wütenden Tochter aus unserem Beispiel verstanden dies und entließen ihr Kind. Wie es der Tochter geht, werden wir nie erfahren, aber für die Eltern war es eine echte Erlösung. Oft steht am Ende von Trauerprozessen, jene vertrauensvolle Versöhnung mit der Existenz, die HERMANN HESSE in folgendem Text so berührend schildert:

Man hatte vor tausend Dingen Angst,
vor Schmerzen, …
vor dem eigenen Herzen,
man hatte Angst vor dem Schlaf,
Angst vor dem Erwachen,
vor dem Alleinsein …
vor dem Tode,
namentlich vor ihm, vor dem Tode.

Aber all das waren nur Masken
und Verkleidungen.
In Wirklichkeit gab es nur eines,
vor dem man Angst hatte:
das Sichfallenlassen,
den Schritt in das Ungewisse hinaus,
den kleinen Schritt hinweg
über all die Versicherungen, die es gab.

Und wer sich einmal,
ein einziges Mal hingegeben hatte,
wer einmal das große Vertrauen geübt
und sich dem Schicksal anvertraut hatte,
der war befreit.

Er gehorchte nicht mehr den Erdgesetzen,
er war in den Weltraum gefallen
und schwang im Reigen der Gestirne mit.[65]

WENN MAN AUF INTENSIVSTATIONEN Sterbende beobachtet, trifft man manchmal jene, die bis an die letzte Schwelle um etwas kämpfen und gerade nicht, wie HESSE es empfiehlt, vertrauensvoll loslassen. Sie ringen um etwas, das sie für unendlich wichtig halten. Ein gutes Beispiel hierfür sind Börsenkurse, Testamente und so fort. Wenn dann der Tod näherkommt, kann man sehen, wie sie sich nun doch buchstäblich fallenlassen. Die häufig lebenslangen Bürden fallen wie ein Schleier von ihnen ab. Die vorher angstbesetzte Hölle wandelt sich in: »Ich bin da, das genügt, und jetzt gehe ich.«

Manchmal entsteht dann am Totenbett eine Atmosphäre wie in einem Tempel. Ein spiritueller Raum, der auch die Anwesenden in unüberhörbarer und unübersehbarer Weise mit der Endlichkeit der menschlichen Existenz versöhnt.

Oft berichten Angehörige, dass sie in dem Moment des Todes in gewisser Weise zu sehen glauben, wie die Seele den Körper verlässt, häufig auch den Raum, zum Beispiel durch ein Fenster.

65 HESSE, HERMANN: *Klein und Wagner*. Suhrkamp, Frankfurt am Main, 2016, Seite 91. (Gedichtform von den Autoren.)

Meine, Wolfgangs, Mutter lag im Sterben, das war klar. Sie war bewusstlos, und die Atmung wechselte ihre Frequenz. Ich saß neben ihr und beobachtete die Atmung meiner Mutter, wartete auf ihren letzten Atemzug. Dies dauerte einige Stunden. Ich war mit ihr allein und hatte plötzlich die Eingebung, ihr noch einmal die ganzen Jahre unserer Beziehung aus meiner Sicht zu erzählen. Manches war fröhlich und da gab es ein Lachen. Da waren noch Vorwürfe in mir und auch Ärger. Immer wieder auch tiefe Dankbarkeit und Liebe. Und ich erzählte ihr diese Geschichte, Stunde um Stunde. Dann kam ich zum Ende dieser Geschichte. So als hätte sie mir zugehört, war mir so, als hätte ich, wenige Sekunden nachdem ich geendet hatte, beobachtet, wie ein kugelförmiges kleines Licht ihren Mund verließ und sich dann auflöste. Wir hatten Frieden gemacht und sie war eingeschlafen. Ich war sehr dankbar für das Privileg, diese letzte Phase mit meiner Mutter allein gewesen zu sein. Tief berührt kam mir das Gedicht »Mondnacht« von EICHENDORFF in den Sinn:

Es war, als hätt' der Himmel
Die Erde still geküßt,
Daß sie im Blütenschimmer
Von ihm nun träumen müßt'.

Die Luft ging durch die Felder,
Die Ähren wogten sacht,
Es rauschten leis' die Wälder,
So sternklar war die Nacht.

Und meine Seele spannte
Weit ihre Flügel aus,
Flog durch die stillen Lande,
Als flöge sie nach Haus.[66]

Der Tod engster Bezugspersonen, meist sind es ja die Eltern oder sonstige Angehörige, manchmal auch Tiere, gehört zu den wichtigsten Schwellensituationen eines jeden Lebens.

Wie diese Schwelle überschritten wird in dem Sinne, dass der Tod den Angehörigen ins Bewusstsein kommt, kann sehr unterschiedlich sein. Für den einen stirbt der andere zum Beginn seiner Demenz: »Der Mensch, den ich einst liebte, existiert nicht mehr.« Andere Menschen erkennen den Tod an der Schwelle irreversibler Bewusstlosigkeit. Sehr wichtig ist die Tatsache, dass für viele Menschen der Tod erst eintritt, wenn der Sterbende wirklich kein Lebenszeichen mehr bietet. Gerade intensivmedizinische Patienten liegen manchmal lange in todesähnlichen Zuständen. Das extreme Beispiel ist der Hirntod. Obwohl der Mensch irreversibel aufgehört hat, als Person zu existieren, können viele Angehörige erst dann trauern, wenn die Maschinen abgestellt sind. Hier liegt einer der Gründe, weshalb mache Angehörige außerstande sind, einer Organentnahme zuzustimmen.

---

66 EICHENDORFF, JOSEF VON: *Mondnacht*. In: *Sämtliche Gedichte*. Deutscher Klassiker Verlag, Berlin, 2006.

Nach der Hirntoddiagnose bei einem jungen Mann, der einen Fahrradunfall hatte, erfuhr ich, Wolfgang, dass er der Sohn des chirurgischen Chefarztes der Klinik war. Als ich diesen fragte, ob er seinen Sohn zur Organspende freigeben werde, schaute er mich an und sagte: »Ich weiß, es ist nicht richtig, zumal ich selbst ein Befürworter von Organtransplantation bin. Dennoch bin ich nicht in der Lage, meinen Sohn zur Organentnahme freizugeben.« Ich konnte ihn gut verstehen.

Nehmen Sie sich jetzt bitte die Zeit und denken Sie daran, welche Erfahrungen Sie selbst mit dem Tod gemacht haben. Lassen Sie sich darüber nachdenken, wie weit Sie mit dem Tod an sich und mit den Verstorbenen als Personen in Frieden sind. Dieses Friedenschließen ist eine der fundamentalen Erlösungsschwellen im Umfeld des Todes. Josef zum Beispiel starb leichter, weil er selbst aktiv den Friedensschluss mit seinen Lebensgefährten gesucht hat. Die Begegnung mit meiner Mutter an der Schwelle des Todes war ein großartiges Geschenk, das es mir ersparte, neben der Trauer auch noch die Ambivalenz in unserer Beziehung bearbeiten zu müssen. Sie war tot, und es war gut. Genau das fehlt oft. Daher noch mal die Frage: Gibt es Verstorbene in Ihrem Leben, mit denen Sie noch etwas zu klären hätten? Vielleicht haben diese Personen Sie während ihrer Lebenszeit verletzt, und ist da noch Wut oder Hass in Ihnen? Vielleicht haben Sie aber auch Schuldgefühle und der oder die Betreffende starb, bevor Sie um Verzeihung bitten konnten. Manchmal ist es einfach so, dass da noch ein »Ich danke dir« fehlt. Häufig geht es um ein »Ich liebe dich« und »Ich bin stolz auf dich«, das wir von dem Verstorbenen noch so gerne hören würden oder auch zu ihm noch gerne gesagt hätten. Sollte das für Sie zutreffen, empfehlen wir Ihnen, dass Sie in Ihrer Fantasie einen Dialog führen, in dem all das, was fehlte, noch ausgedrückt wird. Lassen Sie sich dafür Zeit. Wir können intrapsychisch mit den Toten reden! Die Übung, die wir Ihnen gerade vorschlagen, ist eine der mächtigsten in der Welt der Psychotherapie. Es kann sein, dass Sie dabei weinen müssen, vielleicht müssen Sie schreien, vielleicht auch mit den Fäusten auf ein Kissen einschlagen oder einen Teller an die Wand werfen. Erlauben Sie sich das. Wenn Sie diese Übung wirklich ausführen, wird sie Ihr Leben dauerhaft verändern.

Zu guter Letzt bitten wir Sie noch, darüber zu meditieren, was Ihre Vision von Ihrem eigenen Tod ist. Lassen Sie Ihre Sterbeszene vor Ihrem inneren Auge erscheinen. Fragen Sie sich, mit wem von Ihren Hinterbliebenen Sie noch etwas zu klären haben. Haben Sie Ihrem Partner, Ihrer Partnerin wirklich Ihre Liebe gestanden, vielleicht auch Ihrer Kollegin? Wessen Verzeihung würde Ihnen den Tod erleichtern? Denken Sie an Josef und seine Reise. Und vielleicht ist diese Versöhnung die letzte und möglicherweise wesentlichste Schwelle unseres Lebens.

Sehr hilfreich ist es auch, das Szenario der eigenen Beerdigung zu durchlaufen.

Kardiologen nennen den Tod durch Herzstillstand den Tod erster Klasse. Keine Angst, kein Siechtum, keine Schmerzen. Für den Verstorbenen selbst ist es sicher am einfachsten, vom Leben durch Krankheit oder Unfall über die Schwelle geschubst zu werden oder sie auch aktiv zu überschreiten durch Suizid. Das

Problem ist, dass das Glück für den Toten mit dem Leid der Angehörigen erkauft wird, die keine Chance haben, sich vorzubereiten, geschweige denn sich zu verabschieden. Für viele hat ein solcher Tod die Dimension eines Traumas. Insbesondere Suizide, so entlastend sie für den Toten auch sein mögen, stürzen die Hinterbliebenen oft in Schuldgefühle, die sie für den Rest ihres Lebens nicht mehr bewältigen können. Gerade abrupte Todesfälle sind die Schwellen, hinter denen die Hinterbliebenen gezwungen sind, intensive Entwicklungsprozesse zu beginnen, an deren Ende, wenn sie gelingen sollen, exakt das Gleiche steht, was HESSE in seinem Gedicht »Stufen« ausdrücken wollte, mit dem wir in Kapitel 1 begonnen haben.

Zuvor sei noch ein Aspekt des Todes erwähnt, der zurzeit oft übersehen wird: Jede Schwelle, gerade der Verlust eines lieben Menschen, braucht zur Bewältigung kommunikative Räume. Wir haben schon erwähnt, wie leidvoll es ist, wenn jemand stirbt, ohne dass man sich verabschieden kann. Das trifft auch auf die Phase nach dem Tod zu.

Claudia wollte ihren Angehörigen Mühe und Kosten ersparen, indem sie sich anonym bestatten ließ. Alle, Mann und Kinder, dachten, das sei eine gute Idee. Am Abend nach der Bestattung wollte Dieter noch mal zum Friedhof fahren, um Abschied zu nehmen. Der Bestatter hatte inzwischen das Rasenstück über Claudias Urne wieder eingesetzt, und es gab für Dieter keine Chance herauszufinden, wo Claudias Asche lag. Er hatte keinen Ort, wo er sie finden konnte, um sie zu betrauern. Auch die Kinder haben darunter im Nachhinein sehr gelitten.

Ganz anders war es bei Doro, die mit ihrem Mann im Friedwald den Baum ausgesucht hatte, an dem seine Asche verstreut werden sollte. Dieser Baum war für ihren Trauerprozess von unschätzbarem Wert.

Der Sinn, nach Flugzeugabstürzen so viele Leichenteile zu bergen wie möglich und sie zu identifizieren, liegt einfach darin, dass es den Angehörigen enorm dabei hilft, um ihre Verstorbenen zu trauern, wenn sie diese lokalisieren können.

Ebenso wie Dieter ging es Gottfried. Seine Frau hatte eine Seebestattung verlangt. Er stand jedes Jahr am Ufer, schaute auf die Nordsee, aber er fühlte sich verloren. Auch ihm fehlte ein konkreter Platz.

Aufgrund dieser Erfahrungen empfehlen wir Ihnen, sehr ernsthaft darüber nachzudenken, ob eine anonyme Bestattung das Richtige ist. Es gibt tatsächlich einige Menschen, die ihre Toten von vornherein aus der Welt des Stofflichen entlassen können. Sie trauern in Wäldern und Kirchen, am Meer, im Kino oder wo auch immer. Für diese Menschen erweist sich eine anonyme Bestattung als sehr sinnvoll. Für manche gilt aber auch, dass ihre Gedanken im Vorfeld des Todes, wenn dieser dann eintritt, widerlegt werden. Sie brauchen dann doch einen vertrauten Platz zum Trauern. Denken Sie bitte zumindest darüber nach, ob das bei Ihnen oder Ihren Angehörigen auch so sein könnte. Möglicherweise können Sie sich selbst und Ihren Lieben durch ein Grab die Trauer sehr erleichtern. Letztendlich endet jeder Trauerprozess damit, den Verstorbenen versöhnt in den Tod zu entlassen.

Nachdem wir Sie nun auf verschiedenen Ebenen entlang der relevanten Schwellen von der Geburt bis zum Tod begleitet haben, dürften die roten Fäden, deren Zusammenspiel Ihr Narrativ prägt, sichtbar geworden sein.

KAPITEL 3 | **SPEZIELLE SCHWELLENSITUATIONEN**

DAS FOLGENDE KAPITEL IST BESONDEREN Schwellensituationen gewidmet, die praktisch in jedem Leben vorkommen, die aber in den Betroffenen unterschiedliche Formen der Auseinandersetzung auslösen. Im Fall der vermiedenen Schwellen handelt es sich dabei um einen aktiven Vermeidungsprozess. Der Betroffene ahnt und erkennt die Schwelle und fürchtet sich vor ihr. Er wehrt sich mit allen Mitteln dagegen, sie zu überschreiten. Eine Variante davon sind verweigerte Schwellen, denen in der Regel ein bewussterer Prozess der Ablehnung innewohnt. Manchmal stoßen wir in unserem Leben aber natürlich auch auf Schwellen, die zu überwinden uns schlicht unmöglich ist. Wir geraten dann aus den verschiedensten Gründen an unsere Grenzen. Bei jenen Schwellen hingegen, die wir als bewehrte

Schwellen bezeichnen, fühlt sich der Betroffene passiv einer Kraft unterworfen, die es ihm scheinbar unmöglich macht – häufig auch trotz intensiver Sehnsucht –, den Schritt über die Schwelle zu wagen. Bei dieser Kraft handelt es sich in der Regel um Tabus oder Flüche. Die Schwellen der Ekstase dagegen charakterisiert eine ganz besondere Dynamik von Eigensinn und Erlösung. Hier ist wesentlich, ob wir uns unserem Gegenüber verweigern oder hingeben und welches Geschenk auf uns wartet, wenn wir diese Herausforderung annehmen.

Schwellen wie diese können unser Leben maßgeblich prägen und es, manchmal erst nach vielen Jahren, existenziell erschüttern. Am Ende dieses Kapitels finden Sie dazu ein ganz besonders eindrucksvolles Beispiel.

BEGINNEN MÖCHTEN WIR MIT JENEN SCHWELLEN, bei denen Menschen mit aller Macht versuchen, dringende Entwicklungen auf Dauer zu vermeiden, dies im Endeffekt aber häufig nicht schaffen. Gezwungen vom Schicksal, erkennen sie oft erst hinter der Schwelle, wie konstruktiv es ist, weiterzugehen. Viele trauern dann über die verlorenen Jahre.

VERMIEDENE SCHWELLEN

WIR MENSCHEN KÄMPFEN MANCHMAL ein Leben lang an bestimmten Fronten, an denen wir keine Chance haben. Das liegt einfach daran, dass wir dann und wann nicht in der Lage sind zu begreifen, worin das eigentliche Problem besteht. Ein gutes Beispiel hierfür ist Jenny. Als ich, Wolfgang, sie kennenlernte, war sie 72.

Jenny wurde unehelich geboren von einer Mutter, die ein streng konservatives Lebensideal vertrat und daher ihre uneheliche Schwangerschaft mit Jenny als großen Makel erlebte. Es belastete sie zu erkennen, dass ihre Tochter ein ausgesprochen hübsches Mädchen wurde, dem sie gleichzeitig aufbürdete, ihre Schmach dadurch wiedergutzumachen, dass sie ein besonderes anständiges Mädchen werden sollte. Dennoch: Hübsche Mädchen sind häufig triebhaft, so auch Jenny, die mit 17 schwanger wurde. Die Mutter beschimpfte sie als Hure und drängte sie zur Abtreibung. Jenny unterwarf sich, schämte sich, machte ihr Abitur und wurde bei einem Sprachaufenthalt in England erneut schwanger. Jenny entschied, ihre Mutter nicht erneut zu enttäuschen und daher den Vater ihres Kindes, den sie nicht liebte, zu heiraten. Zugleich beschloss sie, ihren Beruf – sie studierte auf Lehramt – nie zu vernachlässigen, weil sie sicher war, dass sie diesen Mann verlassen würde, sobald ihre Mutter gestorben wäre. Jennys Mann war Professor für Informatik und ein Asperger-Autist. In einer Welt ohne Liebe, dafür mit elitärem Glamour, gebar sie ihm insgesamt drei Kinder. Die Mutter lebte weitere 25 Jahre, dann starb sie, und Jenny verließ ihren Mann. Ein Jahr darauf suizidierte er sich, weil er nicht in der Lage war, ohne ihre Hilfe zu überleben. Sie hatte all seine Ängste aufgefangen, ihn auf internationale Kongresse begleitet und ihn bei Vorträgen in großen Hallen ermutigt.

Einer ihrer Söhne sprach sie des Mordes am Vater schuldig, und auch Jenny selbst empfand es so. Ihr verstorbener Ehemann hinterließ ihr ein großes Vermögen, und sie zog sich zehn Jahre lang aus der Gesellschaft zurück, pflegte keine ihrer Freundschaften mehr, jene Schnittstelle zur Welt, die sie einst für ihren Mann entwickelt hatte. Nach zehn Jahren lernte sie schließlich ihren zweiten Mann kennen und heiratete ihn. Sie vertraute ihm ihr Vermögen an, das er zu seinem Vorteil und ihrem Schaden spekulativ einsetzte, bis sie es schließlich komplett verlor und er sie verließ. Alles, was ihr blieb, war ihre Pension als Lehrerin.

Am Beginn ihres Lebens schaffte es Jenny nicht, ihr Leben der verschlingenden Gier ihrer Mutter zu entreißen. Ihre erwachende Sexualität und ihre Schwangerschaft empfand sie analog zu ihrer eigenen unehelichen Geburt als Schande. Ihr Leben gehörte im Grunde ihrer Mutter, der sie beweisen wollte, was diese wiederum der Umwelt beweisen wollte, nämlich dass Jenny keine Hure war. Um keine Hure zu sein, prostituierte sie sich ihrem ersten Mann. Sie empfand ihr Leben an der Seite dieses autistischen Mannes als öde und lieblos. Erst nach dem Tod der Mutter konnte sie sich endlich davon befreien, um dann der Schuld am Tod ihres Mannes anheimzufallen. Die erste Strafe war die Isolation, allerdings in der privilegierten Situation einer Millionenerbin. Sie kam nicht zur Ruhe, blieb einsam und entschied sich schließlich ausgerechnet für jenen Mann, der sie um das einzige Privileg ihrer unglücklichen Ehe prellte, nämlich um ihr Vermögen: die zweite Strafe. Wieder war Jenny Opfer, Opfer jener defizitären Männer, denen sie als naive Frau immer wieder verfiel. Sie fühlte sich vom Dasein betrogen.

Was sie erst viel später begriff, war, dass die Quelle ihres Leidens eben primär die unaufgelöste Beziehung zu ihrer Mutter war. Das Leben, das diese ihr geschenkt hatte und das sie mit der Verve all ihrer Kraft hätte beanspruchen sollen, war ihr von eben jener Mutter unter dem Signum der Moral entrissen worden. Jennys Aufgabe war gewesen, die Mutter von jener Sünde reinzuwaschen, die einst zu ihrer Zeugung geführt hatte. Sie sollte der bessere Mensch sein. Diese Abhängigkeit war es, die ihr 25 Jahre an der Seite eines ungeliebten Mannes abverlangte – womit sie diesen im Grunde von vornherein betrog. Dann endlich war sie frei, aber er band sie weiterhin durch seinen Suizid.

Wie früher die Mutter, standen nunmehr die so generierten Schuldgefühle zwischen ihr und dem Leben. Sie musste Sühne tun, sie musste sich reinwaschen. Sie durfte niemals behalten, was sein Vermächtnis war. Zehn Jahre lang strafte sie sich mit Isolation. Dann traf sie endlich den Mann, der die schicksalhafte Strafe für ihren Egoismus vollstrecken sollte.

Im Wissen, ihren Mann nicht zu lieben, hatte sie ihr Leben von vornherein so eingerichtet, dass ihr Beruf als Lehrerin nie vernachlässigt wurde. Letztendlich ist die Pension als Lehrerin alles, was ihr bleibt. Gleichzeitig ist genau das die Pforte zu ihrer wahren Identität, die sie in all ihrer neurotischen Verstrickung nie leben konnte, die ihr aber von früher Jugend an bewusst war.

Während sie sich am Beginn unseres Gesprächs noch weitgehend als Opfer schilderte, gelang es ihr schließlich festzustellen, dass gerade der Verlust ihres Vermögens in ihrem Freundeskreis die Spreu vom Weizen getrennt hatte. Erstmals in ihrem Leben hat sie wirkliche Freundschaften, und eigentlich war sie noch nie emotional so verbunden wie jetzt, wo endlich ihr Identitätsgefühl aufgehört hat, auf einer Lüge zu gründen. Ihr Autonomie-Abhängigkeits-Konflikt hatte sie dazu verführt, jahrzehntelang in unehrlichen Beziehungen zu leben, um ihre Abhängigkeitsbedürfnisse zu befriedigen. All dies ist umfassend gescheitert. Was überlebte, war ihre primäre Sehnsucht nach Autonomie, ihr Ringen um ein eigenes berufliches Standing. Genau das ist die Quelle des Geldes, das sie gegenwärtig ernährt. Alles »Unverdiente« fiel von ihr ab.

Ein Leben lang hatte sie vermieden, den Schritt in die Autonomie zu wagen und so dem Ruf des Lebens zu folgen. Doch weitgehend abseits ihres Bewusstseins und rigoros schenkte ihr eben dieses Leben das, wovon sie schon als junge Frau geahnt hatte, dass es ihre eigene Bestimmung war. Sie selbst kann nun sagen, dass sie erst jetzt, mit 72 Jahren, sicher ist, dass sie ihr Leben den Fängen ihrer verschlingenden Mutter entrissen hat. Geschichten wie die von Jenny, in denen die schicksalhafte Relevanz der Vermeidung oder aber auch die Unfähigkeit deutlich wird, bestimmte Lebensschwellen zu überwinden, gibt es zuhauf. Eine der Grunddynamiken dieser Schwellen besteht darin, dass jemand es nicht wagt, im existenziellen Sinne Ja zu seinem Leben und damit zu der Notwendigkeit der Selbsterhaltung zu sagen.

Der Moment, in dem jemand die Verbindlichkeit seines eigenen Lebens anerkennt, ist in vielen Biografien eine der wichtigsten, in manchen Biografien sogar die wichtigste Schwelle des Lebens. RUTH MCCLENDON[67], eine Transaktionsanalytikerin aus den USA, ließ ihre Klienten an dieser Stelle immer folgenden Satz wiederholen: »Ich werde mich nicht umbringen, weder absichtlich noch durch Unfall, aus keinem Grund, zu keiner Zeit, ganz egal, was geschieht.« Dieser Satz hat nicht nur viele Menschen aus dem Zwiespalt der Suizidalität erlöst, sondern sie auch begreifen lassen, dass ihr aktuelles Leben kein Experiment ist, sondern der »Ernstfall«. Manche mussten diesen Satz mehrfach aussprechen. Wenn sie es aber geschafft hatten, diesen Satz wirklich zu meinen, hatten sie den Schritt über eine Schwelle auf eine neue Stufe der Verbindlichkeit geschafft. Ich, Wolfgang, kenne mehrere Klienten, die mir noch Jahrzehnte später berichteten, dass dieser Satz und die zugeordnete Schwelle ihr Leben für immer veränderten haben.

67 McCLENDON RUTH. In einem Ausbildungsseminar für Familientherapeuten, USA, W. KRAHÉ, 1979.

Menschen vor einer Schwelle tun sich oft schwer, mit den Konsequenzen ihrer Weigerung Frieden zu schließen. Wenn dann das Leben erzwingt, doch über die Schwelle zu gehen, oder wenn das Leben den Preis für die Vermeidung fordert, entstehen heftige Gefühle von Verzweiflung und Trauer. Manchmal sind diese Entwicklungen endgültig, wie beispielsweise die Lungenkarzinome vieler Raucher, manchmal gibt das Leben aber auch eine Chance. Auch nach Jahrzehnten kann es noch eine Erlösung sein, eine Beziehung, die schon am Anfang als lieblos begriffen wurde oder in der die Liebe im Lauf der Jahre verlorenging, endlich hinter sich zu lassen. Es ist immer wieder eindrucksvoll, wie erlöst sich die betreffenden Personen dann fühlen können. Wenn der Schritt über die Schwelle tatsächlich ein initiatischer Schritt war, der mit entsprechenden Wandlungsprozessen verbunden ist, richten sich diese Menschen dann in ihrem neuen Leben lustvoll ein, im Kreise neu gewonnener Freunde. Erstaunlich viele finden auch im höheren Alter noch einen Partner, mit dem sie endlich eine Beziehung leben können, die dem nahekommt, wonach sie sich immer gesehnt haben. Ein häufiger wesentlicher Kitt dieser Beziehungen besteht in dem Bewusstsein der Endlichkeit der Zeit, die noch zur Verfügung steht.

Johann, 74 Jahre, und Ursula, 72 Jahre, sind so ein Paar. Ursulas Mann war gestorben, der Trauerprozess hatte sie reifer gemacht. Johann fühlte sich über Jahrzehnte an der Seite seiner lieblosen Frau um die Farbe im Leben betrogen. Er blieb aus Angst vor Einsamkeit und dachte, seine tägliche Hölle sei das Beste, was das Leben für ihn vorgesehen habe. Eine heftige Depression brachte ihn in eine psychosomatische Klinik, die ihm nach Ende seines Aufenthaltes eine Selbsthilfegruppe vermittelte. So fand er endlich das Netzwerk, das er brauchte, um zu wagen, seine Frau zu verlassen. Er nahm sich eine Wohnung und stellte fest, dass er, anders als erwartet, sehr wohl in der Lage war, autonom zu sein. Er liebte sein eigenständiges Leben und begegnete dann Ursula. Ich, Wolfgang, habe selten ein Paar erlebt, das für die gegenseitige Beziehung dankbarer war als die beiden. In dem Wissen, »wenn wir Glück haben, haben wir zehn gute Jahre«, zogen sie gemeinsam auf eine Mittelmeerinsel. Gerade Johanns Geschichte ist ein gutes Beispiel dafür, dass der Mut, die Vermeidung aufzugeben, auch in späten Lebensphasen noch mit der echten Chance einhergehen kann, eine tiefere Erfüllung zu finden.

Vielleicht setzten Sie sich einmal gerade hin und sprechen laut den oben zitierten Satz: »Ich werde mich nicht umbringen, weder absichtlich noch durch Unfall, aus keinem Grund, zu keiner Zeit, ganz egal, was passiert.« Vielleicht können Sie spüren, wie sich alles in Ihnen dagegen wehrt, bedeutet doch dieser Satz, ein neues Ja zum Leben herauszuschreien, aus ganzem Herzen, ohne Hintertürchen. Vielleicht ist gerade jetzt der Moment herangereift, an dem Sie dieses Ja in seinem tiefsten Ernst begreifen und aussprechen. Manchmal löst dieser Satz heftigste Gefühle aus. Eine jahrzehntelange Weigerung, das eigene Leben anzunehmen, kann ebenso ins Bewusstsein dringen wie die Trauer um viel zu viele verschwendete, halbherzige Jahre in einer eigentlich erbärmlichen Situation. Falls Sie solche Gefühle berühren sollten, versuchen Sie, diesen Raum zu geben, tief zu atmen. Vielleicht gehören Sie zu jenen Menschen, die das Privileg haben, schon vor langer Zeit Ja zu Ihrem Leben gesagt zu haben. Wenn dem so ist, versuchen Sie einmal, sich die Situation, in der Sie eben jenes Ja wirklich fühlen konnten, vor Augen zu führen. Dieser Moment war unbestreitbar einer der wichtigsten Augenblicke in Ihrem Leben.

VERWEIGERTE SCHWELLEN

LETZTENDLICH SIND VERWEIGERTE SCHWELLEN eine Variante der vermiedenen Schwellen, wobei Vermeidung fast immer teilweise oder vollständig unbewusst ist, während die Verweigerung als deutlich authentischer erlebt wird. Hier ist ganz klar das Empfinden: »Ich will nicht über die Schwelle. Das entspricht mir nicht und ich bestehe darauf, meinen Willen umzusetzen.«

Ganz speziell wird diese Schwelle in unmittelbarer Begegnung mit dem Partner, erlebt: »Als ich das Feuer in seinen Augen sah, fühlte ich mich überwältigt, geradezu überrollt, und ich bekam Angst. Wo bleibe ich in dieser Wildheit? Werde ich darin untergehen, mich darin verlieren? Dann spürte ich meine Faszination, ließ los, und es war großartig.«

Genau diese Hingabe an das zwar Faszinierende, aber auch Bedrohliche im Partner überfordert viele Menschen. Da es häufig die Tendenz gibt, das eigene Selbst möglichst unverändert in einer Beziehung zu bewahren, liegt an dieser Stelle oft der unwiderstehliche Impuls, sich genau dem, was den Partner faszinierend macht, zu verweigern. Solche Menschen bauen eine aus der Angst geborene, mit hoher Aggression, oft mit Verachtung verbundene Schwelle auf, die sie glauben, um alles in der Welt verteidigen zu müssen. Besonders weil ihr Partner sie so fasziniert, fühlen sie sich von ihm herausgefordert. »Gerade weil du das Potenzial hast, mich in einer solchen Tiefe zu berühren, dass meine alte Identität für immer vernichtet würde, was im Innersten meine größte Sehnsucht ist, muss ich mich dir aufs Heftigste verweigern. Nur so kann ich die Schwelle, die ich in der Hingabe an dich überschreiten könnte, dauerhaft vermeiden. So bleibe ich zwar unerfüllt, genieße aber die Sicherheit meines vertrauten Lebens.« Schon viele Menschen haben ihre Partner verloren, mindestens aber deren Potenzial, indem sie es vorzogen, an ihrem gewohnten Ich festzuhalten, statt sich dem Wandlungspotenzial ihrer Liebe hinzugeben.

Diese Vermeidungsreaktion findet im Zeitgeist viel Nahrung, wenn es darum geht, das eigene Selbst und dessen unveränderbare Kontinuität auf jeden Fall gegen die energetische Konfrontation mit dem Partner zu verteidigen. Immer, wenn der Partner in seiner energetischen Kraft unübersehbar zu werden droht, setzt dieser Verweigerungsprozess ein. Dabei ist es gleichgültig, ob der Partner in heftiger Weise erregt ist oder, schlimmer noch, mit der Verve seines Ärgers ernsthaft die Beachtung seiner Wünsche fordert. »So ertrage ich dich nicht, ohne mich zu verändern. Daher verlange ich von dir, deine Energie unter meine Bedrohungsschwelle zu drosseln.«

Es gibt viele Psychotherapeuten, die sich mit diesem Abgrenzungswunsch ihrer Klienten identifizieren. Sie ermutigen sie, in solchen Situationen ihre Partner aufs Schärfste zurückzuweisen. Besonders destruktiv wirkt sich in vielen Beziehungen der Rat aus, den Kontakt vorübergehend abzubrechen, das Zimmer zu verlassen oder sogar das Haus. Stunden später soll nachgefragt werden, ob der andere jetzt wieder in der Lage ist zu einem höflichen und sachlichen Dialog.

Diese Time-off-Strategie, die auch aus der Friedensforschung bekannt ist, hat natürlich ihre Indikationen. Wenn ein Partner völlig überschwemmt von Hass und Wut ernsthaft gefährlich wird, gibt es nur diese beiden Möglichkeiten, zum einen den Raum zu verlassen, zum anderen ihn körperlich zu überwältigen, damit er im Gehaltensein zur Ruhe kommen kann. Dies ist jedoch nur in Situationen ernsthafter existenzieller Gefährdung gerechtfertigt. Eine weitere Indikation ergibt sich dann, wenn einer der beiden erkennt, dass das Paar sich in leeren und aussichtslosen kommunikativen Spiralen verliert. Diese sind häufig daran zu erkennen, dass einer der beiden scheinbar ohne jeden Bezug zum Partner nicht aufhören kann, auf demselben Thema immer weiter herumzureiten.

Wenn es in letzteren Situationen gelingt, den Partner, notfalls mit hefiger Verve, aus seiner kommunikativen Spirale zu befreien, hilft man ihm manchmal über die Schwelle von der Selbstbezogenheit zum Kontakt.

Eine solche Situation schilderte Albert, ein Architekt, der nach einem anstrengenden Meeting völlig ermüdet nach Hause kam. Er teilte Ines mit, wie erschöpft er sei. Es war 23 Uhr. Sie bestand darauf, ausführlich ihren Unmut darüber zu äußern, dass Albert erst so spät nach Hause gekommen war. Was sie sagte, war für ihn, der sonst gut und liebevoll zuhörte, nur noch eine störende Geräuschkulisse, die ihn quälte und um seine Ruhe betrog, bis er schließlich um halb eins, nachdem er Ines mehrfach gebeten hatte, das Thema auf den kommenden Tag zu verschieben, völlig entnervt aufstand und den Raum verließ.

In den anderen geschilderten Situationen geht es darum, ob die Liebe dazu ausreicht, den anderen auch in seinen starken, oft lauten und nicht immer gewünschten Gefühlen kennenzulernen und ihn anzunehmen.

Viele Männer beispielsweise reagieren erschreckt auf heftiges Atmen, Stöhnen und Schreien ihrer Frauen, die sich in der sexuellen Ekstase dem Orgasmus nähern. Fast jede dieser Frauen trägt die Frage in sich, ob der Partner sie aushalten, ertragen und in ihrer Wildheit liebevoll annehmen kann. Genau diese Sicherheit ist aber nötig, um eine Schwelle der Scham zu überwinden, hinter der eine tiefe Form sexueller Befriedigung erst möglich wird. Wenn er dann die Hand auf ihren Mund legt, damit sie leiser ist, oder seine Befürchtung äußert, die Nachbarn könnten etwas hören, verliert er oft für den Rest seines Lebens das Vertrauen seiner Frau. Viele werden nie wieder wagen, so laut zu sein. Sie müssen allerdings die Hoffnung betrauern, ihr erotisches Potenzial jemals zur Gänze ins Leben bringen zu können.

Noch häufiger entstehen Schwierigkeiten, wenn der Partner sich über irgendetwas besonders aufregt oder ärgert, entsprechend die Stimme erhebt, eventuell sogar in die Vulgärsprache wechselt. Gerade viele Frauen reagieren auf solches Verhalten zunächst mit viel Angst, die sich dann in Empörung wandelt und in der Forderung gipfelt, dass ihr Partner derartige Gefühle unter keinen Umständen jemals auf die für ihn authentische Weise äußern dürfe.

Analog zu der oben geschilderten Frau in der sexuellen Ekstase fühlen sich viele Männer in diesen Situationen in ihrem Recht bedroht, ihr Erleben wahrhaftig auszudrücken. Damit verschwindet auch ihre Hoffnung, ihre Frauen emotional wirklich erreichen zu können. Sie haben das Gefühl, gegen eine unüberwindbare Mauer zu laufen, und viele resignieren: »Ich liebe dich so sehr und begreife doch, dass ich dir nie nahe sein werde ...«

Starke Frauen sind ihren Männern oft, was das Normative betrifft, in ihrer Aggression deutlich überlegen, und es gelingt ihnen, die aggressiven Impulse in ihrem Partner, zumindest weitestgehend, zu unterdrücken. Dies ist jedoch ein Sieg, der einen hohen Preis hat. Die entsprechend blockierten Männer ziehen sich emotional mehr oder weniger weit von ihren Frauen zurück. Die Hoffnung, jemals um ihrer selbst willen geliebt zu werden, weicht einer Pseudo-Harmonie und es entwickeln sich Gefühle von Verachtung gegenüber einer Frau, die einen großen Teil ihrer Lebenskraft dazu benutzt, die eigentlich wahrhaftige menschliche Begegnung in der Beziehung zu verunmöglichen. Diese Beziehungen, in denen die Rollen von Mann und Frau beliebig wechseln können, reduzieren sich auf Arrangements, in denen die Moral, die Formalität und die Höflichkeit jederzeit wichtiger sind als die Liebe. In gewisser Weise besteht der Sieg darin, die Liebe um ihr wandelndes Potenzial zu betrügen. Der so erkaufte Frieden hat zumindest für einen der Partner fast immer etwas Bedrückendes, oder er ist die Grundlage dafür, dass die Sehnsucht nach wahrhaftiger und vollständiger Begegnung dazu führt, dass sich der Partner für andere Beziehungen öffnet. Die so Verlassenen sind oft sprachlos, weil aus ihrer Sicht die Unterdrückung starker Gefühle ein wichtiger Schutz für die Beziehung sein sollte.

Um es nochmals mit Blick auf das Schwellenthema zu konkretisieren: Der eine Partner hat die Vision und die Sehnsucht, die Schwelle zum anderen durch Authentizität und ein hohes Maß an Offenheit zu überwinden: »Du bist die Verheißung, um die ich mit all meiner Kraft und meiner Zärtlichkeit, aber auch meiner Wildheit und Aggression kämpfe. Ich habe die Hoffnung, dass wir beide die Mauer alles Trennenden zwischen uns einreißen können, um uns dann in der größtmöglichen Nähe und Identität zu finden.« Die Vision des anderen ist genau entgegengesetzt: »Was uns trennt, ist vor allem unser beider, besonders aber deine wilde, aggressive und sexuelle Triebenergie. Wenn es uns gelingt, diese so weit zu bändigen, dass sie für keinen mehr eine Bedrohung darstellt, herrscht endlich Angstfreiheit und Frieden. Dann können wir einander endlich in Liebe umarmen und gemeinsam die Verheißung unserer Vision erfüllen.«

Wir sehen hier zwei völlig unterschiedliche Strategien im Umgang mit der Schwelle zum Du. Die erste Form beruht auf gegenseitiger Hingabe: »Ich mute dich mir in meiner Gänze zu und vertraue darauf, dass du mich aushältst; und du mutest dich mir mit allem zu, was du bist, und ich versprechen dir, alles in meiner Macht Stehende zu tun, um dich auszuhalten. So erkennen wir einander und können die Schwelle der Intimität zueinander überschreiten.« In gewisser Weise gehört hierher auch WALTER KEMPLERS Satz: »Harmonie ist die seltene Belohnung für ausreichend aggressiv ausgetragene Konflikte.«[68]

Die andere Strategie besteht gerade darin, sich den triebhaften Annäherungen des anderen zu verweigern. Dabei liegt die Hoffnung in eben dieser Verweigerung: »Erst in der Bändigung wirst du für mich erträglich und ich vermutlich auch für dich. So schaffen wir dann einen angstfreien Raum, in dem wir gut leben können.« Hier wird versucht, die Schwelle zum anderen dadurch zu bewältigen, dass eine Reihe schützender Tabus aufgestellt wird.

Ebenso, wie absolute Hingabe lebensbedrohlich würde, bedeutet absolute Bändigung völlige Erstarrung. Jedes Paar muss den Punkt von Erregung versus Schutz finden, der seiner Wahrheit entspricht. Zu viel Schutz und damit Verweigerung bedeutet natürlich Bändigung, die vom anderen als Unterdrückung interpretiert werden kann. Es entsteht dann leicht eine Atmosphäre von Stagnation und Einsamkeit, die manchmal ein unintimes Nebeneinander bis zum Tod zur Folge hat. Zumindest in den Träumen, vor allem der zu sehr Gebändigten, spielt aber die Sehnsucht nach einem erfüllenderen Leben immer eine große Rolle.

Das oben Gesagte soll natürlich nicht bedeuten, dass jede Emotion aus der Schattenwelt eines der Beziehungspartner zwingend geäußert werden muss. Mehr oder weniger bewusst findet jeder seinen Partner zeitweise hässlich, dumm, unattraktiv und einfach fürchterlich. Doch kaum schaut er ihn an, öffnet

68 KEMPLER, WALTER. Persönliches Gespräch mit WOLFGANG KRAHÉ, Ende 1978.

sich meist sein Herz und er sieht wieder mit den Augen der Liebe. Diese inneren Variationen müssen in der Regel nicht kommuniziert werden. Was jedoch kommuniziert werden sollte, ist alles, von dem wir wissen oder zumindest ahnen, dass es für die Beziehung relevant ist. Das Fatale der oben beschriebenen verweigerten Schwellen besteht weniger in ihrem Inhalt als in der Tatsache, dass der jeweilige Partner in seinem verletzlichen Selbst, das um wirkliche Begegnung ringt, zurückgewiesen wird, und er sich daher ungeliebt und verachtet fühlt. Die Hoffnung auf wirkliche, Grenzen überwindende, existenziell nackte Verbundenheit ist eine der wesentlichsten Grundenergien jeder tiefen Liebe. »Solange ich hoffen kann, auf einem wie langen Weg auch immer bei dir anzukommen, bin ich zu jeder Anstrengung bereit.« Oft stirbt die Liebe am selben Tag, an dem diese Hoffnung begraben wird.

Natürlich ist der Tod einer Liebe auch eine Schwellensituation. Und natürlich kann diese Schwelle über Jahre vermieden werden, indem einer oder beide versuchen, gegen die Leere anzulieben. Wird die Schwelle dann aber doch überschritten, steht viel Trauerarbeit an und zumindest in der ersten Zeit ist der Weg hinter dieser Schwelle für die meisten sehr einsam.

UNÜBERWINDBARE SCHWELLEN

JEDES INDIVIDUUM HAT SEINE GRENZEN, die zu überschreiten ihm unmöglich ist. Die Erkenntnis dieser Grenzen gehört zu den wichtigsten Aufgaben der Bewusstseinsentwicklung. Viele Menschen verlieren ihr Entwicklungspotenzial, weil sie sich viel zu früh an einer solchen Grenze wähnen. Sie weigern sich mit Händen und Füßen, mit diesen Grenzen zu experimentieren. Dabei handelt es sich häufig nur um scheinbare Grenzen, die sich im Lauf der Entwicklung gebildet haben. Ihre einzige Funktion besteht in der Sicherung der Komfortzone. Oft dienen diese Grenzen auch als Ausrede dafür, sich nicht wirklich anzustrengen. Wenn man von diesem Aspekt des Vermeidens absieht, ist es sehr wertvoll, dass eine hohe Akzeptanz dafür existiert, intuitiv die eigenen Beschränkungen zu respektieren. Letzteres ist genau die richtige Haltung gegenüber den Grenzen, die ein Individuum wirklich hat.

Ein Beispiel hierfür ist eine mäßig begabte Klavierspielerin, deren Mutter den Anspruch stellt, sie möge ein Weltstar werden. Es gibt sehr viele Beispiele, bei denen das Ich-Ideal Ziele vorgaukelt, die objektiv völlig unerreichbar sind. Bei diesen Zielen besteht die Schwellensituation darin, die Endlichkeit der eigenen Möglichkeiten zu begreifen, sie zu betrauern und in Liebe anzunehmen. In Liebesbeziehungen kommt noch hinzu, dass es unabdingbar ist, den anderen in seinen Grenzen zu erkennen. Wahre Liebe besteht dann darin, den Partner zur Überwindung von Grenzen, die sein Potenzial einsperren, zu ermutigen und ihn gleichzeitig in seiner eigenen Endlichkeit voller Erbarmen zu entlasten und anzunehmen.

Von Letzterem ist bei der Geschichte von Harald und seiner Frau die Rede.

Harald ist der Sohn eines sehr erfolgreichen Chefarztes und einer Mutter, die, obwohl stolz auf ihren mächtigen Mann, im Lauf der Jahrzehnte dieser Ehe zunehmend verbitterte, weil ihr Neid auf ihn sie vergiftete. Wieso stand er in der Öffentlichkeit und sie immer nur daneben ...? Das Ehepaar hatte zwei Kinder. Harald selbst ist der ältere Sohn, der Stammhalter, der Stolz des Vaters, der ihn als Selbstobjekt vereinnahmte, ohne ihn je zu erkennen. Die Mutter machte Harald zum Erfüllungsgehilfen ihrer Bedürfnisse. Er durfte tragen, nicht nur die Wasserkästen, sondern auch ihre Depressionen und Stimmungsschwankungen. Der Vater war beruflich immer abwesend und schützte ihn nicht. Im Gegenteil: Auch er verlangte von Harald Dienste im Sinne von guten Noten, beruflichem Erfolg, bestem Benehmen. Nie durfte er Schande machen.

Monika, die jüngere Schwester, war der Schwur der Mutter auf die Zukunft. An sie delegierte die Mutter die Aufgabe, all die Demütigungen und Schmach, die sie vermeintlich als Frau erlitten hatte, zu kompensieren. Das Kalkül der Mutter mit der Tochter ging letztlich auf. Monikas Ehe mit einem Alkoholiker scheiterte. Bis auf seine beiden Kinder hinterließ dieser Alkoholiker nichts Konstruktives. Endlich befreit, machte Monika sprunghaft Karriere als Juristin und wurde kürzlich zum Personalvorstand eines Konzerns berufen. Derweil schmolzen die Minderwertigkeitskomplexe der Mutter als unterprivilegierte Frau in Identifikation mit Monika, der strahlenden Top-Managerin, wie Eis in der Sonne.

Weder trug Haralds Vater die Mutter, noch trug sie ihn. Tragen war Haralds Aufgabe. Entsprechend gestaltete sich Haralds Ehe: Er verliebte sich in eine kraftvolle, aufstrebende, dabei sehr anlehnungsbedürftige Managerin. Zunächst wusste er nicht, was es bedeutete, dass sie eine Panikstörung hatte. »Sie ist manchmal ängstlich, was soll's«, so dachte er. Erst im Lauf der Jahre erkannte er, dass hinter der starken Fassade eine von Ängsten gequälte, ich-strukturell unreife und daher extrem bedürftige Seele lebte. Dass der Deal zwischen den beiden darin bestand, dass er sie trug und unterstützte, beunruhigte ihn zunächst gar nicht, denn er war stark wie ein Bär und von Hause aus in keiner Weise gewohnt, dass Tragen in einer Beziehung auf Gegenseitigkeit beruht. So trägt er seine Frau nun seit 15 Jahren, begleitet sie durch den Albtraumgarten ihrer Ängste. Er erträgt ihre Forderungen und wehrt sich kaum gegen ihre zahlreichen Vorwürfe, die sich immer darauf beziehen, dass er dabei versagt hat, ihre Gedanken zu lesen, sie zu unterstützen und sie damit vor ihren Ängsten zu bewahren.

Ich, Wolfgang, kenne Harald seit vielen Jahren, habe früher mit ihm gemeinsam die ersten Schritte seiner Karriere diskutiert und schon damals mit ihm besprochen, dass er extrem gefährdet ist, ausgebeutet zu werden. Damals ging es um seine Schwester, die ihm das Erbe neidete, seinen Doktorvater, der ihn über Jahre massiv ausnutzte, und schließlich um seinen Chef, der ihn wie der Vater gnadenlos forderte, ohne jemals glaubhafte Anerkennung zu signalisieren.

Kürzlich kam Harald nach sieben Jahren zu mir, immer noch äußerlich der kraftvolle Mann, der die Welt auf seinen Schultern tragen kann. Doch fielen mir sofort seine traurigen Augen auf. Er war buchstäblich im Burnout, hatte seinen Schwung und seinen Glauben an den Sinn des Lebens verloren.

Es war leicht herauszufinden, dass er sowohl beruflich als auch privat in den letzten sieben Jahren, so wie vorher auch, unendlich viel getragen hatte, ohne je seine Bedürfnisse – sich selbst anlehnen zu dürfen – zu spüren, geschweige denn zu äußern und schon gar nicht, sie sich zu erfüllen.

Bis heute hat er seine Frau gerne, ist aber auch von ihr enttäuscht. Das liegt daran, dass sie immer dann, wenn er Empathie von ihr braucht, in Aggression ausweicht und schließlich in Kränkung. Es ist ihm bislang unmöglich zu erkennen, dass seine Frau aufgrund ihrer ich-strukturellen Schwäche auf der Partnerschaftsebene überhaupt nicht in der Lage ist, ihrerseits eine versorgende Position einzunehmen. Wenn sie spürt, dass er schwankt, gerät sie sofort in Panik, da sie auf ihn als Rückendeckung angewiesen ist. Ihr Selbstbild ist so labil, dass sie Kritik ungemein angstvoll erlebt, so sehr fürchtet, dass das Kartenhaus ihrer Identität zusammenbricht. Sie kann Kritik nur mit völliger Verhärtung, geradezu Versteinerung abwehren. Den Kritiker behandelt sie als Feind, den sie durch Entwertung und Gekränktsein straft.

Das Paar hat schon vieles versucht, zum Beispiel Zwiegespräche und auch eine Paartherapie. An Zwiegesprächen beteiligte sie sich ausschließlich mit versteinerter Miene, untersuchte alles, was Harald sagte, auf potenzielle Kränkungen hin, erstarrte vor Angst, wenn es persönlich wurde, und sie weigerte sich schließlich, Zwiegespräche zu führen. Die Paartherapie scheiterte. Schon im Vorfeld hatte seine Frau darauf bestanden, die Therapeutin selbst auszusuchen. Misstrauisch wollte sie sicher sein, dass auf keinen Fall eine Verbindung zwischen ihr und Harald bestand. Von der Therapeutin erwartete sie ausschließlich eine Bestätigung ihrer Position. Alles andere war inakzeptabel. Sobald die Therapeutin auch nur kleine Bewegungen in Richtung Empathie für Harald machte, witterte seine Frau ein Bündnis gegen sich und verließ wütend die Sitzung.

Harald hat Jahrzehnte darum gekämpft, seine Frau erreichen zu können. Er verstand nie, warum sie derart rigide und unflexibel war. Er hoffte immer, wenn er nur mit Engelszungen reden und sie nur genug lieben würde, dann wäre sie irgendwann in der Lage zu erkennen, wie sehr er ihr Verbündeter war, und dann auch bereit, seine Wünsche an sie, auch gewisse Kritik, konstruktiv anzunehmen. Die Illusion war, dass beide dann offen und Hand in Hand durchs Leben gehen könnten, dass er ihr seine Empathie schenkte und dann sicher sein und darauf vertrauen könnte, dass sie ihm wiederum ihre Empathie genauso zur Verfügung stellte. Dazu ist diese Frau aber nicht fähig. Nicht, dass sie es nicht wollte. Ihr Selbstwertgefühl ist viel zu labil und ihre

Identität zu instabil, als dass sie sich auf eine solche Beziehung einlassen könnte. Harald hat sich jahrelang danach gesehnt, dass seine Frau dahin reift, endlich jene Schwelle zu überwinden, hinter der sie ihr narzisstisches Gleichgewicht selbst stabilisieren kann. Erst dann wäre sie nicht länger sein psychodynamisches Kind, das er tragen muss, sondern dazu in der Lage, sich ihm gleichberechtigt zu öffnen. Dann würde sie nicht mehr verlangen, dass er sich um ihr Inneres Kind kümmert, und nicht den Anspruch stellen, dass dieses Kind immer absolute Priorität hat. Vielmehr wäre sie im Gegenzug in der Lage, auch ihn in seiner Bedürftigkeit zu erkennen, die er hinter der Fassade des starken Mannes verbirgt. Dann könnte sie den kleinen Jungen in ihm genauso herzlich umarmen und tragen wie er das kleine Mädchen in ihr. Dann wäre die Beziehung gleichberechtigt.

Diese Sehnsucht ist eine Illusion und der Hauptgrund von Haralds Burnout. Er ahnt die Schwelle, die auf ihn zukommt. Er könnte sich dafür entscheiden, eine andere Frau zu suchen, die psychodynamisch reifer ist als seine Frau und an deren Seite er eine Chance hätte, zumindest Teile seiner Sehnsüchte zu befriedigen. Dies bedeutete für ihn aber zunächst den Schmerz von Trennung und Verlust. Die Alternative dazu wäre, dass er sich nunmehr, nachdem er diese Beziehung 20 Jahre lang blind gelebt hat, sehend für sie entscheidet: »Ich liebe diese Frau sehr, und ich finde in meiner versorgenden Rolle für sie und unsere beiden Kinder eine tiefe Befriedigung. Daher bin ich bereit, jene Sehnsüchte, die in dieser Beziehung einfach aufgrund der Tatsache, dass meine Frau so ist, wie sie ist, unerfüllt bleiben werden, zunächst zu betrauern und sie dann wissend und liebend für immer aufzugeben.«

Harald steht am Scheideweg zwischen der resignativen Akzeptanz für eine unüberwindbare Schwelle einerseits und dem Ausbruch in ein potenziell anderes Leben andererseits. Es ist wahr, dass es Schwellen gibt, die wir nicht überwinden können. Viel hängt davon ab, diese Schwellen zu erkennen und mit diesen Begrenzungen unseres Lebens in Demut Frieden zu schließen. Natürlich könnte man vordergründig einwerfen, dass Harald noch die Wahl hat, was objektiv unbestreitbar auch wahr ist. Dabei würde aber übersehen, dass Harald ein Mensch ist, zu dessen persönlichen Möglichkeiten es einfach nicht gehört, eine langjährige Bindung um der eigenen Entwicklung willen aufzugeben. Sehenden Auges steht er vor einer Entscheidung, die er, weil er so ist, wie er ist, nicht treffen kann. Diese Schwelle ist also für ihn unüberwindbar.

BEWEHRTE SCHWELLEN – FLUCH UND SEGEN

DIE WEITERE KATEGORIE VON SCHWELLEN, die wir hier besprechen wollen, sind die Schwellen, die weder im bewussten Sinne vermieden werden noch unüberwindbar sind, obwohl sie oft so wirken. Gemeint ist hier die Tatsache, dass manche Menschen Jahrzehnte ihres Lebens unter einem Bann beziehungsweise einem Fluch leben. Sie sehen die Schwelle, sehnen sich auch danach, sie zu überwinden, und sind doch nicht dazu in der Lage. Es wirkt so, als wären die Tore über die Schwelle versperrt durch einen Fluch, mindestens aber ein heftiges, durch die Androhung schwerer Sanktionen geschütztes Tabu.

Diese Flüche bestehen oft darin, dass ein Elternteil, mindestens aber ein signifikanter Erwachsener, die frühe Identität der Betroffenen stark vereinnahmt, indem er beispielsweise strenge Regeln aufstellt, welche Funktion im Leben diese Person hat beziehungsweise was sie auf keinen Fall tun darf.

Wir hatten schon das Beispiel von Gerlinde, der von Geburt an auferlegt war, um den Preis ihrer eigenen Identität ihre verstorbene Schwester zu ersetzen. Sie musste scheitern, wäre es doch aus Sicht der Mutter ein Verrat am toten Kind gewesen, wenn sie wirklich erlaubt hätte, dass die lebende Tochter in ihren Augen Gnade gefunden hätte.

Ein besonderes gravierendes Beispiel für durch Fluch bewehrte Schwellen gibt es häufig im Umfeld von sexuellem Missbrauch. Vor allem die Täter haben naturgemäß ein starkes Interesse daran zu verhindern, dass das Kind den Frevel in die Öffentlichkeit trägt. Sie bedienen sich dabei mehrerer Strategien. Die erste besteht darin, unter schrecklichen, oft erpresserischen Drohungen das Kind zum Schweigen zu zwingen: »Wenn du das verrätst, zerstörst du deine Familie« bis hin zu »Wenn du das verrätst, werde ich deine Mutter töten« – oder ein anderes geliebtes Wesen dieses Kindes. Die zweite, genauso infame Strategie besteht darin, dem Kind den Missbrauch als gemeinsamen Akt zu erklären und es damit in die Schuld dieses Aktes zu verwickeln.

Eine dritte Strategie bezieht die oft hilflose, manchmal aber auch ihrerseits schuldige Mutter ein. Diese macht sich zur Komplizin des Täters, indem sie das sich hilfesuchend an sie wendende Kind gemeinsam mit dem Täter für verrückt, unverschämt, manchmal sogar für bösartig verleumderisch erklärt. Da die meisten Kinder gar nicht fassen können, was ihnen widerfährt, zweifeln sie oft lebenslang an ihrer eigenen Wahrnehmung. Sie denken über sich selbst, zu verdienen, was ihnen widerfuhr.

Die nun folgende Geschichte von Lara, die als Kind von ihrem Vater sexuell missbraucht wurde, ist ein gleichermaßen bestürzendes wie eindringliches Beispiel für den bitteren Fluch, unter dem persönliche Schwellen ein Leben lang stehen können, aber auch für den Segen, der manchen dennoch zuteil wird.

Es dauerte 46 Jahre, bis Lara endlich unter heftigsten Ängsten und Schuldgefühlen wagte, ihr Schweigetabu bezüglich des Missbrauchs, der ihr mit vier Jahren widerfahren war, zu brechen. Da war dieses Bild in ihr: Sie steht, vier Jahre alt, nackt auf einem Tisch und spürt die Präsenz ihres Vaters. Sie erinnert sich, wie er sagt, sie und er müssten etwas mit Paula machen. Mit Paula war ihre Vagina gemeint. Paula, das war das Codewort, das entscheidende Wort, das sie um keinen Preis der Welt jemals sagen durfte. Selbst jetzt, 46 Jahre später, zitterte sie, als es ihr über die Lippen kam. Wie alle Kinder in dem Alter wusste sie in der Situation ganz klar, dass ihr etwas passierte, was absolut falsch und inakzeptabel war. Angesichts des übermächtigen Vaters und der schwachen Mutter, von der sie wusste, dass sie ihr im Zweifel nicht helfen würde, wagte sie nicht zu schreien, sich zu wehren, sich zu empören. Als Überlebenstechnik blieb ihr nur die Dissoziation, also die Verlagerung des Traumas in einen abgespaltenen Persönlichkeitsanteil. Dies war nicht zuletzt daran erkennbar, dass die kleine Lara, die sie in dem Bild sah, zwar einen eindeutigen Körper hatte, aber kein Gesicht. Wir wissen nicht, wie ihr Vater es geschafft hat, sie zum Stillschweigen über diese Situation zu bewegen. Ein wichtiger Faktor ist ganz sicher die Beschämung, die sie in dieser Situation fühlte und die sich angesichts der väterlichen Formulierung »Wir müssen was mit Paula machen« in ihre eigene moralische Schuld verwandelte. Dieses Ereignis führte zu mehreren Selbstzuschreibungen: Erstens: »Ich bin schlecht und schmutzig, sonst wäre mir dies nicht passiert.« Zweitens: »Wenn ich von Männern geliebt werden will, muss ich meinen Körper zur Verfügung stellen.« Drittens: »Wenn ich geliebt werden will, darf es keine Rolle spielen, wie es mir geht. Wenn ich meinen Schmerz und mein Entsetzen zeige, hält man mich für verrückt.«

In Laras weiteren Leben kam es, soweit wir wissen, nicht zu erneutem sexuellem Missbrauch. Im Gegenteil vermied der Vater panisch jede körperliche, auch zärtlich anerkennende Berührung, sobald sie in der Pubertät war. Erneut fühlte sie sich missachtet und verstoßen. Dennoch erfuhr sie durch ihren Vater zahlreiche Retraumatisierungen mit einer ähnlichen psychodynamischen Konstellation. Ihr Vater war ein hochgebildeter Mann, der durchaus humorvoll und engagiert seine Töchter intellektuell förderte und ebenso wie die Mutter eine verwöhnende Position einnahm, was zu längeren Phasen trügerischen Friedens führte. Dann geschah es doch immer wieder, dass von jetzt auf gleich seine dämonische, sadistische Seite in den Vordergrund trat und Lara tief erschreckt und hilflos hinnehmen musste, aus nichtigem Anlass mit dem Gürtel oder anderen Gegenständen verprügelt zu werden. Danach war wieder alles »gut« und »schön«. Dann konnte es dem Vater auch in den Sinn kommen, über sie herzufallen und ihr scheinbar zum Spaß ein Kissen auf ihr Gesicht zu pressen, bis sie um ihr Leben fürchtete – sie wurde Asthmatikerin. Verglichen damit war es geradezu harmlos, wenn er sie mit roher Gewalt, ebenfalls bis an den Rand des Erstickens, kitzelte. Quasi als Codewort dafür, diese sadistischen Exzesse zu beenden, musste Lara, ebenso wie ihre Schwester, ein Gedicht aufsagen, das der Vater, der sprachlich brillant war, extra für diesen Zweck verfasst hatte. Den meisten dieser Situationen war gemeinsam, dass die Mutter hinter dem Vater auftauchte und ihn hilflos bat aufzuhören, ohne je einzuschreiten.

Diese komplexe Traumaserie war für Lara, trotz ihrer weit überdurchschnittlichen Intelligenz, verständlicherweise eine völlige Überforderung. Nicht nur ihr Selbstbild, das gespalten war in Bedürftigkeit und Sehnsucht einerseits, Selbsthass und Verachtung andererseits, blieb unscharf. Eine der wenigen Ressourcen bestand in der Erkenntnis, die sie schon früh hatte, ein bildschönes Mädchen zu sein, mit dem viele Männer Sex wollten. Auch ihre Objektrepräsentanzen, speziell ihr Männerbild, blieben zwiespältig. Selbst die guten Männer, von denen es in ihrem Leben eher wenige gab, waren permanent unter Verdacht, analog zum Vater zum Monster zu werden. Sie hatte gelernt, was man zu tun hatte, um Männer zu manipulieren und zu beschwichtigen. Zudem hatte sie begriffen, dass ihre eigenen Wünsche und Bedürfnisse im Umgang mit Männern keine Rolle zu spielen hatten. Das Risiko, in eine bedürftige Position zu kommen und schließlich analog zur Situation mit dem Vater der Willkür der Männer ausgesetzt zu sein, war einfach zu bedrohlich.

Entsprechend litt Lara zeitlebens darunter, dass sie im Grunde ihre ganze Sexualität in der dissoziativen Position verbrachte. Aufgrund der permanenten Abwesenheit des eigenen Selbst war ihr Hingabe ebenso unmöglich wie eine objektale Liebe. Das erste Liebesobjekt in ihrem Leben, das wirklich stabil und dennoch männlich war, war ihr Sohn, bei dem es ihr gelang, ihn aus der dunklen Macht des Männlichen, das sie bedrohte, zu entlassen.

Lara durchlief einen langen initiatischen Weg auf ihrer Suche nach der Erlösung ihres Frauseins. Irgendwann begriff sie, dass der Verrat durch die Mutter, die ihr nie beigestanden hatte, mindestens genauso gravierend war wie der väterliche Sadismus. Mit dieser Mutter war eine konstruktive Identifikation im Sinne von Selbstschutz und Selbstbehauptung nicht möglich. Lara begriff, dass hier ein wesentlicher Teil ihrer inneren Wunde lag, der nur in der heilenden Gemeinschaft der Frauen bewältigt werden konnte. Sie hatte das Glück, eine Tantralehrerin kennenzulernen, die Frauengruppen auf höchstem Niveau leitete. Lara lernte auf diese Art eine verwirklichte Frau kennen, eine wirklich liebende Frau, in deren Schutz sie, im Kreise anderer Frauen, den langen Weg der Erlösung und Reifung des Weiblichen gehen konnte. Die daraus entstandene Frauengruppe, die inzwischen seit 15 Jahren zusammenhält, ist bis heute eine wesentliche Ressource in Laras Leben. Aus dem verlorenen Kind, das komplexe Ängste entwickelt hatte, ist inzwischen eine kraftvolle und in mancherlei Hinsicht selbstbewusste Frau geworden.

Mit zunehmender Reife war es Lara schließlich möglich, eine wirklich konstruktive, gleichberechtigte Beziehung aufzubauen, in der sich allerdings das Männliche so weit zurückgezogen hat, dass es zwar unbedrohlich wurde, die zunehmenden erotischen Sehnsüchte von Lara aber unbefriedigt ließ. Schließlich hatte sie die Kraft, diese Sehnsüchte als ein natürliches Recht ihres Lebens befriedigen zu wollen.

In gewisser Weise kann man sagen, dass das natürliche Gegengift des Fluches der Segen durch eine glaubwürdige elterliche Instanz ist. Das war eines der größten Geschenke, die Lara von ihrer Tantralehrerin erhalten hatte. Eine von deren Kernthesen war: »Wir müssen lernen, der Sexualität die Unschuld wiederzugeben, die ihr angestammtes natürliches Recht ist.« Als verwirklichte Frau verkörperte die Lehrerin dieses Recht in unbezweifelbarer Weise, und sie entließ ihre Schülerinnen mit ihrem Segen, der in der Erlaubnis bestand, sich die eigene Sexualität zu 100 Prozent zu eigen zu machen, ins Leben.

Gestärkt durch diesen Segen, psychodynamisch erholt in der friedvollen Ehe und getrieben von ihren Sehnsüchten, begegnete Lara schließlich ihrem Geliebten. Jetzt war sie reif, den eigenen Ängsten standzuhalten. Sie konnte es daher wagen, sich in der Beziehung zu ihm ihren Ängsten auszusetzen, und vermochte daher, ihr Herz zu öffnen. So entstand eine Nähe, die ihr erstmals erlaubte, ihr wahres Selbst in der Sexualität zu spüren und für dieses Selbst einzutreten. Sie machte die Erfahrung, mit ihrer primären Wahrheit beantwortet und angenommen zu sein. Dies eröffnete nicht nur eine völlig neue Dimension im Erleben von sexueller Nähe. Es führte auch dazu, dass im Erlebnis dieser Begegnung der Spalt in ihrem Männerbild zu heilen begann. Zeitweise war sie gequält von heftigen Projektionen der sadistischen Vaterimago auf ihren Geliebten. Doch sie stellte sich diesen Bildern und es gelang ihr unter heftigen Ängsten, diese Projektionen aufzulösen. So verlor der väterliche Dämon seine Macht, sie erkannte ihren Geliebten als reales männliches Gegenüber. So konnte sie schließlich wagen, ihm gegenüber ihr Schweigetabu zu brechen und das Unaussprechliche, insbesondere das Wort »Paula«, als Synonym für ihre Scheide, auszusprechen. In diesem Moment vollzog sich gewissermaßen eine völlige Befreiung ihres Frauseins. Erstmals in ihrem Leben war sie in der Lage, mit der geschundenen kleinen Lara Kontakt aufzunehmen, im Sinne eines liebevollen, ernsten und ehrlichen Dialogs. Sie konnte das immer zwiespältig erlebte innere Kind endlich unambivalent in Liebe annehmen. Daraus resultierte die Fähigkeit, sich selbst als Frau folgenden Segen zu geben: »Ich bin eine wunderbare, sensible, kluge, erwachsene Frau und ich verdiene es, achtsam, respektvoll und liebevoll behandelt zu werden. Ich bin jetzt erwachsen und stark genug, diesen Anspruch durchzusetzen.«

Als sie dies so formulieren konnte, dass es aus dem Herzen kam, spürte Lara, wie sie eine Schwelle überschritten hatte zu einer neuen, reiferen, sich selbst besser unterstützenden und damit gleichzeitig zur Hingabe fähigen Form des Frauseins.

SCHWELLEN DER EKSTASE – EIGENSINN UND ERLÖSUNG

WÄHREND FLÜCHE AUF DER GRUNDLAGE von Verwünschungen und Dämonisierungen zur Blockade vor einer Schwelle führen, können wir uns in gewisser Weise auch durch Eigensinn selbst verfluchen. Wir behindern uns vor wesentlichen Schwellen, insbesondere vor solchen, die wir überwinden müssten, um lieben zu können, indem wir uns eigensinnig der Hingabe an das Du verweigern.

Der Sinn dieser Verweigerung, so wie wir sie an dieser Stelle besprechen wollen, besteht in der oft zwanghaften, meist übertriebenen Überzeugung, dass wir ohne diese Verweigerung Gefahr liefen, unsere Interessen zu verraten, schlimmstenfalls als Person unterzugehen.

So wie der Segen in gewisser Weise der natürliche Gegenspieler des Fluches ist, so ist eine bewusste, sehende Hingabe häufig die Pforte aus dem einsamen Gefängnis des Eigensinns.

Hiermit ist ausdrücklich nicht gemeint, Verrat an sich selbst zu begehen respektive als unreife Person in der Empathie fürs Gegenüber unterzugehen.

Im eigentlichen Sinne ist diese Schwelle nur zu bewältigen, wenn jemand ein konsistentes, stabiles und in seiner Identität gereiftes Ich zur Verfügung hat. Nur dann ist in dem Sinne Hingabe möglich, dass man das eigene vertraute Selbst, in dem man sicher verankert ist, bewusst und sehenden Auges um der Liebe willen loslässt. In der realen Erkenntnis des anderen ist meine Bereitschaft, mit ihm zu sein, groß genug, um mit ihm gemeinsam in den Abgrund einer existenziellen Begegnung zu springen.

Bevor wir diesen Prozess am Ende des Kapitels am Beispiel von Olivia und Thorsten beschreiben werden, müssen wir uns zunächst vergegenwärtigen, dass viele Menschen – analog zu Lara – mit einer Beziehungsvision leben, die von der Überzeugung geprägt ist: »Meine Aufgabe besteht darin, es den anderen, vor allem den Männern, recht zu machen. Ich selbst bin dabei völlig nebensächlich. Meine Empathie richtet sich weitestgehend nach außen. So weiß ich, was von mir gewünscht ist, und wenn ich mich dafür mit Leib und Seele zur Verfügung stelle, erfahre ich Anerkennung und in gewisser Weise auch Liebe. Insbesondere als Frau bin ich persönlich ohne ernsthaften Einfluss. So hat es der Vater von mir verlangt, und so hat Mutter es mir vorgelebt in ihrer Hilflosigkeit den väterlichen Ansprüchen gegenüber.«

Für eine Beziehung bedeutet das, sehend zu sein in Bezug auf das Gegenüber und blind zu sein gegenüber sich selbst. Unnötig zu erwähnen, dass in dieser Position das, was gegeben wird, nicht aus reinem Herzen kommt und dass das Gegenüber dazu verführt wird, in einer Weise zu antworten, die das Herz verletzt. Gewissermaßen inszeniert sich die narzisstische Position so, dass das Gegenüber verabsolutiert und damit idealisiert wird, das eigene Selbst wird entwertet bis hin zur Auflösung.[69]

Diese Position ist weder bei Frauen noch bei Männern eine Seltenheit. Es entwickeln sich unauthentische Formen von Beziehung, deren Quintessenz das Bedienen der Ansprüche des anderen ist. Ironisch könnte man sagen: Unreife Helden bedienen ihre Mütter, unreife Frauen prostituieren sich ihren Vätern. Da es sich bei den erwähnten Ansprüchen weit überwiegend um Projektionen handelt, kommt es so gut wie gar nicht zu realen Begegnungen. Besonders deprimierend ist der Umstand, dass die Bedienten mangels einer Chance, die dienende Person real zu erkennen, so gut wie immer undankbar reagieren, häufig mit Verachtung, da der unsichtbare Diener sich so gut wie nicht zeigt und deshalb als minderwertig empfunden wird.

Diese erlebte Undankbarkeit und Verachtung erzeugt oft im Inneren der Betroffenen heftigste Wut- und Hassgefühle, die manchmal unbemerkt von den Betroffenen selbst oder aber auch sanktioniert durch deren negative Menschenbilder an die Oberfläche gelangen und vom Gegenüber als schroffes und unfreundliches Verhalten negativ erlebt werden.

69 Kennzeichnend für die narzisstische Position ist das Zusammenspiel von Idealisierung und Entwertung. Dies kann sich dadurch ausdrücken, dass ich mich selbst idealisiere, mich also für den besten und vortrefflichsten Menschen der Welt halte, im Gegenzug aber meinen Partner verachte. Das Gegenteil ist genauso gut möglich und sehr typisch für narzisstische Menschen: Ich bin der einzig elende Wurm, umgeben von lauter Genies und Engeln.

An dieser Stelle verharren beide vor der Schwelle und stagnieren in einem Ritual.

Wenn das Dienen oft und lange genug enttäuschend und sinnlos war, kippt bei vielen die narzisstische Wippe. Idealisierung schlägt um in Projektion (»Alle Männer sind Schweine«) und Verachtung. Auf der anderen Seite verkehren sich Selbsthass, Verachtung und Ignoranz in Größenfantasien. Plötzlich werden Göttinnen-Seminare besucht. Im Kollektiv wird begriffen, dass die über Jahrhunderte ausgebeuteten Opfer des Patriachats jedes Recht der Welt haben, zu Lasten der Männer eigene Interessen ohne jedes Maß durchzusetzen. Auch auf der subjektiven Ebene entsteht das Gefühl, als ewiges Opfer ein unendliches Recht auf Wiedergutmachung zu haben. Wie oft haben wir von Männern und auch von Frauen folgendes Statement gehört: »Ein Leben lang habe ich immer nur gegeben. Ich habe mich immer zurückgestellt und ich wurde ausgebeutet und ignoriert. Jetzt habe ich endlich das Recht, für mich zu sorgen, und zuerst zu fragen, ob ich etwas will. Sollte ich unsicher sein, werde ich mich immer eher verweigern. Wenn ich mich nicht verweigere, riskiere ich, direkt durch das dünne Eis meiner neuen Selbstliebe in meine alte Form der Selbstverleugnung und der Unterwerfung der Wünsche anderer zu brechen.«

Dieser Gedanke ist ganz oft richtig. An diesem Punkt wird die erste wesentliche Schwelle auf dem Weg zur Hingabe überschritten in der Weise, dass das Individuum Schritt für Schritt die Erinnerung an sich selbst wiederfindet. Die Stufe der blinden Unterwerfung ist damit überwunden. Es erscheint jetzt in der Tat wesentlich, eine unreife, oft schon masochistische Form des Pseudo-Altruismus zu überwinden. Dazu ist es nötig, die eigenen Bedürfnisse häufig erstmals im Leben kennenzulernen und mit ihnen zu experimentieren. Es ist wesentlich, diese Bedürfnisse authentisch nach außen zu formulieren und sie durchzusetzen. Endlich kann ein immer schwaches, vernachlässigtes Selbst in kleinen, aber nachhaltigen Schritten wachsen. Endlich stellt sich dieses erstarkte Selbst dem Gegenüber auf Augenhöhe. Dieser Prozess wird von vielen Menschen als ausgesprochen erlösend erlebt, weil er als Resonanz seitens der Umwelt, sofern er gelingt, eine Spiegelung erzeugt, die signalisiert: »Ich werde wahrgenommen, ich zeige mich, ich bin wichtig.«

Diese Stufe hat auch ihre eigene Form der Ekstase. Kürzlich fand sich im Magazin der Wochenzeitung ZEIT ein Interview mit ESTHER PEREL, einer bekannten amerikanischen Paartherapeutin.[70] Darin führt sie aus: »Damit sich Frauen sexuell fallen lassen können, brauchen sie die Gewissheit, dass sie sich nicht um den Mann kümmern müssen. Sie müssen spüren, dass sie die Mutter in sich ignorieren und einfach Frau sein können. Gerade bei einer selbstbewussten, ökonomisch unabhängigen Frau, die im Beruf vielleicht noch erfolgreicher ist als ihr Mann, ist es ganz entscheidend, dass sie beim Sex nicht denkt, sie müsse sich um den Mann kümmern.«

Das Wesentliche an Frau PERELS Gedanken besteht in der Erkenntnis der Störbarkeit der beschriebenen Frau durch die Konfrontation mit ihrem Partner, die Gefahr läuft, bestimmte Projektionen, zum Beispiel die Mutterrolle, und damit das Inzesttabu zu triggern. Genauso könnte natürlich auch das alte

70 »Ja, es ist Liebe.« Interview mit ESTHER PEREL, ZEITmagazin Nr. 49/2017 vom29.11.2017. Online unter: https://www.zeit.de/zeit-magazin/2017/49/paartherapie-untreue-beziehungen-esther-perel-interview/komplettansicht. (Letzter Abruf 24.5.2018.)

Konzept der Unterwerfung unter das Männliche projektiv inszeniert werden. Diese Störquellen sind charakteristisch in jener Phase, in welcher die Frau, Analoges gilt selbstverständlich auch für den Mann, voll damit beschäftigt ist, die Brücke zu ihrem eigenen Selbst immer stabiler zu machen. Nur so kann sie sich auf dieser Stufe mithilfe ihres Mannes letztendlich in sich selbst fallen lassen. Das bedeutet, ihre Ekstase, sprich ihren Orgasmus, im Universum ihrer persönlichen Innenwelt geschehen lassen zu können. Dieses Stadium ist unabdingbar erforderlich, um sich der nächsten Schwelle, der Schwelle zu einer wahren Ekstase, zunächst in der Fantasie, dann faktisch nähern zu können. Natürlich ist der Orgasmus nur ein besonderes wesentliches Beispiel für ein gesamtseelisches Geschehen, das sich in einem zunehmend differenzierten und eigenständigen seelischen Binnenraum inszeniert.

Manche Menschen denken, dass sie genau in dem Moment am Ziel ihres Weges angekommen sind, in dem sie eben die Erfahrung machen, sich in sich selbst fallen lassen zu können. So großartig dieser Befreiungsweg aus der erlebten eigenen Unsichtbarkeit heraus auch ist, so birgt er doch auch eine wesentliche Gefahr. Wir sollten verstehen, dass es sich bei diesem Prozess primär nur um das Umkehrphänomen der ursprünglichen Thematik, jener Selbstaufgabe im Dienen bei gleichzeitiger Blindheit für das eigene Selbst, handelt. Jetzt wird klar, dass in der Übertreibung dieses Prozesses die gleiche Unmöglichkeit zur Beziehung lauert, die wir schon kennen. Waren wir zunächst auf dem eigenen Auge blind und sahen nur den anderen, riskieren wir nun, blind zu sein für den anderen, im Gegensatz dazu aber sehend für unsere eigenen Wünsche, Sehnsüchte, Ansprüche und Illusionen. Viele Betroffene machen genau diese Erfahrung, dass sie sich zwar subjektiv weiterentwickeln in Richtung Selbstrespekt und Selbstfürsorge, dass gleichzeitig aber ihre Beziehungen wegbrechen, weil die zugeordneten Partner sich übersehen, missbraucht und lieblos behandelt fühlen. In gewisser Weise neigen wir in dieser Position dazu, unseren Partnern jene Verletzungen zuzufügen, die einst uns selbst zuteilwurden.

Während in der ersten Position die Selbstverletzung dadurch zustande kam, dass die idealisierten Partner unsere Selbstaufopferung nicht nur nicht schätzten, sondern uns sogar in unserer Unterwerfung verachteten, liegt die Selbstverletzung jetzt in der Erkenntnis, dass wir, angesichts der neu erlernten Selbstfürsorge und deren aggressiver Aufladung, verlassen werden. Wieder sind wir allein, wieder ist die Liebe scheinbar gescheitert. Wir sitzen immer noch vor der alten Schwelle, uns nacheinander zu sehnen, ohne uns je zu erreichen. Wieder ist unsere Strategie zu eng gedacht und ineffektiv. Das Dienen hat genauso wenig gebracht wie seine Alternative, die eigene Gottwerdung (Apotheose). Immer ist eine Seite blind, sodass die andere ins Leere geht.

In gewisser Weise könnte man beide Strategien als Manifestationen von Eigensinn, also von Eingesperrtsein in sich selbst, begreifen. Dieser Eigensinn besteht darin, etwas Halbes für das Ganze zu halten. In dieser Enttäuschung beginnen viele zu ahnen, dass sie sich nunmehr auf die nächste Schwelle zubewegen. Vielleicht könnte man an dieser Stelle, analog zu den Wahrnehmungsstufen, die vor vielen Jahren der Psychologe RAM DASS[71] beschrieb, den Versuch machen, eine Schwellenbiografie der Begegnung zu formulieren.

---

71 DASS, RAM: *Einfache Wahrheit. Der Pfad der Hingabe*, J. Kamphausen, Bielefeld, 2001.

Wie jedes Stufensystem ist auch dieses idealtypisch zu begreifen. Die realen Prozesse der Menschen können ganz anders verlaufen, Stufen überspringen, partiell auf Stufen hängen bleiben und so fort. Gleichwohl kann es sehr hilfreich sein, den geschilderten initiatischen Weg als Orientierungshilfe auf dem eigenen Pfad zu tieferen Begegnungen mit sich selbst und anderen zu verwenden.

Eine Schwellenbiografie der Begegnung, in gewisser Weise der Ekstase:

Stufe 1:

Ich glaube, die Welt zu erkennen, und bemerke nicht, dass ich blind bin.

Auf dieser Stufe finden jene unzähligen Liebesbeziehungen statt, die darin bestehen, dass das Paar nie ernsthaft die Chance hat, eine reale Vorstellung davon zu entwickeln, wer der andere denn wirklich ist. Man lebt Rollen, Klischees und Vorurteile. Man ärgert sich über Regelverstöße und, was sehr wichtig auf dieser Stufe ist, man wähnt sich ständig im Recht.

Stufe 2:

Ich erkenne, dass ich blind bin.

Angesichts des Scheiterns der Klischeebeziehungen kann mindestens einer der beiden nicht mehr umhin, in Demut anzuerkennen, dass seine alten Hypothesen über die Liebe allesamt versagt haben. Diese Stufe ist voller Krisen. Die Betroffenen sind verunsichert, werden von ihren Partnern für verrückt gehalten. Sie scheinen sich zu entfremden. Viele entwickeln Depressionen und Ängste. Gleichzeitig führt der Leidensdruck bei den Sensibleren aber dazu, sich auf den Weg zu sich selbst zu machen. Dieser Weg wird von den Angehörigen und Partnern oft als Verrat erlebt. Stellt er doch die ursprüngliche Position der sicheren Verbindung in Unbewusstheit infrage.

Stufe 3:
Ich erkenne, dass alles, was ich sehe, ich selbst bin.
Allmählich lichtet sich der Nebel. Es kommt jene Erinnerung an das eigene Selbst zustande, die wir oben beschrieben haben. Sie erlaubt es uns mehr und mehr, unsere Projektionen zurückzunehmen und zunächst deutlich tiefer und trennschärfer zu erkennen, wer wir denn sind, was wir brauchen, wie weit wir Einfluss auf unser Leben haben und wie weit eben auch nicht. Erstmals spüren wir auch Macht, die von innen kommt.

Stufe 4:
Wir merken, dass wir alleine sind.
In diesem Stadium haben wir uns selbst auf hohem Niveau gefunden. Wir sind verwirklichte Männer und Frauen. Gerade in diesem erlebten Zustand der Ganzheit wird unsere Sehnsucht spürbar, weil wir spüren, dass wir uns allein nicht genug sind. Wir können alles alleine, wir tragen uns alleine, ernähren uns selbstständig. Wir kön-

nen auch Einsamkeit aushalten und in jeder weiteren Hinsicht für uns selbst sorgen. Und doch ist sie da, diese Sehnsucht nach Verbundenheit. Genau jener oft latente Schmerz gibt uns den dringend notwendigen Impuls, den wir brauchen, um uns Schritt für Schritt für die Welt um uns herum auf einem neuen Niveau zu öffnen.

Stufe 5:
Wir erkennen einander.
Wenn die Brücke zum eigenen Selbst in der beschriebenen vierten Stufe stabiler wird, kann ich allmählich ahnen, dass es außer mir tatsächlich und nicht nur als Projektion andere Wesen gibt, die, da sie anders sind als ich, zu Recht die anderen genannt werden. Erstmals wird auf dieser Stufe eine Liebe, die sich dem anderen wirklich zuwendet und die nicht nur der Befriedigung eigener narzisstischer Sehnsüchte dient, spürbar. Viele Menschen auf dieser Stufe entwickeln beim Anblick des anderen Gefühle von Rührung, Ehrfurcht und Barmherzigkeit. Der andere wird so wahrgenommen und angenommen, wie er ist. Er muss nicht stark sein, damit ich mich anlehnen kann, und er muss mir auch nicht dienen. All dieses habe ich auf Stufe 3 gelernt, für mich selbst tun zu können. Da ich ihn nicht mehr brauche, muss ich ihn nicht mehr bewerten. Nur so ist ein existenziell wahrhaftiges und nicht nur ethisch manipulatives Annehmen des anderen möglich.

Stufe 6:

Wir begegnen einander.

Vorausgesetzt, dass beide Partner diese Stufe erreicht haben, ist jetzt ein Maß an Nähe und Vorbehaltlosigkeit möglich, das von vielen als absolut neu, tief berührend und erstaunlich empfunden wird. Diese Nähe kann ansteckend sein, so dass auch ein geringfügig unreiferer Partner scheinbar mühelos auf diese Stufe kommen kann. Diese Stufe ist zwingend auf Gleichberechtigung angewiesen. Hier gibt es kein Oben und Unten, keine Eltern und Kinder, keine Hierarchien. Die Begegnung hat die Qualität dessen, was GRAF DÜRCKHEIM[72] das Numinose nannte. Jeder von uns spürt sein ekstatisches Potenzial, kann sich, um Frau PEREL zu zitieren, ungestört vom anderen in die eigene Ekstase entspannen und dabei dennoch in Beziehung bleiben.

72 Numen: Der Begriff »bezeichnet die Anwesenheit eines ›gestaltlos Göttlichen‹«. (https://de.wikipedia.org/wiki/Numen. Letzter Abruf 8.10.2018.)
Das Numinose: DÜRCKHEIM knüpft mit diesen Gedanken u. a. an die religionspsychologischen Ansichten des Theologen und Religionswissenschaftlers RUDOLF OTTO, speziell an dessen Hauptwerk »Das Heilige« an, an die Vorstellung, dass das Numinose den Menschen völlig ergreife und umwandle. Ähnliche Gedanken finden sich in der Nachfolge RUDOLF OTTOS auch bei C. G. JUNG, an den DÜRCKHEIM mit seiner initiatischen Therapie ebenfalls anknüpft.

Stufe 7:

Wir lösen uns auf.

Auf dieser Stufe folgt dann der letzte Akt, der darin besteht, alles Erworbene an Wissen, Identität und Autonomie sehend, freiwillig und bedingungslos im Dienste der Liebe wieder loszulassen. Wir springen gemeinsam in tiefem Vertrauen, einander erkennend und vorbehaltlos in den Ozean der primären Wirklichkeit, wie der Mönch und Zen-Meister WILLIGIS JÄGER[73] es ausdrückt. KEN WILBER[74] veranschaulicht diesen Moment mit einem Bild aus dem Zen-Buddhismus: »Wir sind eine Leiter hinaufgeklettert und stehen jetzt ganz oben auf der letzten Stufe. Jetzt fehlt noch ein Schritt …«

Die Überschreitung dieser Schwelle, einander also in Liebe zu begegnen, stellt eines der tiefsten menschlichen Erlebnisse dar, verlangt aber zwingend, die beiden zuvor geschilderten Positionen, also die Dienende und die Selbstverwirklichende, zu respektieren, ohne sie zu verabsolutieren.

»Ohne zu meinen Wünschen, Ansprüchen und Sehnsüchten zu stehen, gibt es mich nicht. Dennoch bin ich allein nur die halbe Wahrheit. Wenn ich zum anderen will, muss ich mich jener Empathie bedienen, die mir früher so geschadet hat, weil ich mich in ihr verlor. Wenn ich aber den anderen qua Empathie erkenne, und er, was

73 JÄGER, WILLIGIS: *Westöstliche Weisheit*. Theseus, Stuttgart, 2007.

74 WILBER, KEN: *Kosmos, Eros, Logos*. S. Fischer, Frankfurt am Main, 2001.

unbedingte Voraussetzung ist, in der Lage ist, sich zu zeigen, kann ich ihm beziehungsweise ihr in Liebe dienen, ohne auf der Seite meiner Selbstachtung die Würde zu verlieren. Jetzt endlich sehe ich mich selbst, zeige mich, werde gesehen und ich sehe auch den anderen, der sich mir zeigt. Ich kann dann sein Ringen und auch die Liebe, die er mir seinerseits widmet, ebenso voller Dankbarkeit wahrnehmen wie sein Engagement und seine Verletzbarkeit. Jetzt kann ich ihm dienen aus meinem eigenen reinen Herzen heraus. Diese Energie kann weder ausgebeutet werden, noch ist sie erschöpfbar. Jetzt sind wir über die Schwelle getreten, spüren unsere Nähe zueinander und lösen uns in dieser Nähe auf.«

Olivia und Thorsten, ihr Geliebter, schildern diesen Prozess anhand ihres Erlebnisses bei einer sexuellen Begegnung: Thorsten bewegte sich mit der Verve seiner Liebe, aber auch mit seiner Bedürftigkeit auf Olivia zu, die in ihrer Angst, sich zu verlieren, in die Abgrenzung auswich. Ihr Argument war: »Ich habe nur zwei Möglichkeiten, entweder falle ich in meine alte Selbstverleugnung zurück, dann kann ich dir zu Willen sein, bin selbst aber nicht mehr dabei, oder aber ich orientiere mich an mir selbst. Dann musst du aber dein Verhalten meinen Bedürfnissen anpassen.« Thorsten versuchte dies, spürte aber, wie seine Spontaneität gefror und er genau in jene Gefahr geriet, die zuvor Olivia gesehen hatte. Er drohte, sich in seiner Empathie für sie zu verlieren. In seiner Not, aber auch in der Erkenntnis, dass Olivia im Tempel ihrer eigenen Bedürfnisse gefangen war, wagte er es, sich ihr mit dem Wunsch zu offenbaren, sie möge, bei allem Respekt für ihre Sehnsüchte und Wünsche, sich auch den seinen widmen. So wurde er für Olivia sichtbar, nicht zuletzt auch in seinem männlichen Wunsch nach ihrer Hingabe. In diesem Fall war es so, dass genau jene spürbare und doch liebevolle männliche Energie Olivia im Tempel ihres Selbst erreichte. Sie konnten einander anschauen und ohne den Widerstand ihrer ursprünglichen Egoängste über die Schwelle gehen. Beide waren tief bewegt von einem Erlebnis voller Nähe, das alles vorher Gekannte in den Schatten stellte. Beide verstanden, dass Hingabe gerade darin besteht, ohne Verrat an der eigenen Würde die eigenen Ansprüche zu relativieren und sich dem anderen sehend, liebevoll, authentisch und gebend zuzuwenden.

Ein solcher Sprung ins Licht setzt natürlich voraus, dass die Angst, missachtet und ausgebeutet zu werden, zumindest vorübergehend außer Kraft gesetzt werden kann. Hier ist natürlich jeder von beiden gefordert, vor allem sich selbst zu überprüfen, inwieweit er frei ist von dem Anliegen, den anderen aus rein selbstsüchtigen Motiven zu manipulieren.

Hingabe setzt also ein tiefes Gefühl existenzieller, innerer Leere voraus, einer Leere, die so weit wie möglich die eigenen Beziehungsfantasien hinter sich gelassen hat. Sie verzichtet wahrhaftig darauf, den anderen zum Statisten der eigenen Fantasien, insbesondere auch der eigenen sexuellen Fantasien, zu degradieren.

Nachdem wir Sie jetzt durch einen ganzen Parcours von Schwellen auf dem Weg zur Hingabe begleitet haben, empfehlen wir Ihnen, erneut innezuhalten und sowohl emotional wie intellektuell die beschriebenen sieben Stufen, von denen jede durch Schwellen von der nächsten getrennt ist, zu betrachten. Vielleicht haben Sie eine Vorstellung davon, welche dieser Stufen gerade jetzt Ihrem eigenen Entwicklungsniveau am ehesten entspricht. Vielleicht ist es hilfreich, hier zu erwähnen, dass die meisten von uns diesen Parcours nicht nur einmal durchlaufen. Wir starten immer wieder in unterschiedlicher Weise im Zustand der Blindheit, und wenn wir Glück haben, wird uns auf den unterschiedlichen Leveln unseres Lebens auch immer wieder Mal die Segnung einer Ekstase zuteil. Das Lied »Über sieben Brücken musst du gehn« von KARAT[75] beschreibt die existenzielle Wahrheit eines jeden Adepten.

Haben Sie also Mut! Gerade wenn Sie zurzeit denken, dass Sie schon viel gesehen und erkannt haben, fragen Sie sich ruhig auch einmal, ob und in welcher Weise Sie nicht doch blind sind. Gerade die Reiferen unter uns werden dabei sicherlich fündig. Fragen Sie sich auch, ob Sie nicht doch mehr oder weniger rigide in einer starrsinnigen Position verharren, die Ihnen vorheuchelt, Selbstfürsorge zu sein. Vielleicht wartet auch in Bezug auf das ekstatische Erleben noch eine gewisse Entwicklung auf Sie.

So viele auf der Stufe der Selbstverwirklichung wünschen sich das ekstatische Geschenk so sehr, dass sie sich weismachen, sie hätten es bereits erhalten. Wie erwähnt, könnte

75 KARAT: CD, Album *Über sieben Brücken*, Titel: *Über sieben Brücken musst du gehn*, Sony BMG, München, 1994.

man wahre Meisterschaft definieren als das nie endende und sichere Wissen, zeitlebens immer ein Anfänger zu sein. Das trifft ebenso auf unsere Partner und natürlich auch auf uns Autoren zu.

GUNNARS GESCHICHTE – DIE MUTTER IN DEN TOD ENTLASSEN

UM DARZUSTELLEN, WIE HEFTIG UND TIEFGEHEND und über wie viele Jahre Lebensschwellen sich manchmal vorbereiten, um dann zum richtigen Zeitpunkt unser Leben auf vielen existenziellen Ebenen gleichzeitig zutiefst zu erschüttern, fügen wir an dieser Stelle den Erlebnisbericht eines Klienten, Gunnar, ein, der uns sehr berührt hat.

Unser Projektteam hatte eine intensive Woche lang getagt. Anja war Mitglied des Teams. Ich, Gunnar, hatte noch eine Woche vor mir. Ich weiß noch, wie berührt ich war, als sie abreiste. Mit dieser Frau kam mein Inneres schon seit einiger Zeit so sehr ins Schwingen, dass ich selbst nach kurzen Begegnungen tagelang weder körperlich noch emotional zur Ruhe kam. Wenn ich auch wusste, wie sehr mich Fantasien darüber beschäftigten und aufwühlten, die sich damit befassten, meine jahrzehntelange Ehe aufzugeben, um mit Anja meinen weiteren Lebensweg neu zu starten, erklärten diese jedoch für sich allein genommen nicht, dass ich so sehr aus der Fassung geriet. Eine Ahnung über tiefe, unbewusste Lebensthemen stieg in mir auf ...

Während ich nun so voller Trauer über die Abreise dieser geliebten Freundin war und mit einem Freund herumdümpelte, sah ich mein ganzes Leben an mir vorbeiziehen und nahm dabei eine Schwelle wahr, vor der ich seit Jahrzehnten verrottete. Sicher, ich war ein kraftvoller Mann, aber ich hatte in der Beziehung zu Frauen noch nie wirklich gewagt, in meine männliche Kraft oder Aggression zu gehen. Dutzende von Beispielen, sowohl im privaten als auch im beruflichen Kontext, zogen an mir vorbei. Immer hatte ich auf andere, speziell auf Frauen, Rücksicht genommen und deren Bedürfnisse mehr befriedigt als meine eigenen. Die Bedürftigkeit der Frauen stellte zeitlebens die Versuchung dar, mich in der Empathie für sie zu verlieren. Mir wurde die Schwelle, vor der ich stand, immer deutlicher. Um die Freude und Freiheit in meinem Leben zu erlösen, musste ich über die Schwelle meiner ängstlich vermiedenen männlichen Aggression gehen.

Seitdem ich meine Mutter nach dem frühen und plötzlichen Tod meines Vaters – ich war damals 15 Jahre – am Suizid gehindert habe, übernahm ich in allen späteren Beziehungen zu Frauen die Rolle des Retters und Versorgers. An der Seite dieser schwachen Personen war es gar nicht vorstellbar, mich selbst mit meiner Einsamkeit und meinen Verlassenheitsängsten zuzumuten. Wie einst meine Mutter musste ich sie beschützen vor dem Leben, ihrer eigenen Lebensuntüchtigkeit und ganz besonders natürlich vor meiner eigenen Sehnsucht und Bedürftigkeit. Tief in mir schlummerten die Sehnsucht und die Fantasie, diese Frauen mit meiner Liebe so weitgehend zu heilen, dass sie mir geben konnten, was ich damals, als mein Vater starb, so dringend von meiner Mutter gebraucht hätte.

Jetzt, als erwachsener Mann, wurde die Energie, die mich an die lebenslang vermiedene Schwelle trieb, zunehmend unübersehbar. Es stieg in mir eine tief sitzende Wut auf, verbunden mit einer großen Aggression, die das Ziel hatte, meine wahre männliche Kraft endlich in meinem Selbst zu verankern und damit für mich verfügbar zu machen. Das bedeutete natürlich auch, meine Mutter endlich in allen ihren projektiven Nachkömmlingen in den Tod zu entlassen. Als ich dies an mich heranließ, hörte ich mich schreien, wie ich dies noch nie in meinem Leben getan hatte: »Ich lasse dir deinen Weg, Mutter!« Bilder tauchten auf: Der Junge, der verzweifelt durch den plötzlichen Tod seines Vaters ist. Der nun auch sieht, wie seine Mutter ihr Leben beenden möchte, um dem Vater zu folgen. Er hält sie auf, er fleht sie an, sie möge in diesem Leben bleiben, weil er sich ohne sie einsam, allein und verlassen fühle. Ich schrie, weinte. Während ich diese Zeilen schreibe, habe ich genau dieses Gefühl der Einsamkeit und der Verlorenheit wie damals, als kleiner Junge.

Die Abreise meiner Freundin Anja hatte mich brutal zurück in dieses damalige Bild von Verzweiflung, Einsamkeit und Verlustangst gefegt. Ich schrie wieder und wieder: »Mutter, spring doch, spring den Balkon hinunter, ich halte dich nicht mehr auf!«

Nach etwa einer Stunde lag ich etwas orientierungslos, weinend auf einer Couch. Meinem Freund, der besorgt hinzukam, teilte ich mit, was ich gerade erlebt hatte. Als ich meinen Schmerz darüber ausdrückte, die geliebte Freundin verloren zu haben, sagte er den selbst für ihn überraschenden Satz: »Wenn du über die Schwelle gesprungen bist, brauchst du sie nicht mehr.«

Ich bin gesprungen, am nächsten Tag war alles anders. Ich habe den alten Gunnar losgelassen, auch Mutter habe ich in den Tod entlassen und stellte verblüfft fest, dass ich gerade deshalb meine Liebe zu ihr spüren konnte, intensiver als je zuvor. Plötzlich standen sie alle drei vor mir, die relevanten Frauen meines Lebens. Meine Mutter, Anja und Karin, meine Frau. Ich konnte sie alle fühlen, ich konnte sie alle loslassen und damit alle lieben, es war großartig. Auf einmal spürte ich alles, was ich sowohl mir selbst als auch den anderen vorenthalten hatte. Nie zuvor habe ich ein solches Glück gespürt. Ich habe alles losgelassen, und offensichtlich wahnsinnig viel gewonnen – ich kann es noch nicht verstehen, aber fühlen.

Ich ahne, was es bedeutet, bedingungslos zu lieben.

Während ich das laut denke, sitze ich in einem Restaurant, ganz viele Menschen um mich herum. Deren Energie dringt in mich ein, ich habe das Gefühl, ich teile alles. Ich erlebe, wie meine Energie mit der Energie aller anderen im Austausch steht, wie sehr wir Menschen miteinander verbunden sind. Ich bin völlig überwältigt von der Welt, die um mich herum ist – sie ist meine und gleichzeitig gehört sie mir nicht. Genauso wenig wie die Welt meiner Mutter mir gehörte. Ich habe mich an diese Welt geklammert. Diese Welt zu verlieren, wäre für mich als 15-jähriger Junge unerträglich gewesen. Fassungslos, empört und verzweifelt stand ich vor meiner Mutter, die drohte, in den Tod zu springen. Ich hielt sie mit aller Kraft zurück und erstarrte in einer Umklammerung, die ich in vielfacher Weise jahrzehntelang nie mehr zu lockern wagte. Fast 50 Jahre fühlte ich mich darauf angewiesen, jene, die ich liebte, im Griff zu behalten, da mein Vertrauen, dass sie freiwillig bleiben würden, durch die Suiziddrohung meiner Mutter dauerhaft erschüttert war. So ließ ich meine Mutter über den Tod hinaus nie mehr los, ebenso wenig wie Karin. Ich brauchte sie bis jetzt, um mir meiner Männlichkeit und Autonomie sicher genug zu sein. Um diesen Griff endlich zu lockern, half mir enorm die schmerzvolle Erkenntnis, dass ich Anja in der Position des abhängigen kleinen Jungen niemals würde an meine Seite holen können. Ja, sie ist ein Engel, der mir über die Schwelle geholfen hat, danke aus tiefstem Herzen! Dafür brauche ich dich nun tatsächlich nicht mehr. Ich kann gehen, weil ich frei bin.

Jetzt bin ich Mann, habe Bezug zu meiner Kraft und bin daher in der Lage, auch einer Frau wirklich zu begegnen.

Wie sehr ich wirklich eine wesentliche Schwelle auf dem Weg zu meiner männlichen Kraft überschritten habe, verstand ich Wochen später bei einer Meditation. So, als hätte sich meine Mutter, da ich sie in den Tod entlassen hatte, endlich wieder mit meinem Vater verbinden können, kam in mir erstmals im Leben das Bild auf, dass meine beiden Eltern vereint aus dem Jenseits liebevoll auf mich blicken und im besten denkbaren Sinne hinter mir stehen. Ich sah sie, war tief berührt und konnte gleichzeitig ohne Beunruhigung akzeptieren, dass sie sich vor meinen Augen auflösten.

FINALE

WIR HABEN SIE JETZT VOM MOMENT Ihres Eintritts ins Leben bis zur Gegenwart und darüber hinaus entlang Ihrer Schwellenbiografie begleitet.

Wir haben immer wieder offengelassen, ob Sie unserer Anregung, die unterschiedlichen Stränge Ihrer Biografien in unterschiedlichen Kurven darzustellen, folgen möchten. Diejenigen, die andere Formen gewählt haben, stehen jetzt vermutlich an der gleichen Stelle wie jene, die uns gefolgt sind. Wenn Sie alles in eine Grafik gemalt haben, die Grafiken nebeneinanderlegen oder auch übereinander, wird es Ihnen möglich sein, Ihr Leben in seiner Gesamtheit auf eine neue, umfassende Weise zu begreifen. Im Folgenden haben Sie die Möglichkeit, die Früchte dieser intensiven Schau auf Ihr Leben für sich selbst zu ernten. Die jüngeren Leser dürften jetzt deutlicher erkennen, wie das Fundament aussieht, das ihre Vergangenheit für die Zukunft bildet. Sie hatten die Gelegenheit, ihre Biografie in die Zukunft zu projizieren und dadurch zu ahnen, was wohl mit ihrem Leben gemeint sein könnte. Daraus entsteht ein jugendliches Narrativ, das auf der Grundlage von noch relativ wenig Vergangenheit eine perspektivische Sicht auf das ganze weitere Leben ermöglicht.

Die Älteren unter Ihnen blicken auf ein Leben zurück, in dem vieles schon stattgefunden hat und das in seiner ganz eigenen Art und Weise gelebt wurde. Der Blick auf die Biografie Ihrer Schwellen lässt Sie sicher ahnen, welche Geschichte mit welchen Erzählsträngen Ihrer Biografie zugrunde liegt. Bis auf die noch verbleibende Zukunft steht Ihre Lebensgeschichte nun vor Ihnen. Die Sicht als Beobachter erlaubt Ihnen ein tiefes Begreifen. Dies ist eines der wirklich großen Privilegien des Älterwerdens. Ihr Entwurf der Zukunft hat den Vorteil, aufgrund der vermutlich kürzeren Zeitspanne relativ klare Prognosen abgeben zu können. Und doch sind auch Sie nicht geschützt vor der Möglichkeit heftiger Wandlungen, die noch vor Ihnen liegen könnten.

Zum Abschluss möchten wir Ihnen nun in zwei Übungen Gelegenheit geben, die Früchte des teilweise sicher anstrengenden und emotional aufwühlenden Bewusstwerdungsprozesses, den Sie beim Lesen dieses Buches durchlaufen haben, zu ernten.

Es ist sehr wichtig, dass Sie sich für diese Übungen viel Zeit nehmen und dafür sorgen, ungestört zu sein. Wenn es geht, ist es am besten, an einem sonnigen Tag einen geschützten Platz in der Natur aufzusuchen. Die Natur ist dann der Tempel, in dem Sie meditieren. Andere werden zu diesem Zweck lieber die Ruhe eines realen Tempels, zum Beispiel einer Kirche, einer Synagoge, einer Moschee oder eines buddhistischen oder hinduistischen Tempels aufsuchen. Diese Übung ist an all diesen Plätzen möglich, ebenso wie in Ihrem Wohnzimmer, vorausgesetzt, Sie haben dort eine garantierte Stille.

Nehmen Sie nun Platz, auf Ihrem Sitz und in sich. Lassen Sie die Geschichte Ihres Lebens, Ihr Narrativ, vor Ihrem inneren Auge ablaufen. Stellen Sie sich vor, es wird Ihnen jetzt ein Blick in das Buch Ihres ganz persönlichen Lebens gewährt. Sie dürfen jetzt im Buch des Lebens lesen. Und stellen Sie sich vor, dass Sie in diesem Moment nicht nur sehen, sondern begreifen, was Ihr persönlicher Lebensroman, Ihr tiefstes Narrativ ist. Versuchen Sie, dieses Narrativ mit allen Sinnen zu begreifen. Welche Grundfarbe hat Ihr Leben? Was sind die spezifischen Klänge Ihres Daseins? Was sagt Ihnen Ihre Nase darüber, wie Ihr Leben riecht, und schließlich, wie fühlt es sich körperlich an, der oder die zu sein, der beziehungsweise die Sie sind? Nehmen Sie sich Zeit, lassen Sie sich atmen, schauen Sie auf Ihr Narrativ mit den Augen des Herzens. Genießen Sie die klare Erkenntnis, die Ihnen gerade zuteilwird. Dann schauen Sie sich die junge, suchende Seele an, die irgendwann entschied, dieses Ihr Leben anzutreten. Vielleicht wurde sie auch hineingestoßen, vielleicht sogar mit diesem Leben belohnt. Schauen Sie dieses Wesen an, das in seiner Substanz vom Moment der Zeugung bis zum Tod, vielleicht sogar darüber hinaus, immer gleich bleibt. Schenken Sie diesem Wesen ein Lächeln, einen versöhnlichen Blick. Lassen Sie diesen Blick und dieses Lächeln aus der Tiefe Ihres Herzens kommen, verbunden mit der größten Liebe, zu der Sie fähig sind. Vor allem schenken Sie diesem Leben ein Ja von ganzem Herzen. Gönnen Sie sich jetzt noch ein wenig Stille, um das Erlebte zu verarbeiten.

WENN SIE MUT UND KRAFT HABEN, dann folgen Sie uns noch auf eine letzte Reise: Auch hierzu ist es notwendig, dass Sie ausreichend Zeit mitbringen und ganz sicher ist, dass Sie nicht gestört werden.

Schauen Sie sich wieder Ihr Narrativ an und das Schicksal der immer wieder gleichen Seele. Sie sind ihr in der vorherigen Übung begegnet. Sie haben die Wechselfälle Ihres Lebens erkannt. Besonders wichtig sind die wechselnden, wundervollen, beglückenden oder auch enttäuschenden und verletzenden Beziehungen.

Stellen Sie sich nun vor, der Moment Ihres Todes wäre gekommen. Aus Nahtoderlebnissen wissen wir, dass in dieser Situation sehr wahrscheinlich in Sekundenbruchteilen Ihr ganzer Lebensfilm vor Ihnen ablaufen wird. Besonders die Ihnen wichtigsten Personen treten auf. Während Sie nun so daliegen, an der Schwelle zum Tode, lassen Sie sich fantasieren, was Sie jetzt darüber wissen, wer die wichtigsten Menschen sind, denen Sie im Leben begegnet sind. Falls Sie wirklich je geliebt haben, gestehen Sie sich ein, wer das war. Seien Sie mutig. Die tiefste Liebe unseres Lebens ist keineswegs bei allen der aktuelle Partner oder die Kinder.

Rolf zum Beispiel erzählte, die größte Liebe seines Lebens sei eine Medizinstudentin gewesen, mit der er vor 40 Jahren für einen Nachmittag zusammentraf. Wie auch immer, gönnen Sie sich die Tatsache, dass der Moment des Todes bei vielen von uns erbarmungslos ehrlich ist. Schauen Sie der Wahrheit Ihrer Beziehungen ins Gesicht. Wie sind Sie mit dem Geschenk Ihres Lebens umgegangen? Waren Sie liebevoll, voller Erbarmen, oder waren Sie vielleicht hartherzig, grausam und gemein? Wie sieht Ihre Lebensbilanz aus? Wenden Sie sich dem Szenario des Übergangs nun zu. Bei vielen Nahtoderlebnissen entscheidet sich in dieser Sekunde, völlig eindeutig und gnadenlos, ob Sie ein guter Mensch waren. Das trifft praktisch auf fast alle Menschen zu. Diese machen dann die Erfahrung, dass jemand Liebevolles und Freundliches sie abholt. Manchmal ist es ein Lichtwesen, so etwas Ähnliches wie ein Engel. Oft sind es Angehörige, die sie abholen. Vielleicht haben Sie eine Ahnung, wer das bei Ihnen sein könnte. Wen würden Sie in dieser Situation am liebsten rufen und wen lieber nicht?

Manchmal erfährt man in diesem Moment aber auch etwas anderes. Vereinzelt machen Menschen die Erfahrung, ihnen drohe, dass der Teufel sie holt. Sie sehen sich in eine Hölle der Kälte und der Einsamkeit stürzen, oder sie merken, wie gesichtslose, grausame Wesen gnadenlos nach ihnen greifen. Gerade diese Menschen erleben ihre Reanimation, ohne die wir von diesen Bildern nichts wüssten, oft als große Gnade und Chance. Viele von ihnen investieren den Rest ihres Lebens, um Dinge nachzuholen oder wiedergutzumachen.

Höchstwahrscheinlich sind Sie einer von denen, die ein Engel holt. Lassen Sie sich den Moment des Friedens und der Glückseligkeit genießen, und nehmen Sie dann in Demut zur Kenntnis, dass Ihre Zeit noch nicht gekommen ist.

Niemand weiß, ob der Tod die Schwelle in ein neues Leben ist oder einfach nur das Ende. Es ist unmöglich zu entscheiden, ob es die Engel und Teufel an der Schwelle des Todes wirklich gibt. Sollte es sie nicht geben, handelt es sich wahrscheinlich um eine evolutionäre Entwicklung, die unser Gehirn veranlasst, im Zustand des Sauerstoffmangels, angesichts seines drohenden Untergangs, diese Bilder in uns zu erzeugen. Auf alle Fälle sind diese Bilder sehr alt und tief in der menschlichen Seele verwurzelt, denn sie werden seit Tausenden von Jahren in allen Kulturen beschrieben.

Ein letzter Tipp: Es kann sehr lohnend sein, Ihr Narrativ, Ihren Lebensroman, angesichts der Klarheit, die Sie gerade erleben, aufzuschreiben. Besonders wertvoll ist es, wenn Sie dann noch den Mut haben, diesen Ihren Lebensroman Ihren vertrautesten Menschen zum Lesen zu geben.

IN DIESEM IHREM LEBENSROMAN WERDEN VIELE von Ihnen das Gefühl gehabt haben, dass es sich dabei um ein Kunstwerk handelt, dem eine ganz spezielle, existenzielle Intention zugrunde liegt. Viele werden teils bedauernd, teils auch angstvoll feststellen, dass es ihnen an bestimmten Lebenswendepunkten unabdingbar auferlegt war, Menschen vor den Kopf zu stoßen, sie zu verletzen und sie eben auch beim Übertritt in eine neue Wahrheit oder Verwirklichungsstufe zu verlassen. Sie werden sich daran erinnern, wie sehr sie versucht haben, dies zu vermeiden, und auch daran, wie chancenlos dieser Versuch war. Die Geschichte von Josef, Seite 222, ist ein bewegendes Beispiel für die Sehnsucht nach Versöhnung am Ende. Und wir haben Ihnen auch eine ganze Reihe von Geschichten vorgestellt, in denen das Verlassenwerden ein schmerzlicher, aber hilfreicher Impuls des Lebens wurde, sich selbst auf den Weg zu machen.

Die meisten von uns rätseln ein Leben lang darüber, was das Ganze wohl alles soll: »Wie bin ich eigentlich gemeint, und was sind die Kräfte, die mich immer wieder vorantreiben?« In gewisser Weise ergibt für viele der Satz Sinn: »Da hat mich etwas geritten, an dieser Schwelle wurde ich geschubst, gedrängt oder gezogen.« Manche werden diese spirituellen Schwellenhelfer für Engel halten, andere für Teufel, wieder andere spüren einen Dämon in sich, der sie wider andere rationale Absichten, Wünsche, manchmal Sehnsüchte gnadenlos weitertreibt, immer dem Ziel der Erfüllung des inneren Lebensplanes entgegen.

Vielleicht konnte unser Buch Sie ermutigen, in einem tieferen Sinne darauf zu vertrauen, dass alles, was Sie tun, alle Fehler, alle Misserfolge, ebenso wie Glück, Zufall, unerwartete Begegnungen, Lieben, Karriereschritte, Verluste und Gewinne unabdingbare Stufen auf dem Weg zur Erfüllung Ihres Lebensplans sind. RALF JORDAN[76] hatte zweifelsfrei recht, als er feststellte:

»Du kannst dich nicht verirren.«

---

76 JORDAN, RALF. Persönliches Gespräch mit WOLFGANG KRAHÉ, Pittsburg, 1982.

NACHWORT

WIR SIND TIEF BEWEGT UND DANKBAR, dass einige der Freunde und Begleiter bei der Entwicklung dieses Buches durch das, was sie lasen, zutiefst berührt waren. Einige haben erlebt, dass der Text sie so mitnahm, dass sie das Buch nur dosiert lesen konnten. Es löste sich in ihnen alter Schmerz, alte Verletzung und es kam auch viel Glück, Liebe und Berührtheit ins Bewusstsein. Im Folgenden möchten wir einen Erlebnisbericht abdrucken. Wir sind dankbar für das wunderbare Geschenk, uns an diesen Prozessen teilhaben zu lassen, und für die Genehmigung, diesen Erlebnisbericht den Lesern dieses Buches zur Verfügung stellen zu dürfen.

ERLEBNISBERICHTE VOM LESEN DES MANUSKRIPTS

KLAUS WEEBER hat das Buch von der ersten Fassung an bis zu seiner Vollendung als wahrer Freund und kompetenter Philosoph und Sprachwissenschaftler begleitet.

Begegnung mit meinen Schwellen

DAS LEKTORAT DER LETZTEN VERSION dieses Buches unterschied sich merklich von dem Lektorieren der beiden vorausgegangenen Bücher.[77] Natürlich berührten sie – als psychotherapeutische Aufklärungsliteratur – mich immer wieder bei Themen, die mich in meiner Vergangenheit bedrängt und bedrückt haben, aber insgesamt konnte ich die erforderliche professionelle Distanz des Lektors wahren. In diesem Falle war dies schwieriger.

77 KRAHÉ, WOLFGANG, WEIGT, HEINZ-JÜRGEN: *Wie geht es dir?* Westarp, Hohenwarsleben, 2017; KRAHÉ, WOLFGANG, WEIGT, HEINZ-JÜRGEN: *Mein erschöpftes Ich*. J. Kamphausen, Bielefeld, 2013.

Warum? Die Essenz des Buches ist ja die Aufforderung, sich in wahrhaftiger Weise seinem Leben und der Bewältigung beziehungsweise Nichtbewältigung der jeweiligen Schwellensituationen zu stellen und die entsprechenden Prozesse zu reflektieren. Als jemand, der wahrscheinlich »nur noch« die beiden letzten Schwellen zu bewältigen hat, war die Lektüre mit der strukturell unvermeidlichen Konfrontation eines Großteils der eigenen Lebenslinie verknüpft, verstärkt durch die eingefügten Instruktionen, die eigenen Phasen grafisch nachzuerleben und nachzuzeichnen. Da war es schwer, distanziert zu bleiben. Immer wieder kamen intensive Gefühle auf, oft musste ich innehalten, mich sammeln, um im Wechsel emotional-nüchtern weiterzulektorieren. Die täglichen Leseportionen hielten sich demzufolge in Grenzen.

Besonders die Schwellen der Pubertät und der Liebe haben wieder die damaligen negativen Gefühle der Einsamkeit, der Selbstzweifel, Angst, Orientierungslosigkeit, Hilflosigkeit, unerfüllten Sehnsucht aufsteigen lassen. Noch vor dem Einschlafen spürte ich einmal deren Nachhall.

Am nächsten Morgen suchte ich wie immer die morgendliche Frühstücksbegleitmusik aus, zumeist MOZART-Serenaden oder HAYDN-Sinfonien, die uns beide, meine Frau und mich, in heiterer Stimmung in den Morgen führen sollten. Da fiel mir eine von mir selbst zusammengestellte Kollektion von romantischen, nostalgischen Stücken, durchaus als Schmonzetten zu bezeichnen, in die Hände. Warum nicht? Als dann nach zehn Minuten SCHUBERTS Serenade, die Orchesterfassung des Liedes »Leise flehen meine Lieder« ertönte, stiegen plötzlich Tränen in meine Augen, und ich fing an zu weinen. Und das Gute war, ich wehrte mich nicht dagegen. Gerührt nahm mich meine Frau in die Arme, und ich konnte noch mehr loslassen. Was war geschehen? SCHUBERT ist einer meiner Lieblingskomponisten, ich habe mich auch mit seinem unglücklichen Leben beschäftigt und spüre in seiner Musik viel unerfüllte Sehnsucht und Einsamkeit. Da bin ich ihm sehr nahe. Da mag viel Projektion im Spiel sein, aber so erlebe ich mich in seiner Musik und seine Musik in mir. Und die Kombination Schwellen-Nacherleben und SCHUBERT-Serenade war einfach zu stark, überwältigend. Und in den Armen meiner Frau konnte ich aus der Traurigkeit herausgehen und meine Freude und Dankbarkeit ausdrücken, mich mit ihrer Hilfe der Liebe, der Partnerschaft und später der Vaterschaft hingegeben zu haben.

Klaus Weeber, Sommer 2017

UNDINE PIEPKE kennt unsere Arbeit und unsere Bücher seit vielen Jahren. Als Journalistin kommentierte sie unsere Seminare. Im Laufe der Jahre hat sich eine persönliche Freundschaft zu uns entwickelt und wir freuen uns darüber, dass sie unser Team inzwischen als Assistentin erweitert. Wir danken ihr für den folgenden Erlebnisbericht nach dem Lesen unseres Manuskriptes.

ICH MÖCHTE EHRLICH SEIN: Ich war nie ein großer Fan von Schwellen oder Stufen. Sie waren mir meist zu beschwerlich. Nach kürzester Zeit ging mir bereits die Puste aus, das Herz schlug wild, der Muskelkater am nächsten Tag war gewiss. Die legendäre Treppenszene im Film »Rocky«, in der SYLVESTER STALLONE unter treibenden Fanfaren eine Treppe hinaufsprintet und oben angekommen frenetisch die Hände hochreißt, fand nur deshalb so viel Anklang bei mir, weil ich zwar innerlich mitfiebern, aber ansonsten völlig unbescholten auf dem heimischen Sofa sitzen bleiben konnte. Die Blessuren vom anschließenden Boxkampf blieben mir zwar erspart, der Triumph, die Glücksgefühle über den Sieg und das über Sich-Hinauswachsen aber leider auch.

Als ich WOLFGANG KRAHÉ und HEINZ-JÜRGEN WEIGT vor ungefähr fünf Jahren in einem ihrer Seminare kennenlernte, stand ich an der für mich forderndsten Schwelle meines bisherigen Lebens: Mich mit einem bedingungslosen »Ja« für das Leben mit all seinen Schwellen zu entscheiden und mich auf den Weg zu machen. Während ich mich anfänglich noch meiner Ambivalenz hingab, machten sie mir die größte Liebeserklärung, die man einem Menschen in so einer Situation machen kann: Sie schenkten mir all ihre Liebe, Geduld und Akzeptanz, nahmen mich an der Hand, führten mich zum Treppenaufgang und ermutigten mich, die ersten Schritte zu machen. In den folgenden Jahren waren sie für mich da, wenn ich hastig mehrere Stufen auf einmal nahm und hinfiel, resigniert vor einer Stufe stehenblieb und nach dem Aufzug verlangte oder mich voreilig schon am Ziel wähnte, obwohl der Aufstieg erst zur Hälfte geschafft war.

Und gerade als ich dachte, ich hätte alles verstanden, erlebt und gelebt, hielt ich das Manuskript zu diesem Buch in meinen Händen. Es zeigte mir nicht nur auf, dass ich am Anfang stehe, sondern nahm mich Seite für Seite mit auf eine sehr bewegende Reise durch mein Leben, durch mein Selbst. Mir bis dato noch unbekannte Gefühle wechselten sich ab mit Bildern, Visionen und tiefen Zuständen der Meditation. Ich musste das Buch immer wieder zur Seite legen und innehalten, um mit der Aufforderung zur Tiefe, zur Sanftheit, zur Stärke im Einklang zu bleiben und diese hingebungsvoll zu genießen. Einige Kapitel halfen mir dabei, Frieden mit der Vergangenheit zu schließen, andere unterstützten mich bei aktuellen Themen, weitere ebneten mir den Weg für Schwellen, die noch vor mir in meiner Zukunft liegen. Als ich abschließend meine Lebensgrafik zeichnete, kam ich in ungeahnt kreative Prozesse, deren Resultat eine neue Sicht auf die wichtigsten Ereignisse in meinem Leben ist. Ich konnte mein Leben auf einmal als das betrachten, was es ist: Ein Gesamtkunstwerk, so farbenprächtig mit all dem Glück, den Schwellen, Höhen und Tiefen – alles miteinander verwoben, alles an den richtigen Stellen, zum richtigen Zeitpunkt. Und auf einmal ergab alles einen Sinn.

Undine Piepke, Juni 2018

DANK

DA IST SIE NUN ERREICHT, JENE SCHWELLE, mit der wir beide seit nunmehr fünf Jahren, mehr oder weniger kontinuierlich, mehr oder weniger intensiv, aber doch ununterbrochen ringen. Das Schwellenbuch ist bereit, die Schwelle in die Öffentlichkeit zu überschreiten. Auch unsere beiden Leben sind in vielfacher Weise Wandlungsprozessen unterworfen. Und mehr als bei unseren anderen Büchern konnten wir diesmal spüren, wie diese Thematik uns half, diese Prozesse besser zu verstehen. Nie zuvor war die Bedeutung der Schwellenhelfer, ohne die wir auch unsere vorhergehenden Bücher nie hätten schreiben können, so deutlich.

Natürlich lauern an den Schwellen immer auch Widersacher, vor allem aber Schutzengel, Freunde und Verbündete, die die Erinnerung an den liebenden, erhaltenden Aspekt der Existenz nie verblassen lassen. An vorderster Front danken wir unseren bewährten Verbündeten, die uns als Lektoren immer wieder die Treue gehalten haben: DIETER MEINERS, KLAUS WEEBER,

MICHAEL HAYNE und ELLE NEUMAIER-HAYNE. Ohne Euer aller nimmermüder Sorgfalt beim Lesen, ohne eure Kommentare oder auch ohne eure berechtigte Kritik wären wir immer wieder in Gefahr gewesen, in die Irre zu gehen.

Dank an jene Frauen, die unser männliches Autorenteam durch ihre Beiträge unterstützten und dem Buch ein hohes Maß weiblicher Energie einhauchten, das es hoffentlich besonders für unsere Leserinnen vollständiger, lesbarer und sicher liebenswerter macht. Dieser Dank geht an ANNE HENRICH, BRITA POPPEK und UNDINE PIEPKE.

Ganz wichtig ist noch zu erwähnen, wie dankbar wir dafür sind, dass unsere Klienten, Patienten, Kunden, Freunde, kurz unsere Mitmenschen uns in vielfältigster Weise immer wieder und in großer Tiefe das Vertrauen schenken, uns ihre Lebensgeschichte zu zeigen. Nur dieses Vertrauen ermöglicht es, ein Buch aus dem Leben zu schreiben, das erfüllt ist vom Leben und dessen theoretische Anteile nur das Epiphänomen gelebter Erfahrung sind.

Zu guter Letzt verdankt das Buch seinen sprachlichen Feinschliff, aber auch noch zahlreiche, inhaltlich wertvolle Anmerkungen unserer Lektorin CLARISSA CZÖPPAN und dem aufmerksamen und präzisen Schlusslektorat von SANDRA NOWACK. Herzlichen Dank auch an JOACHIM KAMPHAUSEN und sein Team für die Begleitung der Realisierung als Buch.

LITERATUREMPFEHLUNGEN

BANDURA, A. (2004). *Self-efficacy.* N. Y.: W. H. Freeman & Co Ltd.

BERNDT, C. (2015). *Das Geheimnis der psychischen Widerstandskraft.* München: dtv.

BLÄCK FÖÖSS (2010). Indianer kriesche nit. Auf *40 Jahre live* [CD]. Köln: Pavement Records.

BOURANI, A. (2014). Auf uns. Auf *Hey* [CD]. Berlin: Vertigo.

CASTANEDA, C. (1988). *Die Lehren des Don Juan: Ein Yaqui – Weg des Wissens.* Frankfurt: S. Fischer.

DASS, R. (2001). *Einfache Wahrheit: Der Pfad der Hingabe.* Bielefeld: J. Kamphausen Mediengruppe.

EICHENDORFF, J. V. (2006). *Sämtliche Gedichte, Mondnacht.* Berlin: Deutscher Klassiker Verlag.

FREUD, S. (1991). *Totem und Tabu: Einige Übereinstimmungen im Seelenleben der Wilden und der Neurotiker.* Frankfurt: Fischer.

FROMM, E. (2001). *Die Kunst des Liebens.* München: Heyne.

FUCHSBERGER, J. (2014). *Altwerden ist nichts für Feiglinge.* München: Goldmann.

GIBRAN, K. (2010). *Der Prophet.* Köln: Anaconda.

GOETHE, J. W. (1998). *Faust 1.* in *Gesamtausgabe.* Berlin: Inselverlag.

GRÖNEMEYER, H.(2018). Männer. Auf *Bochum* [CD]. Grönland (Universal Music).

GRUEN, A. (1993). *Der Verrat am Selbst. Die Angst vor Autonomie bei Mann und Frau.* München: dtv .

HARVEY, A. (2001). *Die Lehren der Rumi: Weisheiten des Herzens.* München: dtv.

HELLINGER, B. (1995). *Ordnungen der Liebe.* Heidelberg: Carl-Auer Verlag.

HESSE, H. (1973). *Klein und Wagner.* Frankfurt: Suhrkamp.

HESSE, H. (1995). Stufen *in Sämtliche Gedichte in einem Band.* Frank furt: Suhrkamp.

HESSE, H. (1994). *Siddartha.* Frankfurt: Suhrkamp.

JAFFÉ, A. (2013). *Erinnerungen, Träume, Gedanken von C. G. Jung.* Ostfildern: Patmos.

JÄGER, W. (2007). *Westöstliche Weisheit.* Stuttgart: Theseus.

JOCELYN, M. (2000). *Und plötzlich war ich unsichtbar.* Desden: Dressler-Verlag.

JUNG, C. G. (1990). *Archetypen.* München: dtv.

KARAT (1994). *Über sieben Brücken musst Du gehen* [CD]. München: Sony BMG

KEMPLER, W. (1989). *Erlebnisaktivierende Familientherapie.* Paderborn: Junfermann.

KRAHÉ, W., WEIGT, H.-J. (2013). *Mein erschöpftes Ich.* Bielefeld: J. Kamphausen.

KRAHÉ, W., WEIGT, H.-J. (2017). *Wie geht es dir? Die heilsame Kraft der Begegnung* (Klotz Ausg.). Hohenwarsleben: Westarp.

KRZNARIC, R. (2013). *How Should We Live? Great Ideas from the Past for Everyday Life.* Madrid: BlueBridge.

KÜBLER-ROSS, E. (2014). *Interviews mit Sterbenden.* Freiburg: Herder.

LARBIG, T. (1.10.2008). *herrlarbig.de.* Abgerufen am 25.5.2018 von http://herrlarbig.de/2008/10/01/faust-1-verweile-doch-du-bist-so-schoen-v-1700.

MENTZOS, S. (1992). *Neurotische Konfliktverarbeitung, Einführung in die psychoanalytische Neurosenlehre unter Berücksichtigung neuer Perspektiven.* Frankfurt: Fischer Taschenbuch.

MILLER, A. (1997). *Das Drama des begabten Kindes.* Frankfurt: Suhrkamp.

ODIER, D. (2005). *Die Ekstase des Herzens.* Grafing: Aquamarin.

PETER, L. J. (2001). *Das Peter Prinzip oder Die Hierarchie der Unfähigen.* Reinbeck: Rowohlt

RANK, O. (2007). *Das Trauma der Geburt.* Gießen: Psychosozial-Verlag.

RILKE, R. M. (2009). Briefe an einen jungen Dichter, Seite 24. Köln: Anaconda.

SCHNARCH, D. (2018). *Die Psychologie sexueller Leidenschaft.* Stuttgart: Klett-Cotta.

SENECA, L. A. (208). *Epistuale morales ad Lucilium, Tel 1, 1. Buch, 9. Brief.* Dietzingen: Reclam.

SHAKED, J. (2010). *Die analytische Großgruppe: Festschrift zu Ehren von Josef Shaked.* Wien: Facultas Universitätsverlag.

SILBERMOND (2006). So wie jetzt [Aufgezeichnet von Silbermond]. Auf *Laut gedacht* [CD]. Berlin: Sony BMG Music.

WILBER, K. (2001). *Kosmos, Eros, Logos.* Frankfurt: Fischer Taschenbuch.

WINNICOTT, D. W. (2006). *Reifungsprozesse und fördernde Umwelt.* Gießen: Psychosozial-Verlag.

WURMSER, L. (2017). *Die Maske der Scham.* Hohenwarsleben: Westarp.

ÜBER DIE AUTOREN

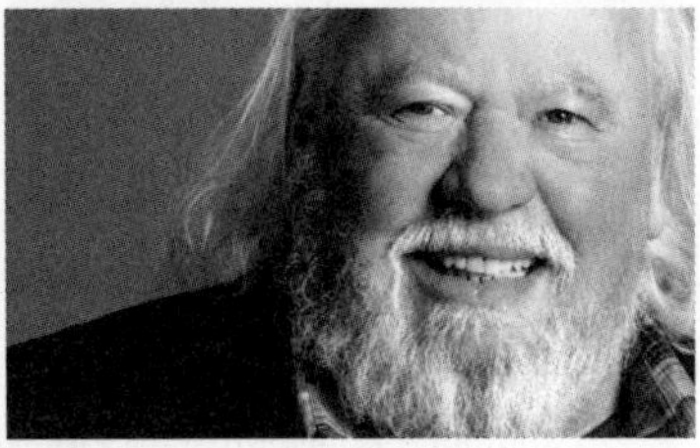

DR. MED. DIPL.-PSYCH. WOLFGANG KRAHÉ, Jahrgang 1950. Sein Lernweg begann mit dem Studium der Psychologie, sein Interesse galt den Verfahren der humanistischen Psychologie und später der systemischen Paar- und Familientherapie. In diesem Zusammenhang fasziniert ihn bis heute die Arbeit mit Gruppen. Seit Ende der 1970er-Jahre begleitet er unter anderem Teams aus vielen Bereichen als Coach und Supervisor. Nach dem Ende seines Medizinstudiums lernte er während verschiedener Facharztausbildungen die psychoanalytische/psychodynamische Sichtweise kennen, ebenso wie die verhaltenstherapeutische im Rahmen seiner Ausbildung zum Sexualtherapeuten.

Seitdem liegt der Schwerpunkt seiner Arbeit auf der Entwicklung einer schulenübergreifenden integrativen Psychotherapie, die durch eine ideologiefreie spirituelle Haltung, zu der ihm eine jahrelange Meditationspraxis verholfen hat, zusätzliche Tiefe gewinnt. Sein beruflicher Alltag gestaltet sich in der Weise interdisziplinär, als er als Facharzt für Neurologie und Psychiatrie sowie als Facharzt für Psychosomatische Medizin und Psychotherapie gemeinsam mit seiner Frau Katja eine psychiatrisch-psychotherapeutische Praxis betreibt.

Gemeinsam mit HEINZ-JÜRGEN WEIGT gründete er Bridge into Life PartG, ein interdisziplinäres Beratungsunternehmen. Die fachliche Ausrichtung beruht auf der Konzeption des Bridging, das der enormen Bedeutung von Begegnung – mit dem Selbst, mit dem Du und mit dem Ganzen – in jeglichen menschlichen Entwicklungsprozessen Rechnung trägt. Die Aufmerksamkeit liegt auf dem Potenzial der Lebensenergie, darauf, Menschen und Unternehmen dabei zu begleiten, Energieblockaden und Energieverluste auszumachen und den Energiefluss zu bahnen und zu unterstützen.

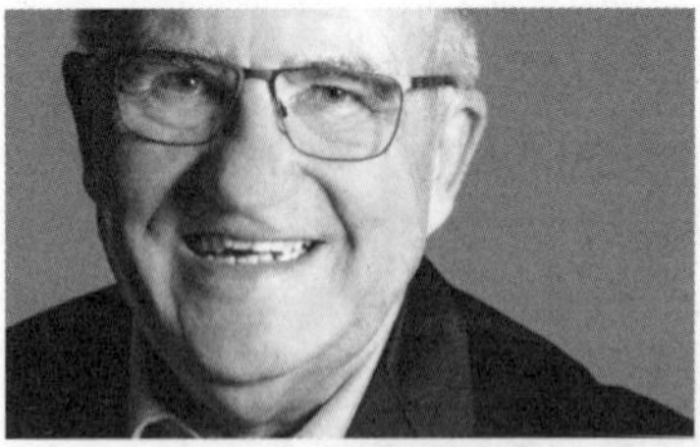

DIPL.-ING. HEINZ-JÜRGEN WEIGT, Jahrgang 1952. Sein Lernweg begann mit einem ingenieurwissenschaftlichen Studium. Es folgten eine Berufslaufbahn im internationalen Anlagenbau als Projektleiter, später verschiedene Aufgaben in Management und Geschäftsführung mittelständischer Unternehmen.

Als Führungskraft faszinierte es ihn recht früh, Unternehmen so zu gestalten, dass ökonomische und humanistische Interessen ins Gleichgewicht kamen. So eignete er sich alle gängigen Führungs- und Managementmodelle an, die ihn aber nie wirklich befriedigten.

Nach tiefgreifender Selbsterfahrung machte er eine Ausbildung in Gestaltarbeit. Durch die Zusammenarbeit mit DR. WOLFGANG KRAHÉ konnte er sich die Sichtweise der Psychotherapeuten aneignen. Es folgte ein intensives Studium philosophischer und organisationstheoretischer Literatur, besonders wichtig war für ihn die intensive Auseinandersetzung mit den Gedanken von KEN WILBER, IRVIN YALOM und PETER M. SENGE.

In seinem heutigen Tätigkeitsbereich bei der Bridge into Life PartG, als Coach, Trainer und Unternehmensberater, wird das beschriebene Wissen zum erlebbaren Tun. Seine Leitmotivation: Führung ist eine Sonderform von Begegnung, eines der Felder, in dem sich Bridging für alle Beteiligten bewährt